DE L'HÉMITE.

Imprimerie de Cosse et Gaultier-Laguionie,
rue Christine, 2.

DE L'HÉMITE,

OU

DOCTRINE MÉDICALE NOUVELLE

APPLIQUÉE A BEAUCOUP DE MALADIES DES ANIMAUX DOMESTIQUES, SPÉCIALEMENT A LA POUSSE, A LA MORVE, A LA GOURME ET A LA FOURBURE DU CHEVAL;

Accompagnée d'une esquisse analytique des doctrines médicales et suivie d'un grand nombre d'observations diverses;

PAR

F. S. BUISSON dit DUBUISSON,

Médecin-Vétérinaire de la ville et de l'arrondissement de Château-Thierry, et membre du comice agricole de la même ville.

Ouvrage qui intéresse les Vétérinaires, les Médecins, les Officiers de cavalerie et des haras royaux, et en général tous ceux qui s'occupent de la philosophie médicale.

PARIS,

BÉCHET JEUNE, LIBRAIRE
de la Faculté de médecine, place de l'Ecole de médecine, n° 4.
G.-LAGUIONIE, LIBRAIRE DU PRINCE ROYAL
Pour l'Art Militaire,
Rue et Passage Dauphine, 36.
Et chez L'AUTEUR, à Château-Thierry.

1838.

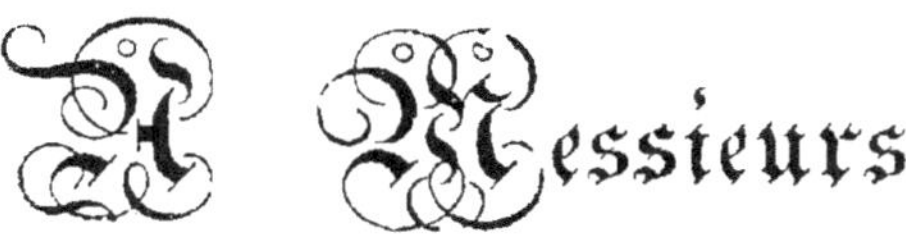

YVART , inspecteur des écoles vétérinaires et des établissements agronomiques.

RENAULT , directeur, professeur à l'école d'Alfort.

GIRARD , ancien directeur de l'école d'Alfort.

DELAFOND ,
RIGOT , } professeurs à la même école.
LASSAIGNE ,

VATEL , médecin-vétérinaire, à Paris, ancien professeur à
l'école d'Alfort.

HOMMAGE DE L'AUTEUR RECONNAISSANT.

PLAN DE L'OUVRAGE.

Préface. — Utilité des doctrines et des systèmes en médecine. — Eclectisme.

Préliminaires. — Quelques considérations générales sur l'anatomie, la physiologie-pathologique du sang, et sur la nutrition.

Histoire de la couenne inflammatoire. — Description. — Cause originelle. — Opinion des auteurs. — Réfutations.

Doctrine de l'hémite. — Définition. — Causes. — Etat physiologique et anormal du sang. — Caractères pathologiques de l'inflammation du sang. — De l'anémase ou anémie. — De l'anémie hyperhydrohémique. — Symptômes. — Marche. — Principe phlogistique du sang. — Théorie de l'inflammation et des fièvres par l'hémite. — Divisions. — Distinction de l'hémite en hémite aiguë et hémite chronique, qui peut être appliquée aux diverses variétés de l'inflammation du sang. — Considérations nouvelles sur la pléthore sanguine. — Appréciation exacte des sympathies morbides et des métastases. — Névroses aiguës. — Tubercules. — Cancers. — Mélanoses. — Gastro-entérites. — Maladies éruptives. — Fièvre hectique. — Hydropisies. — Traitement.

Esquisse analytique des doctrines médicales et de quelques classifications nosologiques. — Origine de la médecine. — Hipocratisme. — Dogmatisme. — Empirisme. — Doctrine corpusculaire d'Asclépiade de Pruse. — Dogmatisme ou solidisme de Thémison de Laodicée. — Pneumatisme par Athénée de Rome. — Episynthétisme. — Galénisme. — Ecoles boerhaavienne et hofmannienne. — Spiritualisme de Paracelse. — Doctrine chimique et psycologique de Van-

Helmont. —Chimisme de Sylvius et de Willis.
— Mécanisme. — Ecoles mécanico-humorale
et mécanico-chimico-humorale. — Solidisme
de Cullen, de Haller, d'Erasme Darwin. —
Brownisme et Rasorisme. — Doctrine psycologique du grand Sthal.—Nosographie de M. Pinel, de M. Baumes, etc.—Opinions médicales
de M. Pujol de Castres, de Barthez, de Cabanis
et de Bordeu. — Ecole pathologique. — Brous-
saisisme.—Médecine actuelle.

Histoire complète de la morve, de la conges-
tion pulmonaire.—De la pousse, de la gourme
et de la fourbure du cheval, avec des faits y
relatifs.

Enfin une série considérable d'observations
diverses exposées sous la couleur de la doctrine
de l'hémite. Sur, 1° les plaies; —2° La fièvre
angioténique; — 3° La mésentérite chronique;—
4° L'ophthalmie périodique;—5° La pharyngite,
compliquée de stomatite, de glossite et de l'inflammation des glandes maxillaires; — 6° La
parotidite et maxillite; —7° La pneumonite et
pneumonite gangréneuse; — 8° L'encéphalite
idiopathique; — 9° La néphrite et néphrite gangréneuse; — 10° La congestion hépatique;—
11° La pleurite; — 12° La pleurite et charbon
essentiel; — 13° L'hématurie; — 14° L'hémorragie spontanée par la bouche, les yeux et les
narines, etc.; — 15° L'apoplexie cérébrale; —
16° L'entérite sur-aiguë;—17° La splennorragie;
— 18° L'angine croupale compliquée d'indigestion; — 19° La clavelée; — 20° Le squirre au
garot; — 21° La gale; —22° Le tétanos aigu;—
23° La nevrose du système des nerfs locomoteurs;
—24° Le carcinôme du pied;—25° La phymatose;
— 26° Un cas d'anémie.

PRÉFACE.

En offrant ce travail à mes confrères, je n'ai point la prétention de le croire parfait, ni d'imposer à qui que ce soit l'obligation d'adopter les principes nouveaux qui y sont tracés.

Loin d'avoir épuisé la matière, résolu complétement toutes les questions, aplani toutes les difficultés, j'avoue au contraire qu'il existe dans cet ouvrage beaucoup de lacunes, que plusieurs assertions qui y sont produites ne sont point revêtues de toute la démonstration dont elles sont susceptibles, que peut-être même enfin ce livre contient quelques erreurs ; mais j'ai l'espoir que d'autres achèveront ce que j'ai commencé ; car il n'est pas donné à un seul d'imaginer et de perfectionner tout à la fois.

En outre, je ne me dissimule point qu'un sujet d'une telle importance demandait une plume plus habile et plus exercée que la mienne, une érudition médicale plus vaste, et surtout un talent mûri par une plus longue expérience ; toutefois, le désir ambitieux d'être utile, et ce goût naturel à l'homme pour ce qui est la vérité, me rendront sans doute excusable. Aussi ne me suis-je décidé à exposer mes idées à toutes les lumières, qu'afin qu'il en surgisse d'autres maximes plus essentielles encore. Et, si je parviens seulement à diriger les efforts de mes confrères vers cette théorie étiologique, au moyen de laquelle j'explique la cause première de la pousse, de la morve, etc., si mon ouvrage devient l'occasion de recherches et de discussions profitables à l'art, j'aurai été utile en ce sens que j'aurai porté à faire mieux : dès lors mes vœux seront complétement satisfaits.

Au surplus, ce qui vient justifier merveilleusement la hardiesse de mon entreprise, c'est la nécessité actuellement bien reconnue des systèmes et des idées systématiques en médecine.

Dans cette science, a dit M. Bernard, « les « faits ne portent pas en eux la mesure de leur « valeur; ils n'ont point de valeur positive « comme dans les sciences exactes, telles que la « chimie, la physique, etc. D'un autre côté,

« l'observation n'est jamais pure de tout alliage,
« de quelque préoccupation théorique. Le méde-
« cin étant tout à la fois observateur et acteur, la
« maladie, c'est-à-dire le fait qu'il observe,
« n'apparaît jamais à lui dans sa pureté native,
« mais modifié, soit par l'action médicinale qu'il
« produit, soit par l'action organique. Le résultat
« de l'observation doit donc être douteux. »

« Les faits en médecine ne sauraient avoir, par
conséquent, de positivisme ; ils ont besoin d'être
groupés ensemble sous une idée systématique
pour exprimer une certaine valeur. Quel que soit
le nom que l'on donne à cette idée, théorie,
système, doctrine, toujours est-il qu'elle répond
à un certain nombre de faits, c'est à chercher et
à préciser leur valeur relative qu'il faut surtout
s'attacher. »

Bien qu'on ait beaucoup déclamé, naguère
encore, contre les doctrines et les systèmes, tout
prouve néanmoins que nous ne pouvons aujour-
d'hui nous en passer. Chaque médecin a une
manière à lui d'expliquer la vie et les maladies ;
il veut se rendre compte de ce qu'il voit, comme
de ce qu'il fait ; et si les doctrines reçues ne le

satisfont point, il modifie pour son usage celle qui lui paraît la plus vraisemblable. Le mal n'est jamais d'adopter telle ou telle théorie, mais d'y croire trop exclusivement, d'y attacher trop d'importance.

Comme on le voit, la médecine a donc besoin de doctrines, ou tout au moins d'idées systématiques pour avancer. En effet, sans systèmes qui le guident, il n'y a pour le vétérinaire comme pour le médecin que tâtonnements, qu'obscurité profonde ; pour eux l'observation est muette, la lumière ne peut les éclairer, et, en répétant toujours les mêmes actes, ils voguent ainsi au hasard, et sans boussole sur un océan couvert d'écueils. Qu'on se reporte d'ailleurs au berceau de l'art, et qu'on réfléchisse quelle devait être l'incertitude du médecin au milieu de ces innombrables modificateurs qui peuvent agir sur nos organes d'une manière salutaire ou funeste.

Toutefois, si les systèmes n'étaient composés que d'erreurs, que d'opinions conjecturales, ils feraient sans doute peu de partisans ; mais il n'en est point qui ne repose sur quelque fait remarquable, sur quelque loi physiologique bien reconnue, sur quelques vérités nouvelles. Ceux qui les proposent n'ont d'autre tort que d'exagérer ces vérités, et de leur subordonner toute la médecine; ceux qui les adoptent ont celui de ne voir qu'un seul côté des objets, et de déférer trop aveuglément à la raison d'un seul homme.

Enfin, pour faire ressortir davantage l'utilité des doctrines, des systèmes, etc., qu'on se rappelle les services qu'ont rendus à la science, à diverses époques, la doctrine physiologique de Bichat, et son système sur les propriétés vitales; la doctrine de M. Pinel, et celle de l'école de Paris; la nosographie philosophique; la nouvelle doctrine médicale, née de l'alliance de l'anatomie pathologique et de la physiologie avec la médecine, l'homœopathie. Les idées médicales soutenues par M. Lecoq, professeur de l'école vétérinaire de Lyon, sur les plaies articulaires; l'opinion de M. Renault, directeur de l'école d'Alfort, sur l'identité de la morve et du farcin; l'idée sur la morve de M. Gally; la théorie de M. Dupuy sur la même maladie, etc. De toutes ces théories, n'en résulte-t-il pas pour la science des avantages immenses? Ceux qui les ont ima-

ginées ont rassemblé tous les faits qui pouvaient
les corroborer; d'autres, par opposition, ont
produit des faits contraires ; de toutes parts des
discussions se sont élevées ; par là les différents
points de la question se sont éclairés ; la science
a marché.

En résumant tout ce qui précède, il me semble
définitivement bien démontré qu'il n'est pas ac-
cordé à un seul homme de découvrir la vérité
tout entière, mais seulement de s'en rapprocher
de plus en plus en dévoilant successivement chacune de ses faces. Dans toutes les sciences naturelles, et plus encore dans la médecine, les vues
systématiques, aidées de l'observation et de l'expérience, sont un des moyens qui servent le plus
puissamment à cette découverte.

Mais aussi, en adoptant cette règle de conduite,
ne serait-il pas avantageux de reconnaître, dans
ce cas, le principe de l'autorité? Un fait attesté
par Hippocrate et reconnu vrai par ses successeurs, ne devient-il pas une vérité pour tous les
siècles? Cette grande indépendance d'opinion,
dont s'honorent ceux qui cultivent l'art de guérir,
n'a-t-elle pas quelquefois des inconvénients

graves? Est-ce sans aucun danger qu'on abandonnerait à leur raison particulière l'expérience de tous les temps, les fruits des travaux des hommes de génie de tous les âges? Ces réflexions du reste, ne s'appliquent qu'à ces esprits fanatiques qui immolent à leur idole et les anciens et les modernes, à ces partisans exclusifs de telle ou telle doctrine qui ne reconnaissent d'autre loi que la parole du maître, d'autres faits que ceux qu'il a vus.

J'adopte donc la doctrine de l'*hémite*, non que je l'envisage comme complète et définitive, c'est plutôt parce que j'aperçois en elle une source de lumières capable de faire marcher la science des maladies. Voilà ma profession de foi. J'ose espérer que mes principes mettront sur la voie positive pour arriver sûrement et directement à cette grande vérité que je poursuis de toutes mes forces. Certes, je les défendrai toujours avec empressement, aussi long-temps qu'on ne m'en dissuadera pas par une démonstration contraire, car il n'est pas en mon pouvoir de rester de glace pour ce que je crois être la vérité; cependant, on me verrait sur-le-champ les abandonner sans dépit, y renoncer franchement, si, en me prouvant qu'ils sont faux, on me tendait une main amie pour me détourner du chemin de l'erreur.

Dans cet ouvrage on remarquera sans doute que je me suis beaucoup éloigné des principes exclusifs de la doctrine régnante, et que j'ai adopté une sorte d'éclectisme, quoique l'on ait dit que ce système de doctrine était erroné, nullement susceptible de faire progresser la médecine, et plutôt capable de nuire à son développement. Si j'ai embrassé ce nouveau système, c'est parce que j'y ai été, pour ainsi dire, contraint par des circonstances particulières qui se rattachent aux maladies que j'ai pris à cœur de traiter.

L'éclectisme n'est donc pas un vain mot, comme on l'a dit, qui promet beaucoup sans rien tenir. Il est défini en médecine : *une doctrine dans laquelle on appelle à son aide pour expliquer les maladies, les différentes théories qui ont apparu depuis Hippocrate jusqu'à nous.* Mais la vraie doctrine éclectique rationnelle, la seule qu'on puisse se proposer actuellement et qu'il ne faut pas confondre avec l'épisynthétisme d'autrefois, est celle qui consiste à faire un choix judicieux parmi toutes ces théories connues, en n'adoptant que celles qui sont les plus vraisemblables, et surtout les plus conformes à l'observation pratique.

Sous ce dernier point de vue, l'éclectisme, en médecine, peut être d'une très grande utilité, surtout aujourd'hui qu'il est matériellement prouvé que le solidisme moderne, quelque bons et quelque vrais que soient les grands principes qu'il contient, est très souvent en défaut, ou au moins plus qu'insuffisant, lorsqu'il s'agit d'expliquer rationnellement la cause originelle ou la nature de beaucoup de maladies.

Nul doute qu'une loi générale, une théorie exclusive, comme celle de l'attraction, serait plus avantageuse, puisqu'en simplifiant la science médicale, elle en rendrait l'étude et l'application plus faciles; avec cette loi uniforme il n'y aurait plus assurément de ces querelles scientifiques engendrées par les dissidences doctrinales; ce qui, du reste, ne contribue pas peu aux progrès des sciences en général. Mais est-il possible de trouver cette pierre philosophale tant désirée? Les médecins ont-ils une théorie qui explique tous les faits, et nous exempte de toute espèce d'expérimentation? Non, certainement non; l'histoire de la médecine l'atteste; elle ne se trouvera peut-être jamais, et, quoi qu'on dise, on fera toujours des systèmes, parce qu'ils sont indispensables : ce sont les leviers de l'intelligence, de véritables moteurs intellectuels. D'ailleurs, la nature n'est-elle pas trop bizarre dans ses effets, l'organisation trop complexe, pour qu'on puisse jamais rapporter toutes les maladies à une seule cause générale, déterminée? Il me paraît donc aussi impossible d'expliquer également toutes les maladies par une seule théorie; et le doctrinaire trop exclusif ne serait pas moins dangereux, ni moins capable de nuire au développement de l'art, de le faire rétrograder même, que l'éclectiste outré qui accueillerait aveuglément tous les systèmes, sans aucun fondement, et sans égard pour l'expérience de tous les temps.

Mais aussi il importe beaucoup, dans toutes les sciences, que la pratique et la théorie se portent un mutuel secours; il faut qu'il existe entre elles cet enchaînement, cette concordance, sans lesquels elles ne peuvent régner ensemble, sans lesquels elles se nuisent réciproquement. Elles sont inséparables, et se doivent une égale obéissance. Cependant l'une, selon moi, doit condescendre davantage à l'autre. La pratique, ou la science des faits, est riche par elle-même ; elle s'élève d'elle-même par ses propres découvertes, tandis que la théorie, au contraire, s'érige sur les richesses de la première, et lui doit, en partie, jusqu'à ses plus éclatantes prévisions. Or donc, à tous ces titres, la science des faits doit être considérée comme la plus importante, comme la mère, en quelque sorte, de toutes les doctrines. On concevra dès lors que, si une seule doctrine est insuffisante pour répondre convenablement aux exigences d'une explication pratique, il sera permis nécessairement de recourir à l'éclectisme qui, par la multitude de ses théories, offrira toutes les facilités possibles pour satisfaire à toutes ces exigences.

En définitive, le raisonnement le plus simple, l'observation la plus commune, l'examen superficiel des faits les plus ordinaires, prouvent jusqu'à l'évidence que l'éclectisme en médecine est

de la plus haute utilité. Il demande une extrême
droiture de jugement, et convient tout particulièrement à notre époque médicale. Il exige de la
part du médecin un esprit vaste, élevé, capable
d'embrasser d'un seul coup d'œil les principes
solides, ou le vague et le vide des théories. Partant, en substituant le vrai à l'arbitraire, il re-
hausse la dignité de la science en la perfection-
nant, et présente, sous tous les rapports, des
avantages immenses.

Cependant, lorsque je fais ainsi l'éloge de l'é-
clectisme, qu'on ne me suppose pas l'intention
d'accorder aux diverses doctrines rationnelles
qui le composent le même degré d'importance et
le même rang; je décerne seulement les préroga-
tives de la suprématie au solidisme, et surtout à
l'humorisme; mais à cet humorisme qui s'harmonise rigoureusement avec les principes accré-
dités de la saine physiologie, affranchi, bien entendu, de toutes les erreurs, de toutes les absurdités de l'ontologie des vieilles écoles hippocratiques, galéniques, etc.; et, dans la hiérarchie
générale des doctrines, j'envisage toutes les
autres théories susceptibles d'application comme

accessoires, c'est-à-dire ne devant être accueillies ou invoquées par les auteurs, que pour venir
en aide à l'explication de certaines maladies.

C'est sous de telles vues philosophiques que j'ai
écrit cet ouvrage que je soumets au jugement des
hommes éclairés et impartiaux. Puisse-t-il être
utile à la médecine vétérinaire, et surtout, par
réaction, à la médecine humaine!

PRÉLIMINAIRES.[*]

Quelques considérations générales sur l'anatomie, la physiologie pathologique du sang et sur la nutrition.

§ Ier.—Tous les corps organisés sont formés de parties solides et de fluides qui ont une composition chimique susceptible de variation. Les fluides sont en très grande quantité, et leur masse prédomine de beaucoup sur celle des solides. Quelques auteurs pensent que cette différence des liquides aux solides est comme six à un; d'autres comme neuf est à un, et même davantage.

§ II.—Tous les fluides et les solides du corps sont composés principalement de gélatine, d'albumine, de mucus, de fibrine, d'huile, d'eau, de sucre, de résine, d'urée, de picrocholine, d'osmazôme, de zoohématine, de phosphate et de carbonate de chaux. Ces subs-

---

[*] Les sources où j'ai puisé pour établir ces considérations préliminaires ne sont autres que *l'anatomie générale* et la *physiologie pathologique*. Béclard et le docteur Bégin, tels sont les riches propriétaires qui m'ont fourni les matériaux à l'aide desquels j'ai construit cette première partie de mon ouvrage.

tances elles-mêmes sont composées d'oxygène, d'hydrogène, de carbone, d'azote, de phosphore, de calcium, de soufre, de potassium, de sodium, de chlore, de fer, de manganèse; on y trouve même du magnésium, du silicium et de l'aluminium.

Des humeurs.

§ III.—Les humeurs du corps sont renfermées dans les solides dont elles baignent toutes les parties. Elles sont entretenues, s'accroissent, se renouvellent par les matériaux qui viennent du dehors pour l'entretien de la vie du corps.

§ IV.—On peut diviser les humeurs en trois genres : 1° le sang, masse centrale où affluent et d'où partent toutes les autres ; 2° les humeurs qui arrivent du dehors au sang ; 3° celles qui en émanent.

§ V.—Le sang, qui est rouge, d'une odeur *sui generis*, d'une saveur un peu salée, nauséabonde, est contenu dans le cœur et dans les vaisseaux sanguins; sa quantité varie suivant les âges, les tempéraments, etc.; elle est plus considérable dans l'âge adulte.

§ VI. — On a remarqué que le sang était composé d'un véhicule séreux dans lequel on aperçoit des particules microscopiques formées d'un globule central, tranparent, blanchâtre, et d'une enveloppe rouge, moins transparente, ayant la forme d'un sphéroïde déprimé.

§ VII.—Extraite des vaisseaux qui la contiennent

l'humeur sanguine abandonne sa chaleur à l'air atmosphérique et se coagule bientôt. Peu après la coagulation, le coagulum se resserrant exprime le sérum qu'il renfermait, et ce resserrement a lieu jusqu'à l'époque de la putréfaction. Si on lave ensuite le caillot sous un filet d'eau, en le pressant doucement, l'eau entraîne la partie colorante, et il reste une partie fibreuse blanche ; de sorte que, par la coagulation et le lavage ainsi opéré, le sang se trouve partagé en sérum, en cruor et en fibrine.

§VIII.—Il y a donc dans le sang trois éléments principaux qui le constituent : le sérum, les globules blancs et la matière colorante. Ces éléments varient en raison de l'âge, du sexe, du tempérament et de l'espèce d'alimentation. Les parties constituantes du sérum sont l'eau, l'albumine, la soude et des sels de soude; on le considère comme un albuminate de soude avec excès de base. Le cruor du sang ou la zoohématine est formé d'une matière animale en combinaison avec une certaine quantité de fer, dans la proportion des trois centièmes de son poids (1). Enfin la fibrine, la lymphe coagulable de quelques auteurs, offre l'aspect de fibres feutrées, tenaces, élastiques, analogues à la fibre musculaire. Cette substance coagulable ou plastique paraît être, ainsi que l'albumine, le moyen d'agglutination qui

---

(1) C'est surtout à l'excès de ce principe qu'il faut attribuer les effets phlogistiques du sang.

détermine dans es maladies les réunions et les adhé-
rences, ainsi que les différentes matières dites hétérologues. Le sang contient aussi une matière grasse
ou huileuse.

§ IX.—Les liquides qui arrivent au sang sont le
chyle et la lymphe. Les humeurs qui en émanent sont
d'abord la matière nutritive déposée dans les organes
par une sorte de sécrétion ; on peut rapporter à ce
genre celles qui sont produites ou déposées comme en
réserve dans les cavités closes du corps, comme la
graisse, la synovie, etc. Les plus essentielles sont :
1º les humeurs perspiratoires, qui sont immédiatement
formées et déposées à la surface des membranes par
les vaisseaux : telles sont les matières de la transpiration cutanée, de la sueur, de la perspiration pulmonaire ; 2º les humeurs folliculaires : tels sont les
mucus et la matière sébacée ; 3º les humeurs glandu·
laires : telles sont la salive sécrétée par les glandes
salivaires, la bile sécrétée par le foie, les larmes, le
sperme, etc.

§ X.—Les liquides qui arrivent au sang sont le
chyle et la lymphe ; le premier provient du chyme,
substance grisâtre, en laquelle les aliments se changent dans l'estomac, et où l'on commence à apercevoir quelques petits globules. Absorbé par les parois
de l'intestin et arrivé dans les premiers vaisseaux
chylifères, il est blanchâtre et à peine coagulable ; il
devient plus coagulable et prend une teinte rosée
dans les glandes du mésentère. Enfin, dans le canal

thoracique, et près d'arriver dans la masse du sang, il est distinctement rose, manifestement coagulable, et contient des globules qui ne diffèrent de ceux du sang que par une couleur moins forte. Il semble dès lors qu'il n'ait plus besoin que d'être soumis à l'action respiratoire pour devenir du sang parfait. La lymphe est un liquide incolore, visqueux, albumineux, mais peu connu.

§ XI. — Dans le fœtus, le sang, dont la couleur est très foncée, n'a presque pas de matière coagulable. Le sang artériel ne présente pas plus de particules colorées que le sang veineux. Chez les individus qui font usage d'une nourriture forte et succulente, le sang abonde en fibrine; il est plus séreux dans les circonstances opposées. La soustraction répétée du sang y diminue la proportion des principes solides, et y augmente celle de l'eau.

Physiologie pathologique du sang.

§ I. — « Résultat de toutes les absorptions, tant cutanées et muqueuses, qu'intérieures et intersticielles, le sang renferme à la fois et les matériaux nouvellement introduits dans l'organisme, et ceux qui, altérés par le mouvement vital, ne peuvent plus sans danger en faire partie. Son arrivée dans les tissus contribue à l'exercice de leurs mouvements autant qu'au maintien de leur texture. D'un côté, il répand au sein des organes les éléments d'excitation,

2.

de réparation, d'accroissement dont ils ont besoin ; de l'autre, les instruments des sécrétions le dépouillent des matières susceptibles de l'altérer, de le rendre nuisible aux organes en lui imprimant les élaborations dont il a besoin. Ces deux genres si opposés de substances nutritives et excrémentielles qui constituent le sang, sont confondus dans ce liquide, et circulent ensemble. »

§ II. — Le sang exerce une influence plus ou moins grande sur les mouvements organiques, d'abord sur les organes eux-mêmes, qui varient suivant ses qualités physiques et sa composition chimique.

§ III. — Il constitue l'humeur principale de l'organisme : tout ce que les médecins ont avancé concernant les altérations des humeurs, doit lui être attribué. On conçoit dès lors qu'il entraîne et promène avec lui tous les éléments morbifiques qui ont été envisagés comme la source des maladies humorales.

§ IV. — La masse sanguine peut être divisée en deux portions, l'une qui circule, l'autre qui est en quelque sorte combinée avec la substance des solides, et qui est employée à la nutrition des diverses parties de l'organisme.

§ V. — Quand on fait plusieurs saignées, à quelques heures d'intervalles, on peut retirer ainsi en plusieurs fois une grande quantité de sang sans éteindre la vie, bien que le sujet ne soit point nourri de manière à réparer ces pertes. Il faut bien alors que les radicules des veines dépouillent les tissus d'une partie du liquide contenu dans leurs aréoles, afin que les vaisseaux vidés soient remplis, et que la répartition du sang dans tout le système vasculaire redevienne égale.

L'expérience démontre que les saignées faites avec lenteur sont plus facilement supportées, lors même qu'elles sont abondantes, que lorsque ces évacuations ont lieu tout à coup (toutes choses étant égales d'ailleurs).

L'hémorrhagie, à la suite de l'ouverture accidentelle d'un gros vaisseau qui avoisine le cœur tue immédiatement, parce que cet organe tout à coup vidé ne peut plus rien transmettre à l'encéphale.

§ VI. —Chaque partie du corps est pourvue d'une certaine masse de fluides répandus dans ses aréoles, qui sont destinés à sa nutrition, et qui contiennent en outre les éléments propres aux diverses sécrétions. Cette portion de liquides est sans cesse débarrassée des matières dont la présence pourrait être nuisible; d'un autre côté elle est à chaque instant renouvelée, pour ainsi dire, par des matériaux qui y arrivent successivement. Il est de remarque que cette espèce de dépuration et ce renouvellement s'exécutent de telle sorte que les liquides et les solides conservent toujours les mêmes rapports, la même disposition physique et une composition chimique qui varie peu, tant qu'aucune cause morbide ne vient point apporter le trouble dans l'économie. Cette explication, appliquée à tout l'organisme, donne parfaitement raison de son immutabilité apparente au milieu du mouvement continuel qui l'agite.

§ VII. — Après de copieuses saignées, ou à la suite d'évacuations abondantes réitérées, on remarque bientôt que le corps se fond, comme si les liquides étant épuisés, les solides étaient appelés immédiatement à les suppléer. Les éléments liquides et solides passent trop facilement d'un état à l'autre, pour que leurs combinaisons réciproques aient longtemps une constitution déterminée. Il en est ainsi pour la graisse, l'humeur perspiratoire, la substance même des tissus blancs, qui peuvent augmenter considérablement par l'abord continuel dans l'économie d'un sang riche en principes nutritifs, ou bien diminuer par l'absorption de leurs molécules constitutives, qui sont reportées dans le système vasculaire dans les circonstances de déperdition. Ce principe de physiologie fait bien comprendre combien doivent être fréquentes les modifications anormales que le sang peut présenter : l'étude de ces altérations sanguines doit donc être considérée comme étant d'une grande importance pour la pathologie.

§ VIII. — Le plus ordinaire des états anormaux que le sang puisse présenter est, sans contredit, celui dont la quantité est exubérante, ou dont le volume est trop considérable, relativement à la masse du corps qui le contient.

§ IX. — Il faut, pour qu'il n'y ait ni pléthore, ni anémie, que la quantité des substances nutritives introduites dans le corps, soit équilibrée par la quantité des matières rejetées au dehors par les organes dépurateurs. Les pertes étant proportionnées aux acquisitions, ou plutôt celles-ci cherchant toujours à compenser les causes de dépenses, le corps se maintient dans un niveau à peu près constant d'embonpoint.

§ X. — Dans le cas où les déperditions sont trop considérables, et où l'appareil élaborateur ne suffit pas pour les réparer, l'organisme entier, ne trouvant plus les moyens de compenser les déperditions trop abondantes, perd plus ou moins promptement de sa vigueur ; les diverses parties diminuent de volume, et la maigreur fait de continuels progrès ; le marasme se manifeste, et la machine, ayant perdu tous ses principaux ressorts, finit par se détruire.

§ XI. — Lorsque, au contraire, les acquisitions dépassent les pertes, l'excédant des matériaux est déposé dans l'intérieur des tissus ; alors, tous les organes peuvent acquérir un très haut degré de développement ; puis, cet état augmentant incessamment, ce superflu de nutrition est converti en graisse, etc., qui, en se déposant dans les organes, les surcharge, les étouffe en quelque sorte, et apporte ainsi obstacle à l'exercice normal de leurs fonctions. Lorsque les organes ont soustrait du sang tous les éléments qu'ils pouvaient soustraire, c'est alors que la pléthore peut s'établir. Le sang, dans ce cas, s'altère insensiblement ; et cette altération augmentant de plus en plus, il acquiert alors des qualités physiques et une composition chimique qui rendent ses effets bien plus désastreux.

§ XII. — L'état surabondant du sang détermine dans l'économie des modifications qu'il est essentiel d'indiquer. Est-il l'effet d'une nourriture trop substantielle dont les produits ne sont détruits, usés par aucune cause de dépense; les sucs nutritifs arrivant en trop grande quantité à la fois, le sang emplit les vaisseaux, surexcite tout l'organisme, surtout l'organe le plus irritable; la circulation en général s'exécute difficilement; les poumons ou le cerveau se gorgent de liquides; le corps perd de son énergie, et cet état peut occasionner des congestions apoplectiques.

§ XIII. — Lorsque les principes nutritifs arrivent au sang avec moins de promptitude, et surtout en moins grande quantité, l'économie trouve alors le moyen de les employer, et évite ainsi les effets pernicieux qu'ils pourraient occasionner; ainsi elle les transforme en graisse, etc. D'un autre côté, toutes les sécrétions s'activent pour dépouiller le sang de l'excédant de ces principes; de là des jetages par le nez, des transpirations abondantes, des évacuations de bile, etc., qui doivent être admis comme des espèces de crise de l'état de santé.

§ XIV. — Qui ne conçoit d'abord que l'état hyperhémique de la masse sanguine doit être combattue par la saignée? Mais cette soustraction de sang est constamment suivie d'une augmentation de l'action absorbante et digestive; de sorte que les mouvements réparateurs ont bientôt reproduit une pléthore qui est quelquefois plus grave que la première; l'économie prend l'habitude de suppléer à ces saignées réitérées, et elle le fait avec une énergie qui va toujours croissant, de manière que la phlébotomie devient indispensable à des intervalles très rapprochés. Comme on le voit, par cette opération seulement, on manque alors le but, parce qu'ici, comme dans beaucoup d'autres cas, ce n'est pas le mal qu'il faut attaquer pour guérir, mais bien la cause qui le produit. Un régime sévère, un exercice convenable; soutenu voilà ce qu'il faut opposer à la pléthore. Dans la circonstance d'une altération profonde du sang, la phlébotomie et le régime ne suffisent pas; il faut encore mettre en usage d'autres modificateurs thérapeutiques pour rétablir la masse sanguine dans les conditions de sa constitution normale.

§ XV. — Sous le point de vue de l'assimilation des sucs nutritifs, les animaux présentent entre eux de très grandes différences. Chez quelques-uns, l'énergie d'assimilation est telle qu'ils semblent changer en sang toutes les substances qui les pénètrent. Souvent la nourriture la plus légère, le travail le plus rude, le plus soutenu, ne suffisent pas pour les amaigrir. Chez d'autres, au contraire, la nourriture la plus succulente, quoique retenue en apparence par le repos, ne fait pas naître le moindre embonpoint. Ceux-ci, cependant, sont aussi exposés à contracter la pléthore sanguine.

*Propriétés physiques et chimiques du sang dans
l'état de maladie.*

§ XVI. — « Bien qu'ils recèlent en eux le principe
de leur activité, les corps vivants n'en constituent
pas moins des instruments, soumis en partie, et en
partie soustraits aux lois générales de la physique et
de la chimie. Les rouages organiques dont ils sont
composés ne sauraient agir d'une manière convenable
et régulière, qu'autant que les matériaux liquides qui
les baignent et les pénètrent jouissent eux-mêmes de
qualités appropriées à leurs besoins. Or, plusieurs
causes peuvent porter atteinte à cette harmonie indispensable entre les substances destinées à nourrir les
tissus et la trame organisée de ces tissus eux-mêmes.
La plus simple réflexion démontre que les liquides
circulatoires devront être altérés; 1° lorsque les aliments soumis à l'élaboration nutritive sont, quoique
inoffensifs, impropres à entretenir dans le sang les
propriétés normales, ou lorsque les organes chargés
de leur élaboration ne remplissent pas parfaitement
les fonctions dont ils sont chargés; 2° lorsque des
substances, non-seulement réfractaires à l'action
assimilatrice, mais nuisibles aux tissus, sont introduites dans l'organisme et mêlées à la masse sanguine;
3° lorsque les organes dépurateurs ne s'acquittent pas
de leur office, et laissent les liquides se surcharger
de plus en plus de principes dont ils devraient être

dépouillés ; 4° enfin, lorsque par suite d'un mouvement exagéré, les diverses élaborations sont incomplètes, ou acquièrent un caractère de violence qui altère les liquides et les solides, en modifiant les diverses combinaisons des éléments qui les constituent.

Cette classification laisse sans doute quelque chose à désirer : plusieurs des influences qu'elle sépare se réunissent quelquefois dans la pratique, et contribuent à produire les effets observés ; mais dès qu'on aura des idées justes sur le mode d'action de chacune d'elles, prise isolément, les résultats de leurs diverses associations deviendront assez faciles à établir. »

§ XVII. — Sous l'influence d'une nourriture exclusivement animale chez les carnivores, et chez les herbivores d'une alimentation constamment sèche, composée, en tout temps, de foin, d'avoine et de paille, donnés avec profusion, et sous l'action d'aliments altérés ; lorsqu'à ces causes s'ajoutent la privation de la lumière et d'une quantité suffisante d'air atmosphérique pur, le froid et l'humidité, le sang éprouve des altérations qui peuvent réagir par suite sur la texture de l'organisme.

§ XVIII. — Quand les matériaux appropriés à l'assimilation nutritive sont au-dessous des pertes de l'économie, il n'en résulte, quand les matières alimentaires ont été bonnes, qu'un affaiblissement dans les organes, qui pourrait être cependant suivi d'un dérangement morbide, si cet état durait long-temps, c'est-à-dire si l'alimentation n'était pas augmentée.

Mais l'effet serait encore bien plus funeste si les substances composant la nourriture étaient détériorées. Ainsi, sous l'influence de cette dernière circonstance défavorable, le sang se montre plus foncé, plus ou moins épais, ne se sépare point par le refroidissement en caillot et en sérum, et la fibrine reste comme délayée dans le principe séreux; quelquefois il se forme cependant à la surface une couche couenneuse blanchâtre ou rougeâtre, très molle, et la zoohématine est considérablement augmentée. Imbibés par le sang ainsi altéré, les tissus n'y trouvent plus les matériaux réparateurs dont ils ont besoin. L'action élaboratrice n'ayant plus les résultats accoutumés, la substance organique s'altère, le corps s'amaigrit promptement et finit par se détériorer.

§ XIX. — L'usage immodéré et presque exclusif des matières animales, ou d'une nourriture constamment sèche, excitante, donne évidemment au sang des qualités qui diffèrent essentiellement de celles qu'il acquiert sous l'influence d'un régime doux et délayant. Chez les carnivores qui ne se nourrissent que de viandes, l'air expiré est plus chaud, plus chargé de gaz ammoniacaux. En définitive, non-seulement la respiration, mais les diverses sécrétions changent selon le mode d'alimentation. Qui n'a observé, en effet, que la transpiration cutanée, par exemple, est beaucoup plus odorante, plus ammoniacale, sous l'influence d'un régime exclusivement animal, que lorsqu'on fait usage de végétaux frais, etc.?

Qui ne sait que la sécrétion de l'urine qui paraît particulièrement destinée à débarrasser le corps des principes trop azotés qu'il contient, varie autant que les espèces d'alimentation? Chez les herbivores, nourris au vert, ainsi que chez les chiens auxquels on donne des substances non azotées, l'urine est alcaline au lieu d'être acide, et ne renferme ni acide urique, ni carbonate, ni phosphate de chaux. Ces connaissances, comme on le voit, sont de la plus haute importance pour la médecine pratique, et peuvent déjà faire présumer les altérations nombreuses imprimées au sang par les différentes manières de nourrir les animaux, ainsi que les diverses modifications organiques qui doivent en être le résultat. Mais je ne traiterai de ces diverses modifications morbides que dans le chapitre de la doctrine de l'hémite, où elles trouveront mieux leur place.

§ XX.—Lorsqu'une matière excitante réfractaire à l'action élaboratrice des organes vivants est absorbée, ou a été introduite dans le système sanguin, elle détermine dans les organes les plus sensibles une stimulation qui peut produire même l'inflammation. Les dissolutions d'émétique injectées dans les veines ou dans les cavités séreuses, vont exercer sur les membranes buccale, pharyngienne et gastrique, une action stimulante qui détermine ensuite le vomissement. Les purgatifs, l'opium, les cantharides, le nitrate de potasse, etc., vont porter de la même manière leur action spéciale dans l'économie.

§ XXI. —Quelques-unes de ces substances agissent d'abord sur la séreuse de l'appareil vasculaire. Ainsi, l'injection de l'alcool dans cet appareil, produit constamment un certain degré de cardite et d'artérite. En général, elle produit une stimulation, une inflammation des organes les plus importants et les plus sensibles, tels que le canal alimentaire ou le poumon, etc.

§ XXII. —Enfin, aussitôt que l'appareil vasculaire et une grande partie des organes, surtout des organes dépurateurs, ont été ainsi surexcités par les matières hétérogènes en question, les tissus en général étant incessamment pénétrés par un sang imprégné de ces matières, deviennent presque constamment le siége d'une nutrition de plus en plus imparfaite, et il en résulte souvent une altération profonde et une sorte de composition anormale de la trame organisée. Tous ces effets ont lieu aussi par suite d'une altération du sang déterminée par une cause quelconque.

§ XXIII.—L'action régulière des dépurations qui doivent être bien assurées, et se suppléer facilement les unes les autres, est absolument nécessaire au maintien de la santé. Le sang conserve alors ses qualités physiques et chimiques ordinaires. Cette observation est aussi des plus importantes pour la pratique. Du reste, l'action propre des organes dépurateurs n'est pas aussi difficile à concevoir qu'on pourrait le croire généralement : elle consiste à extraire certains principes du sang, à les placer molécule à molécule, et comme à l'état naissant, dans des conditions telles qu'ils s'unissent, se combinent et forment les principes distinctifs de chaque sécrétion. Une semblable théorie n'a rien d'avilissant pour la saine physiologie; elle concilie, au contraire, ce qu'apprennent les lois de la vie avec ce que les expériences chimicovitales semblent indiquer le plus positivement.

§ XXIV.—Toutes les fois que le sang, qui fournit les matières propres aux diverses sécrétions, se trouve dans des conditons normales, les fonctions des organes dépurateurs se font régulièrement; mais dans certaines affections de la masse sanguine, les sécrétions se pervertissent, changent totalement de nature, ou cessent presque entièrement.

§ XXV.—Le sang est le stimulant par excellence qui entretient la vie. Sous son influence, et suivant qu'il est plus ou moins abondant, et plus ou moins riche en principes nutritifs excitants, les actions vitales ont pour effet d'animaliser plus ou moins les matériaux dont se composent les êtres organisés; de même, les différents produits qui proviennent des diverses combinaisons organiques tels que l'urée, l'ammoniaque et autres semblables, sont, par conséquent, nécessaires en plus ou moins grande quantité. Il en résulte que l'organisme peut se détériorer, soit parce que les principes nutritifs du sang sont trop au-dessus de ses proportions normales, soit parce qu'ils sont insuffisants pour entretenir les actions vitales d'après les lois de la santé.

§ XXVI.—Il faut, pour que la santé se maintienne, que les matériaux nutritifs provenant des aliments soient de telle nature qu'ils contiennent tous les éléments propres à la composition et à la décomposition organique. Entre ces deux influences opposées, les humeurs, ainsi que les solides se maintiennent à peu près dans le même état.

§ XXVII.—Sous l'action d'une nourriture animalisée ou d'une alimentation végétale, sèche, trop succulente et stimulante, cet équilibre se dérange; les liquides s'altèrent de plus en plus; ils finissent par réagir sur les solides, et produisent ainsi les maladies. Il est à remarquer que les mouvements organiques ou vitaux, considérablement exagérés dans les maladies, favorisent singulièrement la décomposition putride, partielle, ou générale. Parmi les animaux, les carnivores sont ceux chez lesquels cette décomposition se fait le plus promptement, soit pendant la vie, soit après la mort.

§ XXVIII.—Dans ce cas, les organes dépurateurs semblent quelquefois augmenter d'abord d'activité, afin de maintenir la composition normale des liquides. Chez le cheval, l'air se charge dans le poumon d'un gaz odorant ammoniacal, souvent fétide; la matière de la transpiration contient des substances azotées; l'urine, rare d'abord, trouble, épaisse ou rouge, sanguinolente, est chargée de phosphate et de carbonate de chaux, et exhale quelquefois une odeur particulière, désagréable; la peau devient sèche, les poils se hérissent quelquefois et ne sont plus imbibés de ce fluide onctueux qui entretient leur souplesse; la mue s'effectue avec difficulté, la transpiration s'exécute incomplétement, ou est considérablement augmentée. Malgré les efforts de l'organisme pour expulser les matériaux nuisibles ou en excès, les tissus vivants s'altèrent de plus en plus, s'enflamment, et cette inflammation se termine quelquefois par gangrène, suivant que le sang est altéré de telle ou telle sorte.

§ XXIX.— Plus les organes dans lesquels se passent ces phénomènes morbides sont importants à la vie et vasculeux, et plus l'altération de la masse sanguine est profonde, plus la terminaison par gangrène ou la décomposition putride est facile, et plus elle marche avec rapidité. C'est surtout à ces causes, ainsi qu'à l'intensité du mouvement fébrile, qui n'est souvent que secondaire, qu'il faut rapporter la putridité générale, et non, ainsi que l'ont pensé quelques auteurs, à la présence dans l'intestin de débris ulcérés, de lambeaux gangréneux de la muqueuse enflammée ou de la suppuration qu'elle fournit, ni au mélange de toutes ces matières avec les excréments, pas plus qu'à la présence d'un foyer de putréfaction.

MM. Dupuy et Leuret, etc., ont produit artificiellement des affections putrides, telles que le typhus, etc., soit en injectant dans les veines des matières putrides, soit en les faisant pénétrer dans le rectum, soit en les déposant dans le tissu cellulaire ou dans les cavités séreuses. Mais ces expérimentateurs n'ont point noté l'état du sang des sujets soumis à leurs expériences, lequel sang pouvait fort bien être déjà dans des conditions anormales. Si je fais ici cette observation, c'est que j'ai fait aussi ces sortes d'essais et que jai obtenu des résultats tout différents (1).

§ XXX.—Une observation digne encore de fixer toute l'attention du vétérinaire physiologiste, c'est que les émanations qui s'exhalent des corps vivants, pendant l'existence de maladies graves, sont capables de reproduire quelquefois les mêmes affections sur des individus exposés à leur influence. L'air fétide

---

(1) J'ai fait pénétrer dans le tissu cellulaire et dans le rectum de plusieurs chevaux maigres, mais sains, des matières putrides provenant d'un cheval mort du typhus charbonneux, sans que ces chevaux en fussent incommodés.

J'ai injecté, une autre fois, du sang provenant d'une tumeur charbonneuse, dans les veines jugulaires d'un cheval maigre sans altération de sang, et d'un cheval très gras atteint d'hémite ; le premier n'en ressentit que peu d'effet, le second, au contraire, dont le sang était altéré assez profondément, eut une fièvre typhoïde très prononcée. Cependant, je fis à ce cheval d'abondantes saignées générales coup sur coup, et j'en obtins la guérison.

En 1835 je fus chargé d'assiter à l'abatage d'un cheval frappé de la morve suraiguë, dite gangréneuse, appartenant à un cultivateur ; ce cheval fut conduit au milieu de la plaine pour être abattu et enfoui, mais il mourut en chemin après avoir rendu par les naseaux une grande quantité de sang noir, mêlé de pus. Eh bien, malgré mes avertissements, les deux chiens du berger burent le sang, léchèrent l'intérieur des narines, d'où sortait une odeur des plus infectes, et mangèrent même une partie des muscles du cou qui étaient charbonnés, sans qu'ils parussent ensuite incommodés.

exhalé du poumon, de la peau, de l'urine et des matières stercorales, peuvent ainsi, pendant les épizooties typhoïdes et contagieuses, devenir une cause provocatrice de ces maladies. Mais cet effet produit par les émanations du corps, dans ces cas, n'a lieu surtout que chez les individus prédisposés, c'est à dire dont la masse sanguine et les autres humeurs de l'économie sont déjà affectées.

Dans toutes ces maladies le sang est profondément altéré. C'est aussi parce qu'il est modifié dans sa composition que les matériaux des sécrétions qu'il entretient sont eux-mêmes viciés, et que les produits qui en proviennent sont susceptibles de propager certaines maladies.

§ XXXI.—Toutes ces expériences, toutes ces remarques prouvent évidemment l'immense part que prend le sang aux altérations des organes. Messieurs Leuret et Hamont ont constaté qu'après l'injection de matières putrides dans les veines, l'évacuation d'une grande quantité de sang amoindrit beaucoup l'intensité des symptômes, et suffit quelquefois pour procurer la guérison. C'est donc en soustrayant une portion du sang altéré qui fut remplacée par des molécules nouvelles puisées dans le sein des tissus, que l'économie délivrée en partie de la matière putride a pu achever d'en éliminer ensuite les restes. Voilà en quoi la physiologie pathologique éclaire la pathologie ; mais il ne faut pas déduire de ces expériences et de ces remarques, pour la pratique, des conséquences trop absolues, trop exclusives et par là même nuisibles en beaucoup de cas.

§ XXXII.—Les liquides anormaux produits par l'irritation ou plutôt par suite des diverses altérations de la masse sanguine, tels que le pus, la sanie, etc., les liquides créés sous de telles influences, dis-je, deviennent aussi capables de produire, dans les organes qui en reçoivent l'impression, des affections semblables à celles dont ils sont le résultat. Leurs propriétés âcres et irritantes ne sauraient être révoquées en doute. En prenant ces matières et en les portant sur des organes semblables d'individus sains déjà prédisposés, on y provoque presque constamment des irritations d'une intensité variable, dont les produits, à leur tour, peuvent être inoculés ensuite avec plus ou moins de succès. En général, ces diverses inoculations réussissent d'autant mieux que le sang des individus sur lesquels on fait ces essais est plus altéré.

Dans la gourme du cheval, par exemple, qui est toujours occasionnée évidemment par une variété de l'hémite, la matière sécrétée par la muqueuse nasale portée sur la pituitaire d'un cheval sain, dont la masse sanguine est altérée à un certain degré, provoquera une sécrétion morbide presque analogue. Ceci explique bien pourquoi dans une écurie, dont les chevaux sont fortement nourris, lorsque la gourme se déclare chez l'un d'eux, elle se transmet successivement à tous, probablement par l'effet des miasmes dégagés du nez du malade ou du contact de la matière elle-même sur le nez des chevaux sains. Mais, je le repète, cette action n'a point d'effet marqué sans la prédisposition en question. Cette cause ne doit donc être considérée, au surplus, que comme cause provocatrice particulière. De cette manière on explique la contagion des maladies en général, mieux qu'on ne l'a fait jusqu'à présent. En définitive, toutes les maladies contagieuses se rallient à l'exercice des mêmes lois. Elles ne diffèrent entre elles et des autres affections morbides que par le degré d'activité des émanations ou des sécrétions anormales qu'elles déterminent.

§ XXXIII.—Il résulte de toutes les considérations générales dont nous venons de nous occuper, que les liquides s'altèrent le plus souvent, pour ne pas dire toujours, primitivement; leur altération résulte : 1° de l'introduction dans l'économie de substances hétérogènes excitantes; 2° de l'effet de certaines alimentations; 3° de diverses lésions, soit de l'appareil assimilateur des matériaux nutritifs, soit des parties assez importantes pour troubler l'ensemble des actions vitales. Aussi longtemps que la masse sanguine demeure intacte et étrangère à toute stimulation, la santé se maintient, et rien ne saurait faire reconnaître l'existence dans l'économie d'aucune cause morbifique.

§ XXXIV.—Les altérations des solides telles qu'il es maintenant permis de les concevoir doivent donc être rapportées aux affections humorales, ou du moins il faut dire qu'elles en sont plus souvent la cause première que l'effet.

§ XXXV.—« Pour les détruire, il suffit, tantôt de soustraire le corps animal à l'influence des modifications qui fournissent à son absorption des matériaux nuisibles; tantôt d'évacuer directement une portion des liquides altérés par leur présence, ou autrement. En général, l'équilibre tend toujours à se rétablir dans l'organisme avec une rapidité remarquable. Des circonstances favorables étant substituées à celles qui avaient fait naître la maladie, le mouvement qui agite sans cesse les corps vivants et qui en renouvelle graduellement les matériaux, a bientôt pour effet de substituer des éléments convenables et utiles à ceux que les altérations sanguines avaient produits, ou qui étaient venus du dehors. Il faut pourtant, pour que ce résultat heureux s'opère, d'une part, que la composition morbide des liquides et des solides ne soit pas portée trop loin; de l'autre, que les sujets aient encore une énergie vitale assez grande pour exécuter les élaborations dont l'état normal doit être le résultat. On conçoit l'existence d'altérations tellement profondes que la vie ne puisse y résister, surtout si les individus sont âgés ou affaiblis à ce point que leurs actions nutritives soient dépourvues de vigueur, et ne renouvellent plus que très lentement la substance animale. De là, l'importance et la variété des indications curatives qui naissent des lésions des liquides. »

De la Nutrition.

(Etat normal et anormal.)

§ XXXVI.—La nutrition est ce mécanisme par lequel la substance organique se conserve, s'accroît et se renouvelle, au moyen des principes distinctifs provenant du sang.

§ XXXVII.—Le sang constitue l'humeur qui fournit la majeure partie des matériaux propres à l'entretien de la vie organique. Le sang est donc la nourriture essentielle des organes; il les pénètre à la faveur des artères qui, après s'être divisées jusqu'à un degré très considérable de ténuité, et s'être combinées, pour ainsi dire, avec le tissu, se continuent en se terminant avec les veines.

§ XXXVIII.—Il existe donc deux voies de circulation dans les organes, l'une qui constitue le système vasculaire proprement dit, l'autre est formée par la trame de ces organes eux-mêmes, dans la substance de laquelle s'insinue la partie la plus ténue des liquides. Or, cette portion de liquide appelée organique, pour la distinguer de l'autre qui reste dans l'appareil circulatoire, est incessamment renouvelée par celle-ci.

§ XXXIX.—De la réaction des molécules les unes sur les autres, et de leurs combinaisons résulte la production de la chaleur animale. Il est probable que parmi ces actions, celles dans lesquelles les molécules des organes passent de l'état solide à l'état liquide, absorbent de ce principe, tandis que celles qui passent de l'état liquide à l'état solide en dégagent. Mais de l'ensemble de ces réactions réciproques il en résulte pour le corps entier, une température moyenne à peu près régulière.

§ XL.—Malgré les moyens que possèdent les corps vivants soit pour maintenir la composition de leurs éléments liquides et solides, soit pour balancer les actions de leurs nombreux organes, de manière que l'équilibre qui doit exister entre eux ne soit pas troublé, cette harmonie caractéristique de l'état normal est cependant susceptible d'éprouver de fréquentes et profondes altérations. Les dérangements qui se manifestent alors dans les machines animées constituent leurs maladies.

§ XLI.—Toutes les maladies se réduisent, en définitive, à une altération de tissu ; mais elles sont d'une nature qui varie beaucoup, et sont déterminées par différentes causes sur lesquelles les auteurs n'ont jamais été d'accord. Par cela même que les excitants sont indispensables pour provoquer et entretenir l'action organique, leur effet sur l'économie, selon qu'il est trop intense ou trop faible, est aussi la cause la plus constante des modifications anormales dont elle est susceptible.

§ XLII. — Les stimulants généraux sont la lumière, le calorique, l'électricité, l'oxygène, les aliments trop succulents ou détériorés. Sous l'influence de ces causes excitatrices la masse des humeurs d'abord, et la trame sensible ensuite, peuvent être surexcitées jusqu'à l'inflammation, soit isolément soit simultanément, et par suite se détériorer d'une manière particulière.

§ XLIII.—La privation des stimulants généraux diminue la force vitale dans les tissus. Mais, que l'on ne s'y trompe pas, toutes les parties du corps ne sont pas cependant également débilitées. L'asthénie réside ordinairement dans les organes extérieurs les moins importants. A mesure que les forces diminuent, les matériaux nutritifs se concentrent à l'intérieur vers les organes les plus essentiels à la vie, et il n'est pas étonnant de voir alors le sang et les autres humeurs s'altérer avant même qu'une maladie organique ne se manifeste. Dans ce cas, l'indication thérapeutique est de rappeler l'incitation à l'extérieur, en ayant la précaution de ne point surexciter de nouveau les organes déjà frappés par l'irritation et en mettant en usage les modificateurs qui conviennent à la masse sanguine.

FIN DES PRÉLIMINAIRES.

DE LA COUENNE INFLAMMATOIRE.

On donne le nom de couenne inflammatoire ou pleurétique (*corium phlogisticum* , *crusta pleuretica*) à cette couche plus ou moins épaisse, et comme membraneuse, qui recouvre, dans certaines circonstances seulement, le sang de l'homme, des animaux domestiques, et probablement aussi celui de tous les animaux à sang chaud.

Tous les médecins et les vétérinaires qui se sont voués à l'étude du sang, considéré dans l'état de maladie, s'accordent à dire que la présence de la couenne dans ce liquide, s'observe en général dans toutes les inflammations accompagnées ou non de réaction fébrile, particulièrement dans les inflammations des poumons et des plèvres. C'est même précisément à cause de toutes ces circonstances où on l'a rencontrée, qu'on lui a donné le nom de couenne inflammatoire, de couenne pleurétique.

Cependant, les Annales médicales possèdent un grand nombre de faits qui attestent qu'on l'a rencontrée aussi dans l'état de santé parfaite.

Pour mon compte, je dirai l'avoir observée très souvent chez les chevaux adultes, non destinés à la propagation de l'espèce, chez ceux abondamment nourris, s'engraissant facilement, travaillant peu et qui sont conduits doucement, et surtout chez un grand nombre de chevaux gourmeux, fourbus, poussifs, morveux, farcineux, galeux, etc.

En général, les chevaux qui sont soumis à un service très actif, qui exige de grands efforts musculaires, et qui transpirent beaucoup, sont moins sujets à cette altération sanguine, ou, du moins, elle est moins prononcée chez eux.

Enfin, les chevaux de poste, de diligence, de mariniers et de roulage, présentent ordinairement vers la fin de l'hiver, ou au commencement du printemps, l'altération couenneuse dont il est question, à un degré plus ou moins élevé.

Enfin la couenne est rare chez les chevaux exclusivement nourris au vert; et les poulains qui sont élevés une grande partie de l'année dans les pâturages, et auxquels on refuse l'avoine et le foin, la présentent aussi rarement.

Si l'on rencontre très souvent la couenne inflammatoire chez les chevaux, même chez ceux qui sont doués d'une santé parfaite, c'est parce qu'ils sont presque tous également exposés à l'influence de la même cause déterminante, c'est-à-dire l'alimentation constamment sèche. En effet, on conçoit qu'une nourriture composée exclusivement de foin, surtout de foin de prairies artificielles, d'avoine et de paille, ne fournisse au sang que des principes solides capables de l'altérer.

On reconnaît que le sang que l'on a tiré d'un vaisseau doit être couenneux , quand on observe à sa surface, avant qu'il soit coagulé, un nuage grisâtre ou bleuâtre, le plus ordinairement rougeâtre, un peu transparent, mais qui devient successivement opaque au fur et à mesure qu'il se refroidit. On voit aussi (et j'ai souvent noté cette particularité), que le sang à sa sortie du vaisseau est comme marbré par des stries d'un sang plus vermeil, qui disparaissent aussitôt que la couche couenneuse est formée ; alors il est évident que la couenne s'établit par la réunion, l'agglomération de ces stries qui montent à la surface du liquide, puisque le caillot cruorique n'en contient plus aussitôt qu'il est complètement refroidi.

J'ai remarqué aussi que, lorsque l'ouverture faite à la veine était très étroite, le sang qu'on en extrayait contenait moins de couenne ; il semble, dans ce cas , que la partie fibrineuse reste dans le torrent circulatoire, et qu'il n'y a que la partie la plus fluide qui s'en échappe. Voici l'expérience que je fis pour m'assurer de la vérité de cette proposition. Je fis une ouverture large à la jugulaire d'un cheval atteint d'une congestion sanguine au foie, suivie d'une obstruction des canaux biliaires (1). Je retirai ainsi dans un court intervalle une

---

(1) Cette obstruction se décelait à l'extérieur du corps par la **coloration** en jaune des **membranes** apparentes.

masse de sang qui s'est recouverte bientôt d'une couche fibrineuse très épaisse. Ensuite j'abandonnai l'ouverture à elle-même pendant quelque temps ; puis je fis repartir le jet du sang par la même ouverture, dont les lèvres étaient déjà agglutinées ; j'obtins alors un jet très délié d'un sang plus vermeil qui ne présenta point à la surface de couche couenneuse ; je réitérai la même épreuve sur la jugulaire opposée, et j'eus exactement les mêmes résultats.

De tous les auteurs anciens et modernes, qui ont consacré leurs soins à l'histoire de la couenne inflammatoire, l'illustre professeur Rasori est sans contredit celui qui a produit le plus grand jour sur cette matière. Ce savant célèbre, qui vient de terminer dignement sa carrière, nous a légué un ouvrage sur la phlogose (*Theoria della phlogosi*), qui, certes, répond à la juste renommée qu'il s'est acquise dans le monde médical. Dans ce travail, on s'aperçoit que l'auteur a cherché à saisir les différentes conditions du sang dans les inflammations ; et, au sujet de la couenne inflammatoire, à la description de laquelle il consacre seize grands chapitres, il a fait des remarques très intéressantes, dont je crois devoir rappeler ici sommairement les plus essentielles et les plus importantes. Elles intéresseront d'autant plus vivement qu'elles ont été faites par un juge sévère, et qu'elles sont pour la plupart en rapport avec celles que j'ai faites sur les animaux domestiques.

Le professeur italien considère d'abord la couenne sous le triple rapport du volume, de la forme et de la ténacité. Elle est, dit-il, tantôt mince et transparente comme un voile, tantôt elle offre l'épaisseur d'un pouce et même davantage (1). Chez celui-ci, elle a la forme d'une lame à surface plane et de largeur égale à celle du sommet du caillot; chez celui-là, elle est concave et analogue à la surface d'une soucoupe, et son étendue plus petite que la superficie du caillot; chez un troisième enfin, la superficie est concave, son étendue fort petite, et s'élève comme boursouflée sur le caillot avec une sorte de collet. Quant à sa consistance, elle est tantôt molle comme de la gelée, tantôt dure et résistante comme du cuir. Envisagée sous le point de vue de sa couleur, la couenne présente aussi des variétés importantes; elle est généralement jaunâtre, ou d'un gris verdâtre et uniforme. Quelquefois, cependant, elle est bigarrée ou pointillée. Plus la couenne est épaisse, plus sa couleur est uniforme. Lorsqu'elle est mince, elle est transparente, et sa couleur est nécessairement modifiée par celle du caillot qui la supporte. Elle devient blanche,

____

(1) J'ai observé dans trois saignées successives faites à un fort cheval de trait atteint de pneumonite, la couenne inflammatoire formant plus des trois quarts de la totalité du caillot. Elle était blanche très consistante; et il y avait absence complète de sérum (le sang examiné 48 heures après la saignée).

toutefois , à mesure qu'elle séjourne dans le vase et qu'elle se dessèche.

On peut donc dire que la couleur propre, intrinsèque de la couenne, est blanche; et si elle paraît jaune ou autrement colorée, cela dépend du sérum et du cruor qui l'infiltrent, et de sa transparence qui laisse apercevoir la partie colorante du caillot. Ajoutons que son épaisseur n'étant pas égale partout, ses nuances peuvent varier sur quelques points de sa surface. Cette considération explique pourquoi la couenne présente quelquefois des taches noirâtres dans son intérieur.

L'auteur que nous venons de citer, a observé quelquefois que le sang des sujets atteints d'inflammation n'offrait pas de couenne; seulement la superficie du caillot était d'un rouge pâle. Ce phénomène dépend de ce que la couenne n'est pas encore coagulée pour se séparer de la masse du caillot; elle est mêlée avec lui à l'état liquide , et donne au sang la couleur que nous venons d'indiquer. Effectivement , agitez le caillot avec un petit bâton , et vous verrez la couenne paraître à la surface.

La couenne peut aussi être couverte en partie par de l'écume qui est d'autant plus abondante que le sang a frappé sur une plus grande surface de la paroi du vase, en sortant de la veine; dans ce cas , l'écume est ordinairement d'un rouge plus prononcé que celle du sang normal ou non inflammatoire , contrairement à l'observation de Rasori , qui prétend que l'écume du sang phlogistique est plus pâle. Dans un cas comme dans l'autre, l'écume est plus foncée dans le moment où le sang tombe de la veine, que lorsqu'il est refroidi; c'est probalement parce que la matière colorante qu'elle contient se précipite au fond du vase avec le cruor du caillot, au fur et à mesure que la coagulation s'opère.

Il en est à cet égard pour l'écume comme pour la couenne elle-même. La couenne est plus ou moins rouge en se formant; mais, à mesure qu'elle se refroidit, elle perd une partie de sa matière colorante qui se précipite à la base du caillot. Une preuve que ce changement de couleur est dû à la précipitation du cruor, et non à l'action chimique de l'air, comme on pourrait le croire et comme on l'a déjà dit, c'est que la couche la plus profonde de la couenne, qui est en rapport avec le caillot, subit aussi ce changement, comme la couche superficielle, quoique étant entièrement isolée du contact de l'air atmosphérique.

Dans quelques circonstances, le caillot paraît immergé dans le sérum, et couvert d'une couche considérable de ce liquide, cela n'empêche pas la persistance de la couenne à la surface de l'île. Nous verrons tout à l'heure qu'il y a un rapport constant entre l'intensité de l'inflammation et la quantité relative du sérum, du caillot et de la couenne. Quant à la gravité spécifique de la couenne inflammatoire, nul doute qu'elle soit moindre que le coagulum cruorique, puisqu'elle surnage au sommet de celui-ci ; mais doit-on déduire de là que la couenne soit aussi moins pesante que le sérum ? Cela a été avancé par Scadamore, dans son Traité sur le sang, et par plusieurs autres après lui. Rasori s'est assuré du contraire : « Détachez, dit-il, la couche couenneuse à l'aide d'une lame fine de couteau, dégagez-la soigneusement de quelques restes de cruor à l'aide du lavage, et jetez-la dans un verre rempli de sérum du même sang, vous verrez qu'elle descend de suite vers le fond. » Toutefois, j'ai vu aussi dans le sang des chevaux atteints d'hémite, que non-seulement la couenne inflammatoire, mais encore le caillot cruorique, nageaient ensemble dans le sérum. Aussitôt que le coagulum est formé, on voit petit à petit le sérum exsuder à la surface et au pourtour du caillot; alors celui-ci se décolle des parois du vase, et surtout si le sérum est en abondance, il vient former l'île à la surface. On concevra bien, par la même raison, que, si le sérum est peu abondant, et le caillot très considérable, celui-ci restera au fond du vase. Ce phénomène a lieu d'après un principe de physique bien connu. Du reste, le coagulum du sang inflammatoire paraît spécifiquement plus pesant que celui du sang normal ; un seul coup d'œil suffit pour constater ce fait. Le premier nage moins que le second, lorsqu'on remplit d'eau le vase qui le contient.

« La quantité du sérum, dit Rasori, est, à circonstances égales, d'autant plus forte que l'inflammation est plus intense, de sorte que le sérum et la couenne augmentent, l'un en raison directe de l'autre. Or, plus le coagulum laisse échapper de sérum, plus le volume de l'île restante est moindre; circonstance essentielle à noter pour le diagnostic, et qui n'a été qu'à peine mentionné par les auteurs. »

Cette observation de Rasori est sans doute parfaitement exacte, et se rencontre très souvent dans la pratique; mais elle demande ici une explication.

Il est très présumable que, dans ce cas, l'inflammation enlève au sang une partie de ses principes solides, sans préjudicier à la quantité du sérum. Que se passe-t-il, en effet, dans le cours de certaines inflammations? On voit qu'une portion plus ou moins grande des éléments solides de la masse sanguine est déposée, en quelque sorte, dans la trame organique, où ils deviennent ensuite des corps nouveaux : ils se transforment en pus, en fausses membranes, où le squirre, le cancer, la mélanose, etc., en sont quelquefois le résultat. Eh bien, on sait que ces diverses matières sont composées essentiellement de fibrine et d'albumine; par conséquent il est permis de croire qu'elles se forment aux dépens de ces mêmes principes que le sang contient souvent en excès, et il n'est donc point surprenant de rencontrer dans ces diverses circonstances une augmentation notable dans la proportion du sérum.

Explorez, par exemple, l'état du sang dans l'inflammation des sacs pleuraux, lorsque l'épanchement fibro-albumineux dans la poitrine est déjà considérable; vous trouverez le coagulum peu consistant, dépourvu de fibrine, présentant une couche couenneuse très molle, et le cruor prédominant sur les autres principes. Cette soustraction abondante, qui dépouille le sang de ces principes solides les plus essentielles au maintien des forces et de la vie, rend bien raison de la faiblesse dans laquelle les malades sont plongés à cette époque avancée de la pleurésie, et démontre l'inopportunité des saignées générales qui sont ordinairement promptement mortelles dans ce cas.

Dans l'anthrax, le sang tiré de la veine reste fluide, même après le refroidissement. N'est-ce point parce que la fibrine et le cruor sont en grande partie répandus dans le tissu cellulaire sous-cutané, dans les muscles, etc., où s'établissent les tumeurs et les pétéchies charbonneuses? Dans cette affection, le sang qui est profondément altéré, abonde en cruor (typhoémie); et, quand elle est avancée, l'hématose, très vraisemblablement ne se faisant plus, alors l'humeur sanguine devient d'un noir très foncé, aussi bien dans les artères que dans les veines, et très séreux. Je fournirais mille exemples semblables pour confirmer la justesse de l'explication que je donne au fait pathologique observé par Rasori, si je ne savais excéder le lecteur par des citations de ce genre trop nombreuses.

De la cause originelle de la couenne inflammatoire.

Si l'on jette un coup d'œil rétrospectif sur les ouvrages des anciens auteurs qui ont écrit sur la couenne inflammatoire, on s'aperçoit qu'ils se sont bornés à constater, pour ainsi dire, l'existence de ce fait pathologique. Aucun n'a démontré plausiblement la cause de sa formation; aucun n'a reconnu ses effets sur l'organisme; personne enfin n'a encore pensé jusqu'à présent à en tirer quelques inductions théoriques applicables aux maladies. Pour parvenir à expliquer la cause de ce phénomène physique, on s'est bien livré à diverses expériences, on a bien créé bon nombre d'hypothèses; mais ces expériences ont été sans résultats satisfaisants, et les hypothèses ne reposant sur aucune base solide, enfantées seulement par l'imagination, portent presque toutes le cachet de l'invraisemblance.

Aussi, à ce sujet, les médecins d'autrefois ont-ils été presque toujours en dissidence. Les uns, l'ont conçue produite par la réaction des solides vivants sur le sang; les autres, l'ont imputée à la gêne de la circulation et de la respiration; les humoristes ont cru devoir en attribuer la cause à l'accroissement de la partie fibrineuse, à l'épaississement du sang, ou, au contraire, à sa trop grande fluidité; enfin un auteur des plus ingénieux du siècle dernier, reconnaissant l'insuffisance de toutes ces hypothèses, a cru pouvoir les remplacer par une nouvelle qu'il a construite, et il a admis, sans aucune raison, une cachexie couenneuse; rapprochement bizarre, et qui prouve jusqu'à quel point l'esprit humain peut abuser des mots.

Comme on le voit, la plupart des auteurs dont je viens de citer les opinions relativement à la cause de la couenne, ont évidemment pris l'effet pour la cause; et ceux qui, par hasard, se sont avancés dans la bonne voie, qui se sont approchés de la vérité, sont bien loin d'avoir donné à cet égard des explications démonstratives suffisantes, en rapport avec nos connaissances modernes.

Les médecins de l'ère actuelle n'ont pas éclairé davantage l'étiologie de la couenne inflammatoire, au contraire. Quelques-uns prétendent qu'elle est le résultat d'une sécrétion morbide de la membrane interne vasculaire, qu'ils attribuent à une irritation pure et simple de cette membrane. Parmi ces nouveaux croyants, M. R. Gérardin est celui qui donne le plus de détails touchant cette sécrétion en général, et il base ses idées sur des faits pathologiques qui, selon lui, démontrent son existence: ce qui fait l'objet d'un mémoire que M. Romain Gérardin a fait insérer dans le journal des *Connaissances médico-chirurgicales*, 3e année, 9e livraison, cahier de mars 1836, intitulé : *Matériaux pour l'histoire de la sécrétion de la membrane interne vasculaire.*

Je vais exposer succinctement les différents faits pathologiques qui établissent d'une manière positive, selon cet auteur, le rôle de la membrane interne vasculaire comme organe sécréteur, et les inductions qu'il a tirées de l'inspection de la sérosité dans le sang; 1º par son mélange avec la couenne inflammatoire; 2º par sa petite quantité; 3º par son abondance; 4º par son altération.

Je donnerai à chaque article la réfutation qu'il comporte :

1º *Mélange de la sérosité vasculaire avec la couenne inflammatoire.*

M. Gérardin pense que la séreuse vasculaire, comme toutes les autres séreuses avec lesquelles elle a beaucoup d'analogie, est susceptible de sécréter ce qu'on appelle la couenne inflammatoire. Il ajoute, pour preuve, que M. Ratier dit dans sa thèse (1819) : « La grande analogie qui existait entre la couenne et celle que je trouvai tapissant l'intérieur d'un anévrisme volumineux de la crosse de l'aorte, etc.» Il pense, contrairement à M. Ratier, que la couenne inflammatoire a pour origine l'irritation de la membrane interne vasculaire

L'opinion de M. Gérardin, relativement à la cause de la formation de la couenne dans le sang, me paraît

erronée sous plus d'un rapport; d'abord, parce qu'il
n'est point démontré que la séreuse vasculaire sécrète
dans l'état de santé ; ensuite, parce que les pseudo-
membranes qu'on peut trouver quelquefois attachées
à sa surface, ne peuvent être considérées, physiolo-
giquement parlant, comme le produit d'une sécrétion, et que l'idée de leur solution dans le sang n'est
rien autre chose qu'une illusion ; enfin parce que l'existence, dans ce cas, de l'irritation de la séreuse à
laquelle il attribue la cause de tous ces phénomènes
me paraît plus que douteuse.

(Je préviens, avant tout, que je n'envisage ici toutes
ces questions que sous le point de vue de la médecine
vétérinaire.)

Sans examiner davantage si la membrane séreuse
vasculaire est susceptible ou non de sécrétion physiologique ou anormale, je me renferme avec confiance,
à défaut de certitude à cet égard, dans le doute modeste des grands maîtres, Bichat, Béclard, etc., qui
pensent que si cette sécrétion a lieu, cela ne peut être
que par l'effet de la mort. Béclard dit en parlant de
cette membrane : « Elle est humectée d'un liquide,
dont on ne connaît pas bien la source. » Plus loin, il
dit encore : « La membrane interne a été aussi appelée
nerveuse, arachnoïde, commune, etc.; sa face interne
est lisse, polie, humide, et en contact avec le sang.
On l'a comparée aux membranes séreuses et au tissu
muqueux et cellulaire ; elle n'est point vasculaire,

comme les membranes séreuses en général; c'est à l'arachnoïde qu'elle est le plus comparable. »

Bichat, si judicieux dans l'observation des phénomènes de la vie, doute que la membrane interne vasculaire soit susceptible de sécrétion. Il dit (*Anatomie générale*) : « La surface interne de cette membrane est humectée sur le cadavre par un fluide onctueux qu'on trouve en plus ou moins grande quantité. Ce fluide existe-t-il sur le vivant?..... il est difficile de le déterminer..... Il se pourrait que le fluide fût ou purement dû à une transpiration cadavérique... ou le résultat d'un peu de sérosité restée dans les artères après l'expulsion du sang.... Il paraît donc que c'est la membrane elle-même, et non un fluide qui s'en échappe, qui sert à garantir l'artère; elle ne peut, sous ce point de vue, être considérée par rapport au sang que comme une espèce d'épiderme. »

Il dit encore (*ibidem*), en parlant de la membrane interne des veines : « Il paraît qu'il ne se fait aucune exhalation à la surface interne des veines. Cette surface est bien constamment humide sur le cadavre, même quoique les vaisseaux soient vides; mais j'attribue ce phénomène, comme dans les artères, à une transsudation survenue après la mort. »

Enfin, on lit à la page 483 de la Physiologie de M. Adelon, professeur de médecine légale à la faculté de médecine de Paris, sous ce titre : *Exhalation aréolaire :* « Plusieurs physiologistes ont prétendu que la surface interne des vaisseaux internes, veineux et lymphatiques, perspirait une humeur destinée à la lubréfier et à la défendre du contact du fluide qui y circule. Mais d'abord, à supposer que cela fût, cette humeur ne serait pas, à proprement parler, récrémentitielle, car ce ne serait pas une action d'absorption qui la reporterait dans le sang ; ensuite on peut douter de la réalité de cette sécrétion, car, lorsque l'on interrompt la circulation dans les vaisseaux, on les voit s'oblitérer. »

En admettant un instant avec M. Gérardin, que la séreuse vasculaire puisse être considérée avec les séreuses en général, comme un organe capable de sécréter de la sérosité, et même de fausses membranes, serait-ce une conséquence à déduire que, par l'effet d'une irritation pure et simple, elle devrait toujours, et dans tous les cas, sécréter ces diverses matières ? Non, véritablement non, et des faits nombreux se pressent pour démontrer que la péritonite ne donne pas toujours lieu à la production de ces matières, non plus que la pleurite ; qu'enfin on ne rencontre presque jamais les fausses membranes sur les séreuses cérébrale, rachidienne, articulaire, etc. Mais d'ailleurs, cette dernière attribution, qu'on accorde si gratuitement à la séreuse vasculaire, est surtout inadmissible en réalité, parce que, en admettant entre cette membrane et les autres séreuses, beaucoup d'analogie et une identité de fonction parfaite, cette fonction doit consister, pour toutes , à produire dans l'état de santé une humeur analogue au sérum du sang privé de sa matière colorante, qui est destinée à entretenir l'humidité de ces membranes, et pas davantage. Or, la sécrétion morbide des séreuses doit-elle être autre chose que l'exagération de la sécrétion physiologique ? Car, on sait que dans l'état de santé, comme dans l'état de maladie, les mêmes lois subsistent, et que leurs actions morbifiques les plus extraordinaires dérivent des mêmes principes qui dirigent les mouvements de l'organisme, aux époques les plus paisibles de la vie.

Il est vrai toutefois que le produit des sécrétions est quelquefois modifié, suivant que le sang est altéré de telle ou telle sorte ; on remarque, par exemple, dans ces différents cas, que le mucus sécrété par la muqueuse est non-seulement versé en plus grande abondance, mais qu'il devient opaque de transparent qu'il était, ensuite épais, purulent, jaune, vert, etc.; que la sérosité sécrétée par la séreuse acquiert aussi diverses nuances d'altération : elle a quelquefois une couleur blanche, lactescente, jaunâtre, ou présente un aspect purulent ; que la synovie prend beaucoup de consistance et perd de sa diaphanéité, etc. ; mais quel que soit le rôle que l'on veuille faire jouer à la sécrétion morbide des muqueuses et des séreuses, celles-ci ne peuvent produire une matière qui devienne jamais un corps nouveau, devant ensuite participer à la vie; donc les fausses membranes, pas plus que la couenne inflammatoire, ne doivent être considérées comme le produit d'une sécrétion dans le sens physiologique qu'on attache ordinairement à ce mot.

D'ailleurs, si les fausses membranes étaient le résultat d'une sécrétion proprement dite, comme on tend à le faire croire, elles seraient corps étrangers, et alors les tissus les repousseraient, les élimineraient, de sorte qu'on les trouverait toujours sur les cadavres nageant dans les liquides, ou entièrement isolées dans l'intérieur des cavités. Dans cette dernière hypothèse, on ne les rencontrerait jamais fixées à la surface des organes, souvent identifiées avec eux, jamais enfin elles ne s'organiseraient.

De plus, je considère tous les produits de l'inflammation comme inorganiques, et je rapporte toutes les variations dans la couleur, dans la nature, des matières sécrétées dans l'état de maladie, aux diverses altérations de la masse sanguine.

Je pense donc que les fausses membranes sont plutôt le résultat d'une inflammation très vive qui se termine rapidement par une espèce d'hémorragie, dans laquelle le sang est exhalé purement et simplement par les exhalans de la séreuse : cette exhalation, cette transsudation sanguine se fait à travers des vaisseaux si fins qu'il est très concevable qu'ils ne permettent pas toujours la sortie des globules cruoriques ; de telle sorte que le sang, comme on le voit, éprouverait en passant par ces vaisseaux une espèce de filtration ; ou bien elles seraient l'effet d'un travail particulier de l'économie qui enlèverait au sang l'excédant de ses principes solides. Dans ces diverses suppositions, il est certain que la circonstance de l'état couenneux du sang entre pour beaucoup dans la production de ce phénomène pathologique. Du reste, je dirai en passant que les fausses membranes s'établissent à la manière des tumeurs squirrheuses et autres matières hétérologues qui se forment dans l'intérieur des tissus; et s'il y a de la différence entre la fausse membrane et le squirrhe, elle est amenée par leur situation qui n'est pas la même: le squirrhe, plus immédiatement en rapport, par toutes ses faces, avec les tissus, s'organise plus facilement, plus promptement. On connaît, à l'égard de la formation du squirrhe, et autres tissus du même genre, les excellentes idées de MM. Le Blanc, médecin vétérinaire à Paris, et Trousseau, docteur en médecine, qui ont été imprimées dans le *Journal théorique et pratique de médecine vétérinaire,* auquel nous renvoyons les lecteurs pour ce dont il s'agit. Ces idées viennent jusqu'à un certain point étayer l'étiologie que je donne aux fausses membranes, ainsi qu'aux diverses matières qui n'ont pas d'analogue dans l'économie (1).

---

(1) M. Dupuy, ancien professeur à l'école d'Alfort, ex-directeur de l'école

En conséquence de cette argumentation, on peut donc conclure, 1° que l'idée de la couenne pleurétique dans le sang, sécrétée par la séreuse vasculaire,

---

de Toulouse, a fait des expériences curieuses pour expliquer la formation des pseudo-membranes sur les plèvres. Voici comment il s'exprime dans le recueil de médecine vétérinaire qui forme la 2ᵉ série de la nouvelle bibliothèque médicale, 1ʳᵉ année, n° 10, cahier d'octobre 1834 :

« Nous venons de répéter les injections dans la poitrine du cheval, avec deux gros de sel d'oseille (suroxalate de potasse) délayés dans deux onces d'eau distill·e. Un cheval a été abattu cinquante heures après l'expérience. On a remarqué à l'ouverture un épanchement d'une grande quantité de liquide, séreux, rougeâtre, qu'on a approximativement évalué à vingt litres: il avait les mêmes caractères physiques, et la même composition chimique que le sérum du sang. On a observé, au commencement, des flocons fibrineux nageant dans la sérosité, et des fausses membranes sur la surface costale du poumon gauche, côté par lequel on avait fait l'injection, tandis que du côté opposé la fausse membrane était élastique, épaisse, jaunâtre, consistante ; le liquide épanché était en plus grande quantité.

Il résulte de ces expériences que les fausses membranes se forment en peu de jours; qu'elles ne sont pas, comme on le croit, l'effet d'une inflammation chronique; que l'épanchement suite de ces injections, a lieu promptement; qu'on peut reconnaître l'hydropisie le deuxième jour; que quarante-huit heures après les fausses membranes sont déjà formées; que le liquide, les flocons et les fausses membranes ont la même composition que le sang, excepté la matière colorante, puisqu'on y remarque du sérum et de la fibrine.

Cette circonstance importante nous oblige d'admettre une nouvelle espèce d'hémorragie qui se manifeste fréquemment dans les animaux tantôt avec la matière colorante du sang, tantôt privé de cette matière colorante. Nous ferons encore remarquer que, dans les pleurésies les plus intenses, le liquide qui s'épanche est analogue au sang privé de la matière colorante, ce qui explique la gravité de la pleurésie dans le cheval, et pourquoi elle est si promptement mortelle, à moins que la méthode antiphlogistique, les saignées générales et locales, etc., ne soient employées avec persévérance et répétées surtout au début de la maladie. »

M. Vatel dit, à l'article pleurite, de ses *Elémens de pathologie vétéri-*

est purement illusoire; qu'elle ne peut supporter un instant, comme on le voit, le plus léger examen;

2° Que d'un autre côté, l'observation de M. Ratier

---

naire, que, dans certaines circonstances, lorsque cette maladie a été très intense, l'épanchement dans la poitrine est véritablement sanguin.…. Les plèvres, dit-il, sont souvent recouvertes de fausses membranes qui ont subi quelquefois un commencement d'organisation.

Tout ceci est applicable aux pseudo-membranes qu'on rencontre aussi quelquefois à la surface des membranes muqueuses enflammées. Or voici des preuves qu'on lit dans le *Dictionnaire des sciences médicales*, tome 7, à l'article *Croup*, par M. Royer-Collard, page 429, qui démontrent jusqu'à un certain point que les fausses membranes ne sont pas le produit d'une sécrétion proprement dite. « La couleur de la concrétion croupale est ordinairement blanchâtre, quelquefois jaunâtre ou grisâtre; la partie de cette concrétion, qui est unie à la membrane muqueuse du canal aérien, est fréquemment parsemée de légères stries de sang, ou tachée de points sanguinolents; son adhérence à la membrane muqueuse du canal n'est pas toujours également forte, tantôt elle paraît lui être intimement unie, tantôt un liquide muqueux, ou d'apparence purulente, s'interpose entre elle et la membrane muqueuse, et s'oppose à une contiguïté parfaite : » et moi je dirai même à une continuité parfaite, et je considère le liquide muqueux d'apparence purulente, comme la seule matière sécrétée par la muqueuse enflammée, mais non la fausse membrane, qui est, dans tous les cas, l'effet d'une transsudation sanguine, un tissu de nouvelle formation, qui cherche à s'organiser et à jouir de la vie.

« Quelques auteurs assurent avoir observé dans la fausse membrane du croup, et de véritables fibrilles, et de petits vaisseaux sanguins très distincts, d'où ils se sont crus autorisés à lui attribuer une texture réellement organique, et un commencement de participation à la vie. Mais cette assertion est contredite par un grand nombre de témoignages; la plupart de ceux qui ont écrit sur cette maladie s'accordent à dire que la fausse membrane, quelque ferme qu'elle soit, ne présente aucun entrelacement de fibres, aucune ébauche de trame cellulaire, en un mot aucune apparence d'organisation ; cependant les points sanguinolents qu'on remarque à sa face adhérente, et le développement assez sensible des petits vaisseaux de la membrane muqueuse qui correspondent à ces points, semblent indiquer,

(invoquée pour l'étayer), qui a trouvé à l'ouverture
d'un cadavre humain, de fausses membranes tapissant les parois internes d'un anévrisme volumineux
de l'aorte, quoique très remarquable et très judicieuse, ne milite nullement en faveur de cette assertion ; au contraire, elle prouve que les fausses membranes, qui peuvent se former, dans quelques cas, à la

---

non-seulement un commencement d'action, mais même un accroissement
de substance dans ces vaisseaux, accroissement qui avec le temps pourrait peut-être déterminer dans la fausse membrane la formation d'une
sorte d'appareil vasculaire. L'analogie vient encore à l'appui de cette
conjecture : on sait qu'une vive inflammation produit aussi à la surface
des membranes séreuses de fausses membranes semblables à celles du
croup, et que les fausses membranes, lorsqu'elles persistent après la guérison, finissent par s'organiser et par devenir vivantes. Il est donc permis
de penser que si la fausse membrane du croup n'offre point de tissu organique prononcé, c'est que le travail qui tend à la former n'est pas encore
achevé, et que si ce travail n'était pas arrêté dans sa marche, elle arriverait
peu à peu au même degré d'organisation que les fausses membran s des
cavités séreuses.

Au surplus, s'il faut en croire M. Albert (Rapport sur le concours relatif au croup, 2ᵉ édition), ce que je viens de donner ici comme simple
conjecture, a cessé de l'être dans ces derniers temps et est devenu une vérité démontrée par l'observation. Suivant lui, dans le cas de guérison, la
fausse membrane du croup, évacuée quelquefois par l'expectoration, ou
reprise par l'absorption, demeure encore plus souvent attachée par une
adhésion intime et permanente à la membrane muqueuse trachéale, et
prend alors la forme et la texture d'une membrane organisée. Il assure
avoir vu dans le cabinet anatomique de M. Sœmmering des pièces qui con-
statent l'existence de ce phénomène, et il invoque à cet égard le témoi-
gnage de cet illustre anatomiste, dont l'opinion sur ce point, se trouve
d'ailleurs parfaitement conforme à la sienne. C'est là sans doute une belle
et importante observation, et on ne saurait trop engager les praticiens à la
vérifier toutes les fois qu'ils en trouvent l'occasion.

surface interne des vaisseaux, et qui s'y attachent, ne se dissolvent point dans le sang, et se comportent de la même manière que celles que l'on remarque sur les autres séreuses en général.

Enfin, une preuve bien péremptoire que la présence de la couenne dans le sang n'est pas due à la sécrétion morbide de la séreuse vasculaire enflammée, c'est qu'on rencontre cette altération du sang, même chez des individus bien portants, partant exempts d'inflammation quelconque; ensuite, c'est qu'on ne trouve jamais, dans ce cas, de traces d'inflammation à l'autopsie cadavérique. Or, voici un fait, sur mille que je possède, à l'appui de cette assertion ; je l'ai recueilli sur un fort cheval de trait appartenant à un plâtrier de Château-Thierry, auquel je fis une saignée de précaution, et dans le sang duquel je trouvai la couenne inflammatoire. Ce cheval reçut, le lendemain de la saignée, un coup de pied d'un autre cheval qui lui cassa une jambe de devant. La fracture ayant été reconnue incurable, je conseillai l'abatage de cet animal, qui fut envoyé aussitôt au clos d'équarrissage. J'ouvris tous les vaisseaux sanguins susceptibles d'admettre l'exploration anatomique, et je me fais un devoir de déclarer que, malgré les recherches exactes et suivies auxquelles je me suis livré, il m'a été impossible de rencontrer la moindre trace d'inflammation, ni d'autre altération sur la membrane séreuse du système vasculaire en général.

J'ai donc cru devoir tirer de ce fait et d'un grand nombre d'autres qu'il est inutile de rapporter ici, la conclusion définitive suivante : que la couenne dans le sang n'est pas sécrétée par la séreuse vasculaire enflammée.

De ce premier paragraphe du Mémoire déjà cité, il n'y a de véritablement plausible que ce qui a été exprimé sous forme dubitative dans cette phrase : « y aurait-il une grande erreur à attribuer au transport de la couenne inflammatoire dans tout l'organisme le développement de ces inflammations multiples, que quelques auteurs expliquent par l'absorption du pus, ou par une diathèse inflammatoire ? » Sous ce rapport, je suis tout à fait de l'avis de M. Romain Gérardin, et j'ai depuis longtemps cette croyance, avant même que j'eusse connaissance de son travail. Il me semble qu'on peut adapter ce précepte en médecine vétérinaire à beaucoup de maladies, particulièrement à la morve du cheval, etc.; par ce moyen, on expliquerait, je crois, plus rationnellement qu'on l'a jamais fait, ses causes, sa nature et son siége, et on pourrait arriver même à découvrir un traitement raisonné à opposer à cette cruelle et désastreuse maladie, qui enlève tant de chevaux au commerce, à l'agriculture, et surtout aux régiments de cavalerie.

2e *Augmentation de la sérosité dans le sang.*

« Il existe des faits , dit M. R. Gérardin , qui démon·
trent que la membane interne vasculaire sécrète plus
de sérosité que n'exige la santé. Dans ces derniers
exemples , cette sécrétion devient catarrhale , et réclame un traitement spécial.

« Il serait sans doute difficile d'établir la proportion
physiologique de la sérosité vasculaire relativement à
la masse fibrineuse du sang. Cependant , quand on
pratique un grand nombre de saignées , et que l'on
compare les saignées obtenues dans les différentes maladies où elles ont été jugées nécessaires ; il est certain
qu'on est étonné du peu de sérosité que donnera une
saignée faite au début d'une fièvre inflammatoire,
comparativement à la sérosité abondante d'une saignée faite pour combattre quelques symptômes de
l'anévrisme passif du cœur.

. . . .

« N'y a-t-il pas catarrhe de la membrane interne
vasculaire dans ces constitutions maigres, pâles , où la
saignée fournit une proportion très considérable de
sérosité , et un coagulum très mince, et chez lesquels
le fer est d'un très grand secours ? »

La présence anormale de la sérosité dans le sang ne
doit pas être attribuée à la sécrétion vasculaire , pas
plus que la couenne inflammatoire , par les quelques

raisons que j'ai avancées plus haut, qui sont aussi applicables ici.

Parce qu'on remarque la surabondance de la sérosité vasculaire dans certaines circonstances morbides, plutôt que dans d'autres, cela ne prouve nullement que la surabondance de cette sérosité soit due à la sécrétion morbide de la membrane des vaisseaux sanguins (sécrétion dont la possibilité dans l'état de santé paraît plus que douteuse à Bichat, Béclard, etc.). Il y a plus, on remarque même dans la fièvre inflammatoire, par exemple, que la sérosité que donne une saignée faite au début, est peu abondante, comparativement à la quantité plus considérable d'une saignée pratiquée vers une autre époque de la maladie. Mais ceci s'explique facilement quand on sait que le sang que contiennent les vaisseaux capillaires est plus fluide, plus séreux que celui qui est contenu dans les troncs. Il est donc concevable que le sang des extrémités vasculaires revenant remplir le vide formé dans les gros vaisseaux après une première saignée, donne ainsi parfaitement raison de la sérosité plus abondante qu'on trouve lors d'une seconde. Cette remarque a lieu aussi dans l'état de santé parfaite. Enfin, nous avons vu plus haut, au chapitre de la couenne inflammatoire, que, par l'effet de l'inflammation, la sérosité du sang devient plus abondante.

Conséquemment c'est, selon moi, faire jouer à la séreuse vasculaire un rôle extraordinairement étendu et difficile à comprendre, que de lui faire sécréter et de la fibrine et de la sérosité. C'est comme si l'on voulait admettre aussi que le cruor qu'on trouve en excès dans l'hémite soit encore le produit de la sécrétion de la séreuse vasculaire; car enfin cet excès de cruor qu'on remarque si souvent dans le sang ne se forme pas de lui-même. Par quoi sera-t-il donc sécrété? Autant il faudrait dire alors que tous les principes constituants du sang sont sécrétés par cette membrane.

Je pense, avec tous les physiologistes les plus recommandables, Bégin et autres, que les diverses altérations du sang en général ne peuvent être attribuées qu'à des modifications qu'il éprouve sous l'influence d'aliments altérés, trop aqueux, ou au contraire trop succulents, stimulants, ou par l'effet de l'humidité de l'atmosphère, ou de sa constitution opposée, d'un exercice trop exténuant, ou du repos trop absolu; enfin, dans le cas où les déperditions par les diverses sécrétions, sont trop considérables par rapport aux substances nutritives qui sont insuffisantes pour les réparer, ou lorsqu'au contraire, les acquisitions dépassent les pertes, etc. Alors je pense, disje, et il est très concevable que, sous l'influence de toutes ces circonstances défavorables, les animaux les plus robustes éprouvent une prompte détérioration de leurs liquides nourriciers, et, par suite, des lésions graves dans leurs principaux organes.

Que l'on saigne un sujet atteint depuis quelque temps de l'affection vermineuse, par exemple, on trouvera sans doute dans le sang le principe séreux en abondance. Serait-il fidèle aux principes de l'école physiologique qui doivent toujours le guider, et conséquent avec ces mêmes principes, si un vétérinaire ou un médecin allait imputer cette augmentation de la sérosité vasculaire à une inflammation de la membrane interne des vaisseaux sanguins, tandis qu'elle est due purement et simplement au défaut de nutrition et à la grande quantité de boisson que l'individu ingère dans ce cas?

On ne peut pas dire non plus que le sérum du sang, qui est accru dans la pourriture des moutons, soit fourni par la même cause; car il est bien constant pour les vétérinaires que cette cachexie ne survient jamais que dans les années humides, que chez ceux de ces animaux qu'on mène pâturer sur des prairies couvertes de rosée, et qui sont soumis à toutes les causes qui favorisent l'action de l'humidité sur le corps vivant, etc., tandis que les moutons que l'on place dans des conditions opposées, c'est-à-dire qui sont nourris à la bergerie, et auxquels on donne une nourriture sèche, ne se ressentent nullement des atteintes de cette maladie presque toujours épizootique ou enzootique.

Il faut donc croire que c'est sous l'influence d'une alimentation composée d'aliments chargés d'eau, et d'une constitution atmosphérique très humide, que le sang finit par se détériorer. La proportion du principe séreux augmente, tandis que la partie fibrineuse diminue; et cette altération sanguine, cette espèce d'anémie hyperhydrohémique est très probablement la cause originelle des lésions organiques qui constituent cette maladie.

Quant aux différents faits pathologiques rapportés par M. Gérardin à l'appui de son opinion, relativement à la sécrétion de la sérosité par la membrane interne vasculaire, il ne serait certainement pas difficile de les expliquer autrement que par les principes auxquels il donne toute sa confiance; mais ne voulant point empiéter sur le domaine de la médecine humaine, je me borne seulement à dire que je ne pense pas que ces principes prennent jamais racine en médecine vétérinaire.

3° *Diminution de la sérosité dans le sang.*

« De même que dans les membranes séreuses, dit M. Gérardin, le premier effet de l'inflammation locale dans les artères et dans les veines est de suspendre la sécrétion de la membrane interne vasculaire, et de déterminer dans ces deux ordres de vaisseaux des coagulums qui, par la suite, interceptent le cours du sang (Cruveilhier, *Anatomie pathologique*); mais la sérosité vasculaire est aussi diminuée dans toute la masse du sang chez les individus disposés aux grandes inflam-

mations ou atteints de fièvre inflammatoire. Les saignées faites dans ces circonstances donnent un caillot
privé de sérosité. Les malades remarquent eux-mêmes
que leur sang est épais, qu'il manque d'eau. »

Sous l'influence de causes tout à fait opposées à celles
qui favorisent et déterminent l'augmentation de la sérosité dans le système sanguin en général, on remarque une diminution notable ou la disparition presque
complète de cette humeur dans le sang.

Saignez, par exemple, deux individus, l'un
soumis depuis quelque temps à un régime délayant,
peu nutritif, peu stimulant ; l'autre nourri avec une
alimentation contraire, composée d'aliments conforta-
tifs contenant beaucoup de principes alibiles excitants,
on verra que le sang du premier contiendra plus de
sérum que le sang du second, qui en sera même privé.
Dira-t-on qu'il y avait chez ces deux individus irritation de la membrane interne vasculaire qui était cause,
chez l'un, d'une sécrétion abondante de sérosité, et
qui, chez l'autre, avait suspendu au contraire cette
même sécrétion ?

M. Gérardin a fait aux hôpitaux de la Corse un grand
nombre de saignées prophylactiques à des soldats nouvellement débarqués, dans lesquelles il a remarqué la
disparition presque complète de la sérosité du sang ;
ces militaires se sont trouvés, quelque temps après,
pris de la fièvre angioténique. N'est-ce pas à coup sûr
l'altération du sang qui a produit la fièvre angioténi-

que, puisqu'il est de fait constant, d'après la déclaration officielle de ce médecin, que l'altération sanguine en question existait antérieurement à cette fièvre?

Cependant M. Gérardin a le sentiment contraire.

J'ai remarqué, dans les nombreuses saignées que j'ai faites aux chevaux et aux autres animaux domestiques, que le sang était souvent privé de sérum ; il était plus foncé que dans l'état ordinaire, et offrait très souvent une couenne inflammatoire rougeâtre, peu épaisse ; j'ai remarqué surtout cette altération dans le sang de beaucoup de vaches. Cet état du sang (*polyhyperhémie*), n'est probablement qu'un des degrés de la même altération. Le sang du chien présente rarement la couenne inflammatoire ; mais il ne faut pas conclure qu'il ne soit pas susceptible de s'enflammer : il est très plastique dans ce cas et très noir.

Dire que les diarrhées chroniques, les purgatifs drastiques, qu'on emploie dans certaines circonstances, diminuent la sécrétion vasculaire, c'est toujours raisonner dans le même sens et demeurer dans la voie de l'erreur ; car on explique plus rationnellement la diminution de la proportion du sérum du sang en l'attribuant alors à l'effet des diverses sécrétions gastro-intestinales, dont l'activité est considérablement exagérée, et qui agissent en dépouillant le sang de son principe séreux. (*Voy.* Bichat, Béclard ; Bégin, *Physiologie pathologique.*)

4° Altération de la sérosité dans le sang.

« La membrane interne vasculaire considérée comme organe sécréteur de la couenne inflammatoire et examinée dans ses différentes phases de suspension, de diminution, d'augmentation, de sécrétion, doit encore être envisagée dans les maladies qui modifient quelques qualités du produit sécrété.

« Ici se rattachent les colorations variées de la sérosité, offrant tantôt une teinte couleur citrine, verdâtre, plus ou moins trouble, et enfin cette couleur blanchâtre, lactescente, dont quelques exemples sont consignés dans les annales de la science sous le nom de sang blanc, sang laiteux, etc., etc. »

Enfin l'altération de la sérosité, d'après M. Gérardin, n'est pas plus admissible que tout ce qui précède, et ne milite pas davantage en faveur de son opinion sur la sécrétion morbide de la membrane interne vasculaire ; ces diverses altérations ne sont que les conséquences de l'inflammation essentielle et primitive du sang.

En résumé, les différentes assertions émises par ce médecin, relativement à la sécrétion de la séreuse vasculaire enflammée, à laquelle il attribue, sans motifs plausibles, la présence de la couenne inflammatoire dans le sang, l'augmentation ou l'absence totale ou partielle du sérum, et son altération, sont impropres à ébranler la conviction que je m'en étais faite. Il en est de même des faits et des preuves argumentatives qu'il apporte à l'appui de son opinion, dont l'explication est entachée d'invraisemblance, ainsi que des conclusions qu'il en a déduites, qui sont également fausses. De telles idées médicales, si ingénieuses en apparence, et quelque bien exprimées qu'elles soient, n'ont véritablement de réalité que dans l'esprit de leur auteur, ou de ceux qui partagent le même sentiment (1). Et loin d'être assises sur des bases solides, fournies par l'observation de faits bien constatés, loin d'être fondées sur les préceptes de quelques sciences, de l'anatomie et de la physiologie, par exemple, elles s'en éloignent trop, au contraire, pour ne pas être accueillies par quiconque voit judicieusement et sans partialité, comme de simples hypothèses sans fondement, ou comme étant l'effet d'une imagination enthousiaste.

Partant, elles impliquent contradiction (2).

---

(1) Cette opinion est partagée par un professeur distingué de la faculté de médecine de Paris, etc.

(2) L'esprit d'innover est la fureur de l'ère actuelle.

Il est sans doute des innovations heureuses, utiles à la médecine, mais il en est d'autres aussi qui, au lieu de reculer les bornes de cette science, deviennent autant d'écueils qui s'opposent à ses progrès. Par exemple, il y aurait une grave inconséquence à s'écarter, dans les innovations médicale, des principes devenus des axiomes basés sur l'observation d'un grand nombre de faits avérés, et d'enfreindre les lois positives auxquelles le raisonnement, le temps et l'expérience ont donné leur sanction. Agir ainsi, ce serait se rendre criminel de lèse médecine.

Voici maintenant, toujours relativement à la cause originelle de la couenne inflammatoire, l'opinion du professeur Rasori déjà cité. Dans son ouvrage (*Theoria della phlogosi*), l'auteur l'attribue à la double action de la phlogose sur le sang (accélération et calorification). « Toute inflammation, dit-il, n'a pour siége que les vaisseaux capillaires. Le stimulant, quel qu'il soit, ne réagit que sur les capillaires veineux par l'intermédiaire des artères dont l'action s'exalte. Aussi voyons-nous dans le phlegmon les artères battre, tandis que les veines s'engorgent, se distendent, et produisent les phénomènes connus de la maladie. »

Ainsi, d'après Rasori, la couenne inflammatoire reconnaîtrait pour cause essentielle l'exaltation des mouvements circulatoires, déterminée par l'inflammation, et une augmentation de calorique dans ce cas.

Je révère infiniment la plupart des savantes observations qu'a faites Rasori, touchant les différents points qui se rattachent à l'histoire de la couenne inflammatoire, et déclare même m'incliner ici devant ses hautes connaissances; mais pour ce qui est de son opinion sur la cause de la formation de la couenne, elle m'entraîne à dire qu'il a pris à cet égard, comme beaucoup d'autres, l'effet pour la cause; car c'est évidemment l'inflammation couenneuse du sang (ou les autres variétés de l'hémite) qui produit, au contraire, la calorification et l'accélération des mouvements vitaux, ainsi que l'inflammation organique, dans la grande majorité des circonstances au moins.

La couenne n'est pas un élément nouveau sur-ajouté au sang par le fait de l'inflammation ; ce n'est autre chose que la fibrine préexistante qui devient visible sous l'influence de la phlogose. « La fibrine du sang, dit Rasori, paraît acquérir trois propriétés alors qu'une inflammation existe dans l'organisme ; 1° facilité de se séparer des deux autres éléments (sérum, cruor) ; 2° gravité spécifique moindre que le caillot ou la partie colorante ; 3° enfin tendance plus grande à la solidification. »

Comment expliquer cette réaction de l'inflammation sur le sang, et surtout quelle preuve peut-on donner à l'appui de cette théorie ? Encore toutes ces hypothèses auraient au moins quelque chance de probabilité pour elles, si l'on ne rencontrait la couenne que lors de l'existence d'une inflammation organique quelconque. Mais malheureusement pour la doctrine de Rasori, c'est qu'on voit aussi le phénomène en question, et très fréquemment, chez des individus bien portants, par conséquent exempts d'inflammation. C'est donc, je le proteste, à autre chose qu'à la phlogose, qu'il faut rapporter la cause première et essentielle de la couenne. En définitive, les faits recueillis dans les *Annales de la science*, et ceux que je possède en grand nombre, parlent trop haut contre cette manière de voir purement imaginaire pour que je ne signale pas l'erreur d'une pareille prétention, ou pour ne point croire qu'elle soit au moins défavorablement reçue en médecine vétérinaire (1).

Ces différents faits, qui me sont propres, concourent à prouver que l'inflammation du sang et ses diverses conséquences ont toujours sur l'inflammation organique une priorité d'existence très sensible : je les ferai connaître plus loin.

Je ne m'étendrai pas davantage sur la réfutation de l'opinion du grand Rasori ; car tous les éclaircissements, tous les arguments que je produis dans le corps de cet ouvrage protestent énergiquement contre cette opinion. Je passe donc de ce chapitre à la doctrine de l'*hémite*.

---

(1) La médecine humaine et la médecine vétérinaire sont unies par un trait d'analogie si parfait, que l'on peut affirmer avec une grande certitude que les principes généraux qui sont applicables à l'une doivent l'être nécessairement à l'autre.

FIN DE L'HISTOIRE DE LA COUENNE INFLAMMATOIRE.

DOCTRINE DE L'HÉMITE.[1]

Définition. — Etat physiologique et anormal du sang. — Causes. — Symptômes. —Théorie de l'inflammation par l'hémite.—Divisions.—Anémase ou anémie. — Anémie hyperhydrohémique. — Théorie des fièvres dites essentielles. — Sympathies morbides. — Etiologie des gastro-entérites et des maladies éruptives. —Etiologie de la fièvre hectique. — Traitement de l'hémite.

D'après tout ce qui précède, et surtout en vertu des explications démonstratives qui sont développées *à posteriori*, je crois être suffisamment autorisé à établir et proposer ce premier aphorisme fondamental.

L'hémite est un état pathologique, une véritable inflammation protopathique (2) du sang, capable d'altérer par elle seule la trame des organes, en y produisant l'inflammation, soit directement, soit indirectement.

En accordant à l'hémite, dans la plus grande majorité des maladies organiques la priorité d'existence, je ne prétends pas dire qu'elle ne doive jamais être rapportée à un mouvement réactionnaire des organes malades sur le sang, comme l'ont avancé quelques médecins; mais je confesse que ma confiance touchant cette assertion est excessivement restreinte, attendu

---

(1) D'αιμα, sang, inflammation du sang.

(2) De πρωτος, premier, et de παθος, maladie.

que je n'ai à cet égard aucune preuve certaine par devers moi ; je suis plutôt disposé à croire, par opposition à l'opinion de Rasori, que l'accélération des mouvements vitaux ne peut produire directement la couenne inflammatoire. L'exaltation vitale peut bien, dans certaines circonstances, altérer le jeu normal des fonctions dépuratrices, etc., et déterminer ainsi secondairement l'altération du sang en question ; mais cette étiologie, d'après l'explication que je lui donne, rentre particulièrement dans les principes de la doctrine de l'hémite, où l'on trouvera cette explication.

Les pathologistes, les anatomistes, et généralement tous les praticiens, ont déclaré avoir rencontré l'état couenneux du sang accompagnant les inflammations en général ; mais, dans tous les cas, l'inflammation doit-elle être regardée comme cause ou comme effet ? c'est là la grande question qu'ils n'ont point résolue.

Il faudra donc examiner de nouveau et discuter ce problème de savoir, si c'est l'irritation de la séreuse vasculaire (autrement que par le fait de la sécrétion, qui est plus que douteux) ou toute autre irritation, qui est cause de la formation de la couenne inflammatoire, ou si, au contraire, ce n'est pas cette altération du sang dont les caractères phlogistiques sont quelquefois portés à un si haut degré, qui détermine plutôt, comme je le crois très fermement, l'inflammation de la séreuse du système sanguin et beaucoup d'autres inflammations.

Comme on le conçoit bien, cette question est des plus graves, des plus intéressantes. Une solution affirmative et définitive à cet égard, doit concéder à l'humorisme l'honneur de partager le trône médical, ou fortifier à toujours le solidisme et le maintenir dans sa puissance souveraine. Le gouvernement, l'agriculture, le commerce, l'humanité tout entière, sont intéressés à la solution de cet immense problème. Heureux si, entré dans une voie hérissée d'obstacles, j'ai réussi à planter quelques jalons capables de guider des hommes plus savants que moi, et si mes faibles efforts ont pu tracer le chemin vers cette importante solution !

Deuxième aphorisme.

Comme l'irritation, l'hémite doit donc être envisagée dorénavant comme un fait primordial en pathologie. C'est un des phénomènes morbides que nos sens puissent bien apprécier dans un grand nombre de maladies; c'est aussi l'un des plus fréquents. On le retrouve dans la grande majorité des affections qui sont revêtues du caractère inflammatoire, plus souvent comme cause que comme complication. C'est donc aussi par lui que toute étude pathologique doit commencer; c'est donc aussi à reconnaître son existence que tout praticien circonspect, scrupuleux, doit commencer toute investigation clinique.

Troisième aphorisme.

L'inflammation du sang est la plus commune de toutes les altérations de la masse sanguine, elle en est presque toujours le point de départ.

Quatrième aphorisme.

La pléthore est déjà un état inflammatoire ; bien qu'on ne rencontre pas toujours dans ce cas la présence de la couenne, il n'est pas moins vrai que le sang est riche en principes fibrineux et cruoriques.

Cinquième aphorisme.

Caractères pathologiques de l'inflammation du sang. La prédominance de la fibrine et du cruor, la coloration de la couenne inflammatoire et du sérum en rouge foncé et l'augmentation du calorique, constituent les signes les plus certains de l'inflammation du sang, quoiqu'ils ne soient pas toujours réunis.

Sixième aphorisme.

Dans tous les cas, la cause de la séparation des éléments constitutifs du sang inflammatoire, en fibrine, cruor, et sérum, ne doit être attribuée qu'à l'inflammation de ce liquide, si légère qu'elle soit.

Septième aphorisme.

L'inflammation du sang se développe sous l'influence de plusieurs causes souvent réunies, une alimentation trop succulente stimulante, composée presque exclusivement de substances animales chez les carnivores ; une nourriture constamment sèche, en foin des prairies artificielles et en avoine, donnée avec profusion chez les herbivores (1), les travaux excessifs et particulièrement le repos trop absolu ; la sécheresse constante de l'atmosphère ; les fortes gelées et les grandes chaleurs ; la privation d'un air pur, souvent renouvelé ; le défaut de lumière, l'effet de l'hiver par l'absence des végétaux, ou de l'action dépurative qu'ils produisent sur l'air atmosphérique. Ces dernières causes concourent puissamment à la production de l'hémite, en s'opposant à la perfection de l'hématose, c'est-à-dire à la conversion complète du sang noir ou

----

(1) Si l'on pouvait m'accuser d'exagérer l'importance de cette action exercée par les aliments, etc., j'en appellerais à l'expérience de tous les praticiens qui ont pu mille fois observer les faits qui justifient la justesse de cette vérité ; j'en appellerais aux effets que produit une nourriture corroborante, excitante chez des individus dont la susceptibilité organique est très grande ; j'en appellerais enfin au bien-être, au calme, à l'adoucissement que procurent les aliments doux, rafraîchissants, tels que le vert, et il serait alors difficile de résister à cet ensemble de preuves.

veineux et du chyle, en sang rouge vermeil ou artériel. Cette fonction, dont le poumon est l'instrument,
est, sans contredit, l'une des plus importantes de l'é-
conomie animale ; non-seulement le sang acquiert,
dans cette opération chimico-vitale, des qualités qui
le rendent propre à l'entretien de la vie, mais encore
il y éprouve une sorte de dépuration bienfaisante qui
ajoute à ses qualités. Il n'est donc pas surprenant que
toutes les causes qui apportent obstacle à l'exercice
libre de l'artérialisation du sang soient ordinairement
suivies de conséquences fâcheuses.

Les circonstances étiologiques diamétralement opposées produisent l'anémie.

Huitième aphorisme.

Une des causes les plus ordinaires de l'hémite, c'est
la cessation des mouvements sécréteurs et excréteurs
établis dans l'état de santé pour la conservation de la
vie. En effet, lorsque les instruments dépurateurs qui
doivent en quelque sorte revivifier le sang, ont cessé
d'agir, soit par défaut d'usage, soit par suite d'un commencement d'altération du principe propre aux sécrétions, le sang alors s'altère, n'étant plus dépouillé
des éléments qui deviennent superflus, ou n'étant
plus rafraîchi par les liquides que l'absorption doit lui
apporter.

Pendant les grandes gelées, les sécrétions dépu-

6.

ratoires perdent de leur énergie; les liquides qui fournissent les matériaux propres à ces sécrétions se concentrent dans les grands torrents circulatoires. Il en résulte, d'une part, que l'excédant de la nutrition, ainsi que les principes en général qui doivent servir aux sécrétions, sont en excès. Sous l'influence de cette surabondance des principes nutritifs, ou de principes provenant d'aliments détériorés, le sang perd ses qualités normales, s'enflamme, et ces différentes causes agissant incessamment, celui-ci finit par fatiguer les organes intérieurs, surtout les plus vasculaires, tels que les poumons, le foie : alors l'hématose est modifié ou s'exécute incomplétement dans ces organes; et cet enchaînement de causes et d'effets, peut enfin déterminer la destruction complète de l'organisme.

Cette explication n'a rien, ce me semble, qui soit discordant avec les lois vitales, non plus qu'avec celles de la physiologie pathologique.

Neuvième aphorisme.

L'inflammation du sang, l'hémite, naît, se développe, s'accroît sous l'empire de ces causes; décroît, se dissipe sous l'influence de causes dont l'action est diamétralement opposée.

Dixième aphorisme.

Le principe pathologique du sang est charrié dans tout l'organisme par la voie de la circulation; mais il est inégalement réparti dans les diverses parties du système sanguin. Le sang des gros vaisseaux contient beaucoup plus de matières fibrineuses que le sang des extrémités capillaires ; il n'y a que la partie la plus fluide de ce liquide qui parvient dans les derniers vaisseaux, si ce n'est dans certaines circonstances où la circulation est mue violemment. La zoohématine pénètre dans les vaisseaux les plus déliés, et s'extravase facilement.

Onzième aphorisme.

L'hémite est susceptible de plusieurs degrés d'intensité. L'habitude seule de l'observer peut apprendre à apprécier ces degrés qui varient avec la constitution des individus, leur force, leur âge, surtout avec les causes qui l'ont produite. On la rencontre à toutes les époques de la vie, mais principalement dans l'âge adulte. Elle peut être légère, moyenne, intense : plus elle provoque de douleurs et plus les accidents qu'elle détermine sont graves, plus elle est intense ; mais ces effets dépendent évidemment de l'irritabilité organique ; et, pour mesurer plus exactement son intensité, il faut recourir à l'inspection du sang lui-même. 1° La plasticité de ce liquide (polyhyperhémie) (1); 2° l'état couenneux, avec diminution ou disparition complète du sérum (hémiteanhydrohémique (2), qui peut être aiguë ou chronique); 3° l'état couenneux avec abondance de sérum (hémite hyperhydrohémique) (3); 4° l'état très couenneux, avec augmentation du principe cruorique (hémite aiguë); 5° enfin, la prédominance du cruor sur tous les principes constitutifs du sang, ordinairement suivie de l'altération des autres humeurs (typhohémie) (4) : telles sont les diverses altérations de la masse sanguine, qui peuvent être considérées comme étant plusieurs degrés ou plusieurs formes de l'hémite.

Douzième aphorisme.

L'état opposé à l'hémite polyhyperhémique, est l'anhémase, ou mieux anhémie (5). L'anhémie est caractérisée par tous les signes d'une extrême faiblesse, par l'effament des vaisseaux superficiels, la prédominance des liquides blancs sur les liquides rouges, la pâleur générale, l'œdématie, l'inappétence, la diarrhée et les sueurs

---

(1) De πολύς beaucoup, ὑπέρ au-delà et αἷμα.
(2) De α privatif ὕδωρ, eau, et αἷμα.
(3) De ὑπέρ au-delà, ὕδωρ, eau, et αἷμα.
(4) De τυφος typhus.
(5) De α privatif, αἷμα sang.

excessives ; la mollesse du caillot, l'abondance du sérum, la coagulation lente.

Treizième aphorisme.

Dans l'anhémie, tant que la disproportion entre les éléments du sang n'est pas trop exagérée, le sang conserve son homogénéité, et l'individu n'est exposé qu'à des défaillances, à des maladies dites de faiblesse (asthénie). Mais que l'on ne s'y trompe pas : dans le cas de pénurie des stimulants, lorsque le sang a perdu la force de cohésion qui tient unis ses principaux éléments, la faiblesse est plus grande à l'extérieur du corps, que dans les parties centrales : la substance cruorique, se concentre dans les organes internes, ce qui favorise l'irritation de ceux-ci.

Cependant, je le répète, lorsque la débilité générale est portée très loin, et qu'il n'y a qu'affaiblissement des tissus, le sujet vit avec moins d'énergie ; il exécute ses fonctions d'une manière languissante ; les élaborations nutritives deviennent moins complètes ; il peut être près de périr par l'extinction graduelle de ses forces, sans qu'il présente aucun signe d'irritation locale intérieure, sans qu'on voie chez lui d'autre altération que son affaiblissement même. Cet état de faiblesse générale constitue la véritable adynamie, qu'il faut bien se garder de confondre avec l'état qui caractérise les affections appelées fièvres adynamiques essentielles, typhoïdes, etc.

Quatorzième aphorisme.

Quand la quantité du sérum prédomine extraordinairement, comme dans le cas où l'individu est nourri d'aliments trop aqueux, alors les maladies acquièrent un nouveau caractère; telles sont les affections cachectiques.

Les affections cachectiques sont rares chez le cheval; on les rencontre le plus souvent dans le bœuf et dans le mouton. Elles peuvent être attribuées à une altération du sang, qu'on peut appeler hyperhydrohémie. Dans ces affections, la masse sanguine contient peu de fibrine, mais beaucoup de principes séreux ; alors le départ des éléments du sang a lieu très rapidement. Aussitôt que les éléments du sang ont perdu leur force de cohésion, ils s'infiltrent dans les tissus déjà modifiés, ou à leur surface, et dans tous les cas, ils produisent des désorganisations plus ou moins profondes. Le cruor, bien qu'il n'abonde pas dans cette altération sanguine, en s'extravasant dans un organe, peut l'enflammer.

Quinzième aphorisme.

L'hémite hydrohémique occasionne la pleurésie et en général l'inflammation des séreuses.

L'hémite polyhyperhémique occasionne les maladies éruptives, les congestions, la fièvre angioténique, etc.

L'hémite anhydrohémique aiguë et chronique, à laquelle il faut accorder plusieurs nuances intermédiaires, détermine la morve, les diverses angines, le carcinome, les eaux aux jambes, la gale, les affections croupales, le squirre, etc.

L'hémite aiguë occasionne toutes les maladies franchement inflammatoires.

Seizième aphorisme.

La modification du sang, appelée typhohémie, est toujours précédée de l'hémite, surtout de l'hémite hydrohémique; la preuve, c'est que l'on rencontre celle-ci longtemps avant que l'autre se manifeste; on trouvera au chapitre des *Faits* la démonstration de cette proposition. (Voyez les *Faits et l'histoire de la morve.*)

L'altération typhohémique du sang, lorsqu'elle est à son apogée, détermine des affections gangreneuses, charbonneuses, typhoïdes. Dans toutes ces maladies, la zoohématine s'extravase si promptement, si facilement, que la mort peut survenir subitement, par suite d'extravasions apoplectiques, ou d'une surexcitation extraordinaire. Dans ces affections, la matière colorante rougit fortement la séreuse du système vasculaire, et l'excite au point de produire l'inflammation. Il n'est pas rare alors de rencontrer, à l'autopsie, le cœur plus volumineux, flasque, décoloré, et la membrane interne très rouge. (Voyez les *Faits.*)

Dix-septième aphorisme.

L'inflammation du sang s'accroît d'autant plus, parvient à un degré d'intensité d'autant plus élevé, que la complexion organique du sujet est plus forte. Cette proposition, qui va paraître paradoxale de prime abord, est cependant vraie dans son principe, et parfaitement d'accord avec l'observation. En effet, c'est sur les individus les plus robustes, chez ceux qui jouissent d'une énergie organique très grande, que l'hémite réagit avec le moins d'intensité, c'est à dire chez lesquels les tissus résistent le plus longtemps à l'influence morbide de cette altération sanguine. Il y en a même qui résistent toujours à cet état pathologique du sang ; ce qui explique naturellement pourquoi l'on rencontre la couenne inflammatoire dans le sang de beaucoup d'individus qui ont toujours joui d'une santé parfaite. Il faut donc croire, dans ce cas, que l'hémite ne dépasse pas les limites compatibles avec l'exercice libre de toutes les fonctions, et admettre que tous les organes de ces individus soient peu irritables, ou doués d'une force particulière. Cependant l'hémite acquérant successivement plus d'accroissement, plus de gravité, sous l'influence de causes qui agissent d'une manière

toujours incessante, elle parvient quelquefois alors à
tel point qu'elle finit presque toujours par altérer la
trame sensible, et y déterminer de grands ravages, souvent de plus grands ravages que chez les sujets faibles.

Chez les individus à complexion faible, au contraire,
très impressionnables, l'hémite ne parvient jamais au
summum de son intensité, parce que les organes de
ces individus, ne résistant pas longtemps à son action,
tombent malades, et succombent avant que l'altération
du sang en question ne soit arrivée à un haut degré de
gravité. Dans ce cas, le sang contient souvent moins
de sérum que dans l'état de santé, et il est recouvert
d'une couche de couenne peu épaisse.

Dix-huitième aphorisme.

Il serait sans doute difficile de déterminer positivement les proportions normales des principes constitutifs du sang; car elles doivent varier nécessairement
autant que les âges, les constitutions, etc. Il me paraît aussi difficile d'assigner la ligne de démarcation
qui doit exister entre l'état physiologique de ce liquide
et sa constitution anormale. Nous ferons seulement
remarquer que la transition de ces différents états du
sang étant insensibles, l'hémite peut déjà exister sans
que la santé en paraisse être aucunement dérangée.

Dix-neuvième aphorisme.

En général, tous les individus qui sont atteints d'*hémite,* en souffrent plus ou moins suivant leur irritabilité constitutionnelle, et le degré de gravité auquel cette affection est parvenue, encore bien que cependant aucune fonction, en particulier, ne soit sensiblement dérangée, qu'aucun organe ne soit spécialement souffrant ; mais tout dénote alors que le système sanguin est plein, et que la circulation est plus ou moins gênée ; ce n'est que lorsque cet état du sang est devenu incompatible avec la santé, qu'on remarque tel organe ou tel système d'organes s'altérer isolément, et sa fonction se troubler.

Vingtième aphorisme.

L'état surabondant et inflammatoire du sang détermine dans l'organisme entier une stimulation générale, et produit momentanément un excès de force plus ou moins considérable, dont la durée est susceptible de variation. L'action des agents stimulants de ce liquide ainsi altéré, excite spécialement l'appareil nerveux du système sanguin, et, si cette action est trop énergique, l'excitation peut être telle que l'irritation morbide en soit la suite.

Après la membrane interne des vaisseaux sanguins,

ce sont les membranes muqueuses et les organes parenchymateux qui reçoivent plus particulièrement
l'influence de cette stimulation, et qui sont le plus
aptes à contracter l'inflammation de cette manière.

Vingt et unième aphorisme.

En général, l'impression du sang phlogistique suffit
dans le plus grand nombre des cas pour occasionner
des irritations dans les organes les plus sensibles. Il
est bon de noter que les individus dont le sang est ainsi
altéré, contractent très facilement les maladies ré-
gnantes, et qu'elles présentent souvent chez eux beaucoup de gravité. C'est aussi de cette manière qu'on
peut expliquer la tendance de certaines phlegmasies
à se terminer par gangrène. Par la même raison, les
plaies ne se cicatrisent pas, ou se rouvrent, et sup-
purent de nouveau; où du sang s'échappe de leur surface; des végétations molles, fongueuses et noirâtres
s'en élèvent, etc.

Vingt-deuxième aphorisme.

Lorsque la masse sanguine est ainsi profondément
modifiée, les fonctions organiques perdent de leur énergie; le mouvement de composition s'affaiblit; l'hématose ou la sanguification dans le poumon et le foie est
incomplète; les organes dépurateurs, par la même rai-

son, ne recevant plus les matériaux propres à leurs
fonctions, cessent d'agir, ou fournissent des sécrétions
d'une nature viciée. Enfin, sous l'influence de cet état
anormal, l'organisme perd de son intensité vitale ; les
tissus ne recevant plus leur nourriture accoutumée,
le corps s'amaigrit, s'affaiblit à l'extérieur, tandis
qu'un organe ou un système d'organes internes devient le siège d'une destruction prochaine.

Quand l'hémite est aiguë, le sujet irritable, l'excitation organique est générale ; les forces d'abord sont
plus grandes, les sécrétions plus actives ; mais le pouls
s'accélère, la fièvre ne tarde pas à s'établir, ou une
maladie locale franchement inflamma toire se manifeste.

Vingt-troisième aphorisme.

L'hémite peut produire l'inflammation de deux manières différentes : soit mécaniquement, par suite de
l'obstruction des petits vaisseaux de la partie, par les
globules du sang dont la consistance est quelquefois
considérablement augmentée ; soit directement, à la
suite de l'exaltation de l'excitation immédiate, occasionnée par le sang sur la membrane interne des vaisseaux veineux et artériels. Ces deux modes d'action
de l'hémite peuvent avoir lieu simultanément, et déterminer l'inflammation concurremment dans un organe.

Vingt-quatrième aphorisme.

L'excès de fibrine et d'albumine dans le sang occasionne indirectement l'inflammation en apportant obstacle à la circulation de ce liquide et des humeurs, ou en se déposant dans les tissus. En général, l'état du sang qui a perdu la force de cohésion qui doit tenir intimement unis les principes constitutifs de ce liquide, se prête à la formation de ces dépôts.

Vingt-cinquième aphorisme.

Le principe phlogistique du sang réside dans la zoohématine; c'est vraisemblablement à l'augmentation dans la proportion du fer que celle-ci contient, qu'il faut l'attribuer. Presque toutes les maladies débutent par une inflammation; aussi voyons-nous constamment la matière colorante du sang phlogistique répandue dans les tissus récemment enflammés. Les autres produits de l'inflammation n'arrivent ordinairement qu'ensuite.

La présence dans la masse sanguine de certains sels en excès le phosphate et le carbonate de chaux, les différents sels de soude, etc., peuvent aussi ajouter à la phlogistication du sang.

Vingt-sixième aphorisme.

L'hémite apporte d'abord des modifications correspondantes dans les résultats de la nutrition qui doivent nécessairement réagir par suite comme nous l'avons déjà expliqué, sur la texture organique de manière à l'altérer plus ou moins profondément. Quand l'hémite vient à exercer immédiatement son action sur un tissu, elle y exalte la sensibilité et ydétermine un appel de fluides. C'est toujours sans doute sur la membrane interne des vaisseaux sanguins, surtout sur celle des vaisseaux veineux que cette action a lieu d'abord. Voilà pour l'inflammation produite directement. L'inflammation indirecte est occasionnée par l'hémite, par suite d'une opilation des vaisseaux capillaires d'une partie en rapport de circulation avec une autre partie qui devient conséquemment le siége d'une congestion sanguine, suivie de douleur et d'un appel de fluides, plus considérable que dans l'état ordinaire. Ici, comme on le voit, il y a d'abord fluxion, puis douleur suivie d'une nouvelle fluxion. La douleur persiste entretenue par l'abord continuel des fluides qui augmentent encore cette même douleur, et cet enchaînement de causes et d'effets qui agissent réciproquement se continue jusqu'à ce qu'ils se soient affaiblis ou éteints pour ainsi dire d'eux-mêmes, ou jusqu'à ce qu'on fasse cesser le phénomène primitif qui a donné lieu à l'autre. Comme on le voit, l'inflammation produite par l'hémite diffère essentiellement de l'inflammation proprement dite. Dans celle-ci, les solides sont affectés primitivement ; c'est le système nerveux qui joue le principal rôle dans son développement, tandis que dans l'autre c'est le sang chargé de principes phlogistiques ou de matières hétérogènes qui en est la cause première et essentielle.

Vingt-huitième aphorisme.

L'hémite seule sans le secours d'aucune cause auxiliaire peut ainsi produire une pneumonite, une hépatite, etc. Mais cependant, pour produire les maladies il arrive souvent que plusieurs circonstances étiologiques se réunissent. Les moyens de conserver l'ordre normal sont si bien ménagés dans l'organisme, et certaines parties peuvent y être si facilement remplacées, ou neutraliser si efficacement les causes morbides qui agissent sur d'autres points, qu'il faut quelquefois, pour détruire l'harmonie qui en résulte, une combinaison de causes à laquelle ces balancements d'action puissent échapper. Ainsi, dans les cas qui nous occupent, toutes les causes prédisposantes, déterminantes et autres admises par les auteurs pour expliquer le développement des maladies, peuvent aussi agir concurremment : les unes en préparant en quelque sorte l'organe à contracter l'inflammation, les autres en en provoquant l'apparition. Dans tous les cas, toutes choses étant égales d'ailleurs, l'observation démontre constamment que l'action de l'hémite sur la texture organique est puissamment favorisée par certaines constitutions atmosphériques, dépendantes

de la révolution des astres, des changements de
saisons, etc.

Vingt-neuvième aphorisme.

Sous l'influence de l'inflammation du sang, les congestions sont souvent foudroyantes, lorsqu'elles s'opèrent dans des tissus déjà surchargés de sucs stimulants et sur lesquels s'accumulent en se pressant de
nouveaux flots de liquides. Lorsque les inflammations
se terminent par la suppuration, cette évacuation
tend à se perpétuer, parce que l'organisme dirige
vers la point qui en est le siége le superflu des matériaux qui l'embarrassent. Il n'est pas rare, par exemple, de voir des individus replets jouir d'une meilleure
santé, lorsqu'un accident quelconque a déterminé
une plaie ou une sécrétion abondante dont l'écoulement n'est point tari. Mais, après la suppression de celui-ci, des accidents plus graves peuvent survenir ;
L'organisme cherche alors à établir une congestion
nouvelle à la place de celle qui a cessé, et si un
viscère important se trouve envahi par le sang enflammé, la mort peut être l'effet rapide de cet effort conservateur.

Trentième aphorisme.

La marche de l'hémite paraît être continue, c'est à
dire qu'il y a rarement d'interruption depuis le commencement de son développement jusqu'à la fin.

On peut y distinguer une période d'augment, progrès (*incrementum*), une période de violence ou d'état (*status*), enfin une période de déclin (*decrementum*). Mais l'hémite ne présente pas toujours ces trois périodes ; quelquefois elle s'accroît rapidement, parvient à un certain degré d'intensité, puis diminue aussi rapidement, sans présenter de période d'état intermédiaire ; ce qui dépend indubitablement des circonstances hygiéniques où se trouvent placés les individus atteints de cette maladie, et du traitement qui abrège, quand il est bien dirigé , les unes ou les autres de ces périodes.

Trente et unième aphorisme.

Plus l'hémite parcourt rapidement ses périodes, plus elle détermine ou provoque de phénomènes pathologiques, de maladies organiques, plus elle est aiguë; elle est chronique quand elle est lente dans sa marche, et lorsque l'aberration organique qu'elle produit est légère. Ces différences dans la marche de l'hémite doivent être rapportées à l'action des causes productrices qui ont agi avec plus ou moins d'intensité ou de promptitude, et à l'idiosyncrasie innée ou acquise particulière aux individus qui la contractent.

Trente-deuxième aphorisme.

L'inflammation du sang, ou l'état opposé appelé *anémie*, détruit la force de cohésion qui tient étroitement unis les éléments constitutifs de ce liquide.

7.

Trente-troisième aphorisme.

Une cause matérielle, qui est une source féconde de maladies, c'est la pléthore (hémite polyhyperhémique). C'est, comme je l'ai dit, le commencement de l'hémite ; on ne peut se dissimuler que la pléthore ne s'établisse , quand on sait qu'à un certain âge, surtout dans l'âge adulte lorsque toutes les parties du corps ont acquis le développement dont elles sont susceptibles , ou dans certaines circonstances , il se produit plus de sang qu'il ne s'en consomme pour l'entretien des sécrétions et de la nutrition.

Trente-quatrième aphorisme.

Beaucoup de malades occasionnées par le ralentissement de la circulation dans une partie, doivent être rapportées à cet état de la masse sanguine. Le sang alors s'épaissit de plus en plus, s'altère davantage sous l'influence de substances hétérogènes qui affluent dans le système vasculaire, faute de dépuration suffisante , ou par suite de différentes causes morbifiques.

Trente cinquième aphorisme.

L'hémorragie active ou passive , en rétablissant la liberté de la circulation , prévient quelquefois des maladies déterminées par la pléthore sanguine.

Trente-sixième aphorisme.

Quand il ne survient point d'hémorragie ou de

crise, le sang finit par congestionner un organe quelconque, suivant l'idiosyncrasie ; et l'inflammation est
alors la conséquence de la congestion, soit qu'elle
s'accompagne ou soit précédée de fièvre, soit qu'il
n'y ait point de mouvements fébriles. Ce travail a toujours pour résultat, quand il se termine heureusement, une dépuration salutaire qui ramène la santé.

Trente-septième aphorisme.

Les mouvements sécrétoires et excrétoires établis
dans l'état de santé pour la conservation de la vie,
sont les moyens que l'économie emploie d'abord pour
combattre, en quelque sorte, la cause morbifique ;
alors elle les modifie et en règle extraordinairement
l'ordre et la durée. Cette terminaison est la résolution.

Mais ces moyens employés par la nature (*autocratia naturæ*) pour rétablir la santé, sont rarement
suffisants ; l'inflammation étant toujours sous les
mêmes influences, poursuit sa marche ; et il en résulte des terminaisons plus ou moins graves, telles
que la formation du pus, l'induration, la formation
des matières dites hétérologues, le squirre, le cancer,
les tissus tuberculeux, mélaniques, etc.

Trente-huitième Aphorisme.

L'inflammation est rarement générale et uniforme ;
elle est ordinairement restreinte à un organe ou à un

appareil d'organe. Toutefois, la plupart des inflammations sont précédées d'une exaltation de l'action vitale qui peut s'étendre à toutes les parties constituantes
de l'organisme. Cette exaltation générale, d'abord physiologique, peut être portée à un tel degré qu'elle produise ainsi les fièvres dites essentielles.

Trente-neuvième Aphorisme.

Les fièvres essentielles des auteurs sont indépendantes des altérations organiques, et ne sont pas,
comme on l'a dit, l'effet d'une réaction sympathique;
elles se terminent souvent par une affection locale.

On distingue des fièvres sans affections locales, et
des affections locales sans fièvres.

Je m'explique : les fièvres, dites essentielles, ne sont
pas toujours suivies d'une lésion organique quelconque, soit parce qu'elles sont trop peu intenses, soit
parce que tous les organes sont doués d'une force constitutionnelle particulière. Quant aux affections locales
sans fièvres, qu'on rencontre quelquefois, elles peuvent
bien être toujours précédées d'un petit mouvement
fébrile, bien qu'il soit alors assez peu marqué pour
rester inaperçu.

Quarantième Aphorisme.

Les inflammations du cœur et des gros vaisseaux
s'expliquent mieux en les attribuant aux diverses altérations de la masse sanguine, que par la théorie des

sympathies, ainsi que par les différentes causes reconnues par les auteurs ; je ne méconnais point, cependant, leur action contributive.

Quarante et unième Aphorisme.

Le sang promène avec lui l'élément morbifique dans
tous les organes; il n'est donc pas étonnant de voir
une maladie d'un organe ou d'un appareil d'organes,
se communiquer à d'autres; c'est ce qui fait aussi que
la nature de l'irritation communiquée est la même
que celle de l'irritation première.

Quarante-deuxième Aphorisme.

Lorsque l'inflammation d'un organe ou d'un appareil d'organes est importante, elle attire à elle une
grande partie des éléments solides du sang, et une
partie de la force nerveuse ; de sorte que les autres appareils languissent privés de principes nutritifs et nerveux. Ces axiomes, comme beaucoup d'autres, ont été
adoptés de tous les temps, même sous Hippocrate;
seulement on peut les expliquer de différentes manières.

Quarante-troisième Aphorisme.

En disant que l'irritation morbide est transmise d'un
organe à un autre, par le sang qui promène partout
l'élément phlogistique, nous ne prétendons pas nier

l'influence des sympathies; mais nous voulons faire sentir qu'on en a trop exagéré l'effet dans l'explication des maladies.

Quarante-quatrième Aphorisme.

Les irritations se transmettent au cerveau, à l'estomac, soit par les voies des sympathies, soit par l'intermédiaire du sang enflammé. La sympathie organique qui existe entre le cerveau et l'estomac est très étroite; elle a été reconnue de tout temps, surtout par Van Helmont et Stalh.

Quarante-cinquième Aphorisme.

Lorsqu'à une inflammation légère d'un organe peu étendu, succède une inflammation plus intense, dans un organe plus développé, plus vasculaire la première disparaît. (*Metastati.*)

Les crises sont des espèces de métastases qui se terminent ordinairement par une évacuation, soit sécrétoire, soit purulente ou hémorragique.

On peut distinguer des crises dans l'état de santé, et des crises dans l'état de maladie.

On ne peut nier sans doute l'effet des sympathies ; mais, nous le répétons, l'état morbide de la masse sanguine joue souvent le principal rôle dans beaucoup de circonstances.

Quarante-sixième Aphorisme.

L'irritation tend à se propager par similitude de

tissus ; mais aussi cette loi souffre quelques exceptions.

Quarante-septième Aphorisme.

Il ne faut pas confondre l'inflammation avec ce qui n'est qu'une simple congestion sécrétoire.

Quarante-huitième Aphorisme.

L'inflammation sanguine, l'hémite, peut occasionner les névroses, qu'on a appelées sympathies de relation, c'est à dire les névroses aiguës. Dans ce cas, l'appareil circulatoire est violemment ému.

Quarante-neuvième Aphorisme.

Les tubercules, les cancers, les mélanoses, dépendent souvent d'une altération de la masse sanguine, dans laquelle le principe fibrineux prédomine.

Cinquantième Aphorisme.

Les gastro-entérites ne déterminent pas les fièvres essentielles, comme on l'a prétendu ; elles sont elles-mêmes, dans la grande majorité des circonstances, produites, ainsi que ces fièvres, par les diverses variétés de l'inflammation du sang.

Cinquante et unième Aphorisme.

Il en est de même de la variole et autres maladies éruptives de la peau, qui ne sont pas déterminées par des gastro-entérites, mais bien par des altérations du sang.

Parmi les moutons qu'on sacrifie au milieu de la période de la clavelée, on ne rencontre souvent aucune trace d'inflammation sur le tube digestif. La fièvre qui précède cette maladie est encore indépendante d'aucune lésion organique, et doit être imputée aussi à l'altération sanguine.

Cinquante-deuxième Aphorisme.

L'hépatite est une maladie souvent primitive, comme la pneumonie, etc.

Cinquante-troisième Aphorisme.

Je pense que la formation des tubercules dans les poumons doit être attribuée aussi à l'inflammation du sang. Ces affections sont entièrement passives chez les chevaux morveux, et ne sont que rarement précédées d'une irritation pulmonaire.

Cinquante-quatrième Aphorisme.

L'inflammation par l'hémite peut avoir lieu dans le fœtus, lorsque la mère est elle-même atteinte d'une altération profonde du sang.

Cinquante-cinquième Aphorisme.

La fièvre hectique est occasionnée par l'altération du sang arrivée à tel période que ce liquide n'est plus propre aux sécrétions nutritives, il détériore alors l'appareil assimilateur.

Cinquante-sixième Aphorisme.

Les hydropisies sont occasionnées par les diverses altérations de la masse sanguine qui apportent obstacle à la circulation du sang, par conséquent à celles de la lymphe. La cessation d'action des capillaires dépurateurs, l'assimilation imparfaite et la débilité sont des causes qui concourent à produire les hydropisies, mais qui dépendent souvent elles-mêmes de l'altération primitive de la masse sanguine.

Cinquante-septième Aphorisme.

L'inflammation par l'hémite est d'autant plus difficile à guérir, et la guérison est d'autant plus longue que cette inflammation est plus profonde et plus ancienne.

Les saignées générales répétées d'autant plus fréquemment que l'inflammation de la masse sanguine est plus grande, et surtout que la fibrine du sang est plus abondante, eu égard également à l'âge, à la force et à la taille du sujet ; les dépuratifs externes et internes, l'emploi de l'opium et de la diète, tels sont les moyens généraux qui constituent la thérapeutique de l'*hémite*. Toutefois, en cas d'inflammation d'un organe important avec fièvre, tous les stimulants doivent être proscrits, et être substitués par les moyens tirés de la médication antiphlogistique.

Cinquante-huitième aphorisme.

On conçoit que dans une foule de maladies déterminées par l'altération de la masse sanguine, les saignées et une abstinence sévère des aliments sont
utiles. En désemplissant les gros vaisseaux on provoque le pasage d'une partie du sang rassemblé autour
des foyers d'irritation dans les canaux veineux. La
puissance qui tend à rétablir l'équilibre dans l'appareil circulatoire s'exerce aux dépens des matériaux
de la congestion anormale, comme aux dépens des
liquides qui se trouvent ordinairement dans les tissus;
et ces effets sont d'autant plus énergiques, qu'une
abstinence rigoureuse oblige l'économie à puiser plus
exclusivement dans ses propres ressources pour remplacer le sang évacué. La diète avec le temps peut
quelquefois suffire seule, parce que sous son influence
l'organisme est forcé de consommer ses propres éléments et de fournir par l'absorption aux actions
fonctionnelles ainsi qu'aux sécrétions.

Cinquante-neuvième aphorisme.

Dans la période inflammatoire, on saigne, on administre les antiphlogistiques, soit à l'intérieur, soit à
l'extérieur, les boissons émollientes, mucilagineuses,
acidulées, édulcorées, les lavements, les bains et les
topiques de même nature. Vers le déclin de l'inflam-

'mation du sang et lorsque les phénomènes inflammatoires organiques sont calmés, l'emploi des dépuratifs
simples devient indispensable. On active toutes les
sécrétions de manière cependant à ne pas surexciter
les organes; dans ce dernier cas on revient aussitôt aux antiphlogistiques, qu'on abandonne ensuite
lorsqu'ils ont produit l'effet désiré.

Soixantième aphorisme.

Dans le traitement de l'hémite, lorsque l'on emploie
la médication asthénique dans toute sa vigueur, il arrive souvent que l'organisme tombe dans un état de
faiblesse telle qu'il devient indispensable de relever
les forces (opportunité asthénique de Brown). Mais il
faut employer à cet effet des substances médicamenteuses, et ne point remplir cette indication par des
aliments analeptiques qui, lorsqu'ils sont donnés trop
tôt, déterminent les accidents les plus graves. Ainsi
les amers, les purgatifs doux, les sucs dépuratifs
simples, joints aux sudorifiques, aux diurétiques ou
aux toniques, doivent être prescrits.

Soixante et unième aphorisme.

En cas d'hémite chronique, le pouls faible et lent
ne contre-indique pas la saignée; il faut la répéter au
contraire d'autant plus fréquemment que le sang est
plus chargé de couenne et qu'il contient moins de

sérum. Le pouls faible et lent dans ce cas est une particularité qui prouve encore la fausseté de l'assertion de Rasori qui attribue la cause de la couenne à l'accélération et à l'exaltation des mouvements circulatoires, et à la calorification qui en résulte. On rencontre même quelquefois la pâleur des membranes apparentes qui, jointe avec l'état du pouls ci-dessus, pourrait certes en imposer si le praticien n'explorait pas l'état de la masse sanguine, seul guide en cette circonstance. Il semble alors que l'action des artères et des veines soit comme paralysée par suite de plénitude extrême des gros troncs vasculaires et de la plasticité du sang (1).

Tels sont, en général, les principes qui se rattachent naturellement à l'histoire de l'hémite, considérée comme cause ou comme complication de beaucoup de maladies. Ces principes sont le fruit de l'observation, et ils diffèrent essentiellement en cela de ces systèmes ingénieux, éloquents, qui ne plaisent qu'au premier aspect : créations brillantes du génie, œuvres

---

(1) Un puissant argument en faveur de la doctrine de l'hémite, et qui vient en démontrer toute la justesse, c'est que, dans toutes les maladies dites inflammatoires, la soustraction du sang produit toujours une amélioration très sensible dans l'état des malades, suivie souvent d'une guérison prompte, ou un amoindrissement constant dans les phénomènes par lesquels elles se traduisent à l'extérieur : c'est donc évidemment parce qu'on détruit, à l'aide de ce précieux expédient, la cause des maladies, qu'on les guérit.

Il n'est pas un seul médecin ou un seul vétérinaire qui puisse contester la vérité de cette assertion importante.

hardies d'une imagination fantastique, qui viennent se briser comme un cristal éclatant et fragile contre des faits solides. contre la pierre de touche de l'expérience et de la raison.

Ces principes ne s'opposent en aucune manière à la doctrine du solidisme actuel, ni aux nouvelles idées médicales. Ils se placent à côté de toutes les vérités déjà acquises, les complètent, rendent compte de beaucoup de phénomènes pathologiques jusqu'alors inexpliqués, et jettent une lumière vive et pure sur le mécanisme, la subordination et l'enchaînement réciproques des actions organiques dans les maladies déterminées par les diverses altérations de la masse sanguine.

Par conséquent la doctrine de l'hémite sera, nous l'espérons, féconde en applications heureuses, en découvertes utiles ; elle donnera raison d'un grand nombre d'affections dont la nature ou le siège était resté inconnu, et sur lesquels régnait une dissidence d'opinions les plus disparates, les plus problématiques.

En présentant une barrière à l'erreur, on pourra dire que cette doctrine a tracé aussi un chemin vers le progrès, où doivent tendre, dans les sciences en général, tous les efforts humains. A tous ces titres elle sera de quelque utilité, non-seulement à la médecine vétérinaire, mais encore à la médecine humaine, à la perfection de laquelle nous devons, nous vétérinaires, apporter aussi notre tribut. Je vais essayer de l'appliquer en l'expliquant encore à beaucoup de maladies de nos animaux domestiques qui, en somme toute, ont pour la plupart une analogie si parfaite avec celles de même nature qu'on rencontre dans l'espèce humaine. Nous commencerons d'abord par en faire l'application aux diverses affections organiques dont la pousse est la conséquence, en suivant l'espèce de filiation pathologique dont cette maladie procède, puis à la morve, à la fourbure et à ce qu'on appelle la gourme.

Mais avant d'aborder l'histoire spéciale de ces maladies que nous voulons retracer ici sous la couleur de notre bannière, il nous semble que nous avons omis, et qu'il serait essentiel d'esquisser les opinions doctrinales des anciens médecins, depuis Hippocrate jusqu'ici, en faisant ressortir les points de contact qu'elles présentent avec la doctrine que nous professons dans cet ouvrage. Ce travail sera d'autant plus goûté par nos confrères, qu'il n'existe en médecine vétérinaire aucun ouvrage où l'on traite des doctrines médicales.

Nous allons essayer de remplir cette faible tâche le plus succinctement possible.

A cet effet, nous mettons à contribution plusieurs ouvrages de médecine humaine, et surtout quelques articles du grand Dictionnaire des sciences médicales, où tous les matériaux qui nous sont indispensables sont tellement disséminés, et tellement prolixes qu'ils rendent pénibles les recherches qu'on peut faire à cet égard.

FIN DE LA DOCTRINE DE L'HÉMITE.

ESQUISSE ANALYTIQUE

DES DOCTRINES MÉDICALES,

ET DES PRINCIPALES CLASSIFICATIONS NOSOGRAPHIQUES.

La médecine, ou la science qui a pour objet la conservation de la santé et la guérison des maladies, est si vaste, et exige un concours de connaissances si variées qu'on ne doit pas être surpris de la chancelance de ses premiers pas, ni des nombreuses vicissitudes qu'elle a subies dans des temps plus ou moins éloignés. Aucune science n'a eu comme elle à combattre des obstacles de tous genres : empirisme grossier, ignorance aveugle, préjugés religieux, raisonnements insidieux, arguments contemplatifs, telles sont quelques-unes des causes qui ont empêché de rompre plus tôt les langes de sa longue enfance.

Dérouler le tableau des différents systèmes qui ont diversifié la face de cet art, rappeler les écrits originaux des hommes qui ont agrandi son domaine en l'ennoblissant, faire connaître les principales causes qui ont provoqué sa réforme à diverses époques, telle est l'obligation de haute importance que nous nous sommes imposé de remplir succinctement.

La médecine est aussi vieille que le monde : on trouve des traces de son existence chez les peuples de l'antiquité les moins civilisés.

Parmi les nations qui ont commencé à défricher le vaste champ de la médecine, il faut placer en tête les Egyptiens, les Indiens et les Chaldéens. L'E-gypte, selon l'histoire, paraît avoir été le berceau de la médecine. Homère est un des premiers qui propagea, par ses sublimes écrits, les notions médicales qu'on avait adoptées dans certaines contrées. Mais des dignes mains d'Homère, l'art de guérir passa dans celles des prêtres qui, employant tour-à-tour la crainte et l'espérance, ne tardèrent point, par l'immense influence qu'ils exerçaient sur les peuples, à s'ériger en ministres de la santé. Vinrent après les Juifs qui n'étaient point étrangers à la médecine; Moïse lui-même était médecin; les préceptes hygiéniques qu'il a tracés dans ses ouvrages indiquent évidemment qu'il était initié à quelques secrets de la science médicale.

Nous ne nous arrêterons point à la médecine mythologique des premiers temps de la Grèce, cette terre classique de toutes les sciences; nous dirons seulement un mot de ce fameux Esculape qui paraît avoir existé quelque temps avant la prise de Troie. Il acquit une si grande célébrité en médecine, en chirurgie et en botanique, que la Grèce lui érigea partout des statues décopées des emblêmes de l'art, et établit un culte en son honneur. Vinrent ensuite ses descendants qui conservèrent le nom d'Asclépiades.

Avant Hippocrate, dont nous allons bientôt examiner les travaux, la médecine ne consistait que dans une collection irrégulière d'expériences insignifiantes, dans un recueil inextricable de faits épars. Cet art existait il est vrai ; mais il n'y avait point de doctrine proprement dite, et chaque médecin admettait les principes qui lui plaisaient.

Dans cette nuit d'ignorance grossière, des hommes sans talents et dépourvus de connaissances appliquaient, sans réflexion comme sans discernement, des recettes banales, d'après des traditions vulgaires, le plus souvent superstitieuses.

La médecine, comme on le voit, était donc dans le principe, tout expérimentale ; elle reposait uniquement sur l'empirisme et la superstition.

Ce n'est qu'à l'époque de l'institution des premières écoles de philosophie que cet art commença à fixer l'attention et à figurer au nombre des autres sciences, telles que la physique générale , l'astronomie , etc. Pythagore , Alcméon de Crotone , son disciple , Empédocle d'Agrigente, Anaxagore , Démocrite d'Abdère , Héraclite d'É· phèse , Anaximenès, tels furent les hommes distingués qui cultivèrent, dans ces temps reculés, la philosophie naturelle en détruisant l'ignorance et le charlatanisme qui l'avaient précédée.

C'est surtout aux Asclépiades de Cnide qu'il faut attribuer l'idée de la première réforme médicale. Ensuite Euriphon mit au jour les maximes Cnidiennes qui étaient de simples descriptions de maladies; Ctésias s'illustra par la confiance qu'il sut inspirer dans sa pratique; Hérodicus de Sélivrée (le premier qui établit un système général de curation) créa la gymnastique médicale (1). On se livra de plus en plus à l'étude des maladies; on chercha à connaître l'action des médicaments ; les effets des remèdes en général furent mieux étudiés, un système thérapeutique commença à s'introduire en médecine ; enfin la raison fit justice des pratiques superstitieuses et des rêveries absurdes des anciens philosophes de la Grèce.

Hippocratisme.

Né 460 ans avant Jésus-Christ , Hippocrate re-

---

(1) Son but était de rétablir la bonne constitution du corps par le développement des forces musculaires.

çut à ce qu'il paraît, de son père Héraclide, sa première instruction médicale ; fondateur de la médecine sans en être le créateur, comme il l'avoue sincèrement dans ses écrits, il recueillit des dogmes et des préceptes dont l'origine se perd dans l'obscurité des temps les plus reculés ; il les féconda, et, après en avoir fait une application raisonnée, et fort de sa grande et judicieuse expérience, il en forma un corps de doctrine auquel il ajouta ses observations et ses propres idées.

C'est lui qui a su rallier le premier la philosophie à la médecine et relever avec le plus brillant éclat la dignité de ce grand art.

Parmi les différents traités qu'il a mis au jour, les uns contiennent une théorie sur le froid et le chaud, le sec et l'humide, etc. ; sur l'influence des astres dans le développement des maladies (*de Principiis aut carnibus, de Geniturâ, de Naturâ pueri, de Septimestri partu, de Octimestri partu, de Diœtâ, de Naturâ humanâ, de Corde, de Ossium naturâ, de Venis, de Ætate, de Humoribus, de Locis in homine, de Flatibus, de Glandulis, de Significatione vitæ et mortis, de Alimento, de Humidorum usu, de Purgantibus, de Salubri diœtâ, de insomniâ, de Morbis, de Affectionibus, de Morbo sacro, de Hæmorrhoïdibus, de Visu, de Virginum morbis, de Naturâ muliebri, de Morbis mulierum*, *de Sterilibus*, etc.) Les autres contiennent des notions touchant l'anatomie, la physiologie et les maladies qu'il attribue presque toutes aux vices des humeurs.

Il considérait l'état fébrile comme une violente effervescence du sang et des humeurs, qui doit se terminer par une sorte de despumation, par l'élimination des humeurs crues lorsqu'elles auront subi cette élaboration qu'il appelle coction. Le mot crise, d'après lui, signifie jugemen ; car il peint le moment où se termine la lutte qui s'est élevée entre le corps et l'entité morbide son ennemi. Si ce dernier est plus fort, dit-il, il n'y a point crise, il n'y a point jugement ; car le corps accablé par une puissance supérieure ne peut se faire justice de la violence qui lui est faite.

Il attribuait toujours les maladies manifestement aiguës à une sorte d'incendie général du corps vivant, πυρετος, de πυρ, feu qui tantôt se prononce davantage dans une région, et menace d'y produire un abcès ; tantôt semble consumer également tous les organes, et qui, dans les deux cas, finirait, en s'évaporant, par anéantir la vie, si le feu ne s'éteignait par une hémorragie, ou si certaines humeurs n'étaient éliminées après avoir subi le changement qui, de l'état de crudité, les fait passer à l'état de coction.

Comme on le voit, Hippocrate attribuait

presque toutes les maladies à l'altération du sang et des humeurs. Laissons de côté son langage médical et ses explications ontologiques, qui ne sont pas dignes sans doute d'être imités, mais soyons cependant ultrà-hippocratiques, seulement pour ce qu'il y a de bon dans les ouvrages de ce savant observateur.

Dans ses aphorismes et ses prénotions, l'auteur a remarqué que les fièvres aiguës prolongées au-delà d'une vingtaine de jours étaient suivies, d'abord d'hémorragies dans les premiers jours, surtout chez les sujets adultes, d'évacuations critiques qui sont attendues jusqu'au vingtième jour; enfin de suppurations pour les maladies plus ou moins prolongées, notamment chez les vieillards. Ces suppurations sont divisées en deux genres : les suppurations dans les viscères, et les suppurations qui s'établissent à l'extérieur du corps, ou ce que l'on appelle abcès.

Dans son histoire particulière des maladies, Hippocrate mentionne souvent les douleurs, les mouvements convulsifs, les tuméfactions et les phlegmasies qui se manifestent à l'extérieur. Il s'appesantit particulièrement sur les évacuations, dont il indique les caractères en homme désireux d'y appeler l'attention, comme sur les voies d'élimination de la cause matérielle de la maladie. D'après la théorie qu'il avait adoptée, il se représentait les maladies aiguës comme une série de phénomènes nécessaires à la coction ; par conséquent, pour ne point atténuer les efforts de la nature, qu'il regardait comme nécessaires dans la guérison des maladies, il saignait peu, purgeait souvent, afin de provoquer les évacuations qu'il regardait comme devant les terminer heureusement. Ensuite ses principes lui commandaient de confier à la nature le travail de la coction, si les premières évacuations n'avaient pas produit de bons effets, c'est-à-dire éliminé la matière morbifique. De là l'abstinence de tous moyens perturbateurs lorsque l'état fébrile avait acquis toute son intensité ; alors il se bornait à l'emploi de l'eau d'orge, etc., comme l'atteste le *victus ratio in acutis*. Enfin, sa théorie ordonnait qu'on revînt aux purgatifs et même aux vomitifs, quand à la suite de l'état fébrile, la matière cuite voulait se frayer une voie par le canal digestif ; et que l'on favorisât les sueurs, la sécrétion de l'urine et les dépôts qu'il appelait critiques, c'est-à-dire judicateurs.

Dans tous ses raisonnements, fondés sur l'observation des faits, il est facile d'entrevoir que le père de la médecine observait avec soin, qu'il voyait judicieusement les désordres et les effets morbides qui se passent dans l'économie ; seulement il ignorait les principes de l'anatomie et de la physiologie qui ont fait de si éminents progrès dans le siècle actuel. Il ignorait probablement la composition intime du sang, les différences des tissus qui composent les organes, les sympathies qui les unissent, le mécanisme de la circulation; par conséquent, il ne pouvait expliquer rationnellement les divers changements, les divers effets qu'il observait. Toutefois, Hippocrate écrivait avec laconisme et avec candeur; ses ouvrages sont le tableau de la nature; il a commis de grandes erreurs qu'il a reconnues pour la plupart lui-même; mais il a produit des vérités éternelles: tels sont ces axiômes : *duobus laboribus simul existentibus vehementior obscurat alterum, ubi dolor, ibi fluxus,* etc. Enfin, les ouvrages de ce grand homme sont remarquables par la vérité des peintures et le soin toujours constant d'appeler l'attention du lecteur sur les changements fonctionnels qu'il a observés dans les maladies. Tels sont : *aphorismi, liber prænotionum, liber primus et tertius epidimiorum, de aere, locis et aquis,* enfin sa thérapeutique, qu'on trouve dans le petit Traité intitulé : *victus ratio in acutis,* dans lequel il est facile de reconnaître la touche de cet illustre médecin.

C'est lui qui a créé la diététique et la sémiotique; qui a connu le premier toute l'importance du régime dans la guérison des maladies; il a

basé ces préceptes de thérapeutique sur la marche
de la nature, dont il a toujours imité les procédés.

L'art de bien observer les faits est plus difficile
qu'on ne pense; peu d'hommes y ont excellé,
quoique tous cependant aient eu les mêmes
moyens à leur disposition.

Hippocrate brillait surtout dans l'art de pré-
dire les événements futurs des maladies; il a fait
l'admiration de l'antiquité pour la sûreté et la
justesse de ses pronostics.

Il a mérité tous les éloges, tous les hommages
des siècles qui l'ont suivi, et sa mémoire sera
éternellement honorée par le respect et la recon-
naissance de la postérité. En définitive, ses ouvrages sont un monument que le temps ni la ma-
lice de certains hommes n'a pu altérer, une mine
féconde qu'on exploitera toujours.

Aréthée, Sydenham, médecin anglais, Rhazès,
médecin arabe du 10e siècle, Thomas Linacre de
Cantorbéry, Léonicénus de Vicence, dans le
15e siècle, Gonthier d'Andernach, qui souilla sa
vieillesse en adoptant le système paracelsique,
Janus Cornarius, Duret, H ouillier, le judicieux
Baillou, Foës, Mercuriali, dont l'ouvrage érudit
sur la gymnastique est devenu classique, J. B.
Montanus, surnommé le second Galien, à cause
de l'étendue de ses connaissances, Léonard Fuchs,

Jean de Gorris, un des médecins les plus érudits de son temps, le savant Fernel, etc., furent les imitateurs de ce grand homme.

Parmi les successeurs d'Hippocrate, Thessalus, l'aîné de ses fils, fut un des plus célèbres; c'est lui qui fonda l'école dogmatique appelée Hippocratique. Les noms de Dracon, frère de Thessalus, de Polybe, gendre d'Hippocrate, de Dioclès, de Praxagoras, Erasistrate, Hérophile, Asclépiade, Chrysippe, figurent au nombre des plus distingués de cette école.

Le dogmatisme hippocratique est fondé sur l'observation des faits et sur les règles d'une bonne logique. Cette doctrine, comme nous l'envisageons, doit admettre tous les résultats positifs de l'expérience, et rejeter tout système qui est enfanté purement et simplement par l'imagination. Autant que possible, le raisonnement doit être la pierre de touche de l'expérience, et l'un et l'autre doivent se prêter un mutuel appui. Tel est le système actuellement adopté dans toutes les écoles de l'Europe, et qui fut d'abord suivi sous Hippocrate, qui en est le chef.

Mais l'esprit humain, qui supporte toujours impatiemment le joug du dogme, ou la raison d'autrui substituée à la sienne, revint bientôt à la pratique empirique des Acron d'Agrigente, d'Apollonide, d'Antigène, qui préféraient autre-

fois la voie des expériences, ou directes, ou for-
tuites, et le tâtonnement aux maximes établies.

On ne tarda pas à s'éloigner de la vraie route
tracée d'abord par Hippocrate, et, après quelques années, on vit paraître à Alexandrie l'école
empirique dont la fondation est attribuée à Séra-
pion. Ce système consistait à n'admettre que ce
qui est évident, à ne consulter que les tentatives
journalières de la pratique, ou l'histoire des faits
recueillis par les observateurs, à combattre toute
hypothèse imaginaire par les moyens que fournit
l'expérience.

Rien n'est plus dangereux, selon les empiriques, que d'argumenter sur l'origine des maladies.
Le raisonnement ne suffit pas pour exercer avec
succès l'art de guérir; car s'il en était ainsi, il n'y
aurait pas de plus habiles médecins que les philosophes. D'un autre côté, disaient-ils, y a-t-il
rien de plus mouvant, de plus versatile, qu'une
méthode curative basée sur des principes inventés
par notre intelligence si exiguë, si peu apte à scru-
ter l'immense abîme de l'organisation animale? Il
importe peu de savoir ce qui cause le mal, mais
bien ce qui le guérit. Pourquoi ne pas s'en rapporter à cette bonne nature, à cet instinct, qui
dirige les animaux dans les voies salutaires, et qui
nous accorde les moyens de découvrir la propriété

médicale d'une plante, etc.? Ce ne sont point les beaux discours qui guérissent, mais les remèdes. Rétablir la santé, c'est toute la médecine.

La doctrine des empiriques, appelée aussi épilogisme, paraît devoir son origine à ce pyrrhonisme, qui faisait alors de grands progrès, et qui contribua indubitablement à la séparation des écoles empirique et dogmatique. L'école empirique a rendu quelques services à la science ; mais on peut lui reprocher d'avoir dédaigné l'étude de l'anatomie et de la physiologie, rejeté la doctrine des indications établie par Hippocrate, et négligé la recherche des causes morbifiques.

Celse chercha à pacifier les dogmatiques et les empiriques en faisant ressortir leurs avantages réciproques. N'ayant pour les deux sectes rivales, ni préférence aveugle, ni antipathie, il donna son jugement avec la justice dont doit s'honorer tout homme sincèrement ami de la vérité.

En conséquence, Celse exclut tout système imaginaire, toute doctrine qui n'est point assise sur l'expérience ; d'après lui, le raisonnement doit être corroboré par des faits. Une doctrine seulement hypothétique ne peut conduire à la découverte de remèdes certains et efficaces ; c'est donc à l'expérience qu'on doit aussi s'en rapporter dans la curation des maladies.

. . . .

. . . .

Nous sommes arrivés à cette ère mémorable, où Rome florissante étala à la face des nations de l'univers les superbes dépouilles provenant des diverses conquêtes faites en Grèce et en Asie par Lucullus et Pompée ; le luxe qui régna dès-lors dans la capitale de l'empire romain, ainsi que la renaissance des belles-lettres, y attirèrent les poètes, les philosophes, les rhéteurs et les médecins.

Parmi ceux-ci, on remarque Asclépiade de Pruse, en Bithynie, qui vint à Rome, où il fréquenta les personnages les plus distingués. Et, pour donner plus d'illustration à son nom, ce philosophe médecin inventa un système particulier qu'il décora du nom pompeux de philosophie corpusculaire, lequel système n'était autre chose que l'hypothèse d'Epicure et de Démocrite.

Nos corps, à proprement parler, selon lui, ne sont formés que de molécules. La santé et les maladies dérivent de l'accord ou du désaccord des atômes ; dans le premier état, les vides ou pores qu'ils laissent entre eux, permettent la libre circulation de corpuscules, plus déliés, qui forment la matière des transpirations, des exhalations, de l'absorption. D'autres fois, le resserrement des pores suspend ces fonctions, et il faut alors, pour y remédier, faire prendre des boissons aqueuses, délayantes , et mettre aux bains pour dilater les pores et détruire l'astriction.

C'est parce que nous sommes impuissants pour expliquer nos facultés , nos actions, disait Asclépiade , que nous avons imaginé au corps une ame intelligente, un Θειον ; c'est faute de connaissance sur l'action régulière ou irrégulière des atômes que nous avons supposé des instincts, des penchants innés , où nous ne devons voir qu'un concours mécanique et forcé de corpuscules : efforçons-nous donc spécialement de rétablir l'ordre harmonique des atômes qui composent notre corps par une application judicieuse des moyens hygiéniques , et surtout de la diète (diatritou de Thessalus.) Si les atômes sont en excès dans la pléthore sanguine , mettons alors en usage la diète , la saignée , etc., sans nous occuper s'il existe une nature agissante, médicatrice, une ame spirituelle; et laissons cette métaphysique sentimentale aux dogmatistes et aux adeptes d'Hippocrate.

Comme on le voit, Asclépiade de Pruse était matérialiste , dans toute l'acception du terme.

Avec l'ascendant du talent , la grace de la nouveauté , et tout le brillant avantage d'une médecine agréable , adulatrice , pleine de luxe et de faste , Asclépiade ne tarda pas à acquérir beaucoup de célébrité.

Asclépiade eut pour pour disciple Thémison de
Laodicée, qui s'est également illustré dans les
fastes de la science médicale. La théorie corpusculaire d'Asclépiade ne lui paraissant point
suffisante pour se rendre compte des effets et des
causes des maladies, il choisit un milieu entre
l'empirisme et l'austérité du dogmatisme, et
devint, vers la fin du premier siècle de l'ère chré-
tienne, le véritable fondateur de l'école méthodique, déjà préparée par Hippocrate et Asclépiade. Il établit ensuite un système d'un nouveau
genre, fondé sur la tension et le relâchement
excessifs des fibres qui composent nos tissus. Il
appela l'excès de tension ou tonicité, le strictum,
et l'excès opposé, le laxum ; il supposa en outre
un état intermédiaire qu'il nomma mixtum, qui
est l'état normal, l'état de santé auquel il faut
rappeler tous les autres (1). La thérapeutique de ce
médecin est une conséquence de ses principes ; il
admet, pour combattre les maladies qu'il range
en deux grandes classes différentes, deux ordres
de médicaments : les toniques et les relâchants.
Les toniques et les stimulants s'adressent aux maladies chroniques qu'il appelle asthéniques, et les
émollients ou relâchants, aux maladies aiguës,
ou sthéniques, c'est-à-dire celles dans lesquelles

---

(1) C'est dans ce système de Thémison que Brown trouva l'idée de sa
doctrine qu'il fit paraître vers la fin du dix-huitième siècle.

la fibre est tendue, crispée, où les pores sont fermés (strictum.)

Comme on le voit, toute la matière médicale de Thémison ne se compose que de médicaments dits relâchants et astringents.

Thessalus de Trasles, en Lydie, qui osa prendre le surnom de vainqueur des médecins, développa cette doctrine des méthodistes en lui imprimant une marche nouvelle. Il se figura qu'on pouvait réformer, pour ainsi dire, le corps, ou changer l'habitude d'une partie malade, par l'effet de la métasyncrise (1) (métaporopoïèse de Galien) et des cycles résomptifs. Par exemple, à l'aide de rubéfiants, de vésicatoires, de dropax appliqués sur la peau, il ouvrait les pores, et croyait ainsi renouveler l'activité vitale. La fameuse règle cyclique, ou circulaire, consistait surtout, pour les maladies dites chroniques, dans l'essai successif, non interrompu, de plusieurs médications que l'on continuait jusqu'à ce qu'on en trouvât une qui procurât la guérison; ce qui exigeait du malade une patience à toute épreuve.

On doit aux méthodistes quelques bonnes innovations en médecine : telle est la méthode révulsive dont le but est de rappeler, par des substances stimulantes très fortes, les humeurs du centre vers la circonférence.

----

(1) De μετα, qui marque le changement, et de συγκρινω, j'amasse, je mêle ensemble; recomposition.

Celle ère médicale fut fermée par Athénée de Rome, célèbre médecin qui fonda le pneumatisme; et par Agathinus de Sparte, disciple d'Athénée, qui, s'éloignant de la doctrine de son maître, fonda l'école *Eclectique*, que l'on croit être là même que l'*Episynthétique*.

D'après Athénée, le corps humain possède quatre qualités, le sec, le chaud, l'humide et le froid, dirigées par un principe de nature spirituelle appelé πνευμα, qui pénètre l'économie et fait tout agir. Ce principe était considéré comme un cinquième élément, dont les proportions établissaient l'état de santé ou de maladie.

Agathinus de Sparte recueillit les principes des méthodistes et des empiriques, et construisit ainsi l'éclectisme, qui fut fondée d'abord par Archigène d'Apamée, sous l'empereur Trajan. Le fameux Arétée de Cappadoce, l'observateur le plus distingué après Hippocrate, d'abord partisan du pneumatisme, quitta ensuite cette dernière doctrine pour embrasser l'éclectisme. Arétée de Cappadoce fut un des médecins les plus célèbres de l'antiquité. Quelque temps après, on vit les pneumatistes schismatisants se rallier à la bannière d'Arétée, se résoudre à prendre dans chaque secte les principes qu'elle avait de bons, et adopter ainsi cette doctrine éclectique, qui parut satisfaire tous les esprits.

Héliodore, qui exerçait la médecine avec dis-

tinction, à cette époque; Possidonius, Antyl-
lus, Philagrius, Léonide d'Alexandrie, qui ont
jeté quelque lumière sur la médecine chirurgicale, etc., sont au nombre des médecins renommés
qui ont professé l'éclectisme.

A cette époque où les diverses doctrines médicales étaient livrées aux scissions les plus funestes
à la progression de la science, et où regnait universellement la monomanie de fonder de nouvelles
doctrines médicales, parut Galien, qui détruisit
alors l'édifice médical nouvellement construit, et
érigea sur ses débris un système raisonné qui fut
généralement suivi pendant plusieurs siècles.

Galénisme.

Des auteurs qui ont succédé à l'illustre fondateur de la médecine, Galien est celui qui revi-
vifia en lui donnant plus d'extension, l'hippocratisme; il en fit briller les principes, prit à tâche
de les commenter, les exposa à toutes les lumières;
et bientôt le médecin de Pergame, le plus renommé
de son siècle, parvint à la suprématie médicale
qu'il ambitionnait ardemment. Mais, loin de se
limiter à la circonspection digne de louanges du
vertueux Hippocrate, il créa différentes hypothèses aussi mal fondées que ridicules, qui régnèrent
toutefois pendant long temps. Les qualités chaudes, sèches, froides, humides des corps, des mé-

dicaments, des aliments, les esprits animaux du
cerveau, vitaux dans le cœur, naturels dans le foie,
les idées de cacochymie, de saburre, de pituite,
de bile et autres absurdités du même genre; tels
sont les principes ontologiques qui corrompirent la
pathologie, à laquelle Galien attacha son nom.

Ainsi il attribuait toutes les maladies à la prédominance de quatre humeurs, qu'il regardait comme
les fluides essentiels de l'économie, le sang, la pituite, la bile et la mélancolie; de sorte que le tempérament sanguin, d'après lui, était sujet aux maladies inflammatoires, le bilieux aux maladies bilieuses, le pituiteux à celles qui dépendent de la
surabondance du phlegme, et le mélancolique à
celles qu'occasionne l'atrabile. Les médecins ga-
lénistes avaient adopté la distinction de ces quatre
diathèses, ainsi que la corruption du sang, son inflammation, la théorie des coctions et des crises
déjà mise en vogue par Hippocrate, le calcul des
jours indicateurs, préparateurs, décrétoires, critiques, les vraies et les fausses crises, et ils en
avaient fait leurs dogmes favoris.

Comme on a dû s'en apercevoir à travers ce mélange confus de vérités et d'erreurs grossières, il
existe une idée qui se rapproche de la nôtre, la
corruption du sang, son inflammation; mais les médecins humoristes étaient loin de savoir en quoi elles
consistaient, cette corruption, cette inflammation

du sang. Ils étaient loin de connaître l'origine de ces altérations et leur mode de réaction sur la trame vivante ; car ils ignoraient même complète- ment, pour ainsi dire, les principes fondamentaux de la grande science de l'organisation : ils ne pou- vaient conséquemment qu'observer ces phénomè- nes , sans les expliquer , du moins rationnelle- ment.

Malgré ses défauts , Galien a rendu d'immenses services à la science, et passera toujours dans l'his- toire pour un des hommes les plus remarquables. Nous ne voyons même , à l'exception d'Hippo- crate , aucun médecin de l'antiquité en droit de lui contester la supériorité qu'il s'est acquise par ses talents et par la variété extraordinaire de ses con- naissances.

. . . .

Le cinquième et le sixième siècles furent toujours enveloppés des ténèbres les plus obscurs. La dis- jonction de l'empire romain , le débordement des barbares du nord , en comblant la mesure des ca- lamités publiques, apportèrent un nouvel obstacle à la marche progressive de la science : une grande quantité de bibliothèques et d'ouvrages de l'art devinrent la proie des flammes et de la dévasta- tion. Toutefois, pendant ces deux siècles d'igno- rance, de malheurs et de barbarie, quelques mé- decins distingués cultivèrent l'art de guérir et rendirent hommage aux principes d'Hippocrate et de Galien, qu'ils adoptèrent.

Le septième, le huitième et le dixième siècles virent apparaître quelques grands hommes, dans différentes parties du monde, qui se dévouèrent aussi à la littérature médicale. Les chrétiens et les juifs traduisirent non-seulement les ouvrages de l'ancienne Grèce, mais encore ceux d'Homère, d'Aristote, de Pline, etc.; le calife Almanzor fonda un collége de médecine à Bagdad; Haroun Araschild, son successeur, accorda protection aux sciences, ainsi qu'à ceux qui les cultivaient; mais, de toutes les nations soumises à Mahomet, il n'en fut jamais qui les fit prospérer comme l'Espagne.

Avicenne, surnommé le prince des médecins, l'un des hommes dont l'autorité a le plus long-temps dominé en médecine, parut dans le onzième siècle. Il ne fit rien autre chose que répéter ce qu'Hippocrate, Aristote, Galien, Aétius et Rhazès, avaient dit avant lui.

Le douzième siècle nous présente encore Albucasis, Mésué, Moïse, Hali *Abbas*, Alsaravius, Avenzoar, Averrhoës son disciple, qui mourut au commencement du seizième siècle. Mais ces médecins se bornèrent à traduire et à copier les Grecs.

Pendant l'espace de cinq à six cents ans, la plupart des nations de l'Europe furent donc de nouveau plongées dans les ténèbres de l'ignorance, et livrées à la superstition la plus grossière.

Dans cette nuit effroyable, nous voyons à peine luire quelques rayons de lumière scientifique dans Roger Bacon, Albert le Grand, Raymond Lulle, dont le système médical était un mélange d'idées astrologiques, magiques et superstitieuses. L'alchimie, la métoposcopie, la démonographie, l'art cabalistique, l'uroscopie, les talismans, la chiromancie et le mysticisme : telles sont les absurdités qui infectaient la plupart des doctrines et des écrits des médecins à cette époque.

Ce ne fut qu'aux quatorzième et quinzième siècles, quelque temps apres la découverte de l'imprimerie, qu'on vit renaître l'étude des sources antiques.

On abandonna les Arabes et leurs sectateurs, et l'on reprit Hippocrate pour modèle. Les Mercuriali, les Fernel, les Baillou, en furent les interprètes et les commentateurs. Outre ces nobles restaurateurs de l'antique médecine, on peut citer quelques bons observateurs, parmi lesquels nous remarquons J. Schenkius, Rembert, Dodonœus, Félix Plater, Forestius, P. Salius Diversus, Jean Riolan, Jean Heurnius.

Dans cette citation d'hommes qui se sont illustrés à cette époque, nous ne passerons pas sous silence Prosper Alpin, qui est regardé comme le père de la séméiotique.

Le trône de l'ancienne médecine est à peine rétabli qu'un homme hardi tente de le renverser, et

de s'emparer du sceptre médical. Ce hardi novateur est *Paracelse ;* esprit fougueux et paradoxal
qui, se disant instruit par la providence, mêle et
confond toutes les doctrines avec ses opinions
bizarres et mystiques.

Sa doctrine est une espèce de spiritualisme :
d'après lui, la force vitale est une émanation
des astres; il admet une espèce de démon, d'archée (1), qui fait dans l'estomac la fonction
d'alchimiste. Cet archée, qui n'est autre chose,
comme on le sait, que la nature, entreprend de
son autorité privée tous les changements, et guérit aussi toutes les maladies; chaque membre a son
estomac propre, qui effectue des sécrétions particulières.

Il prétendait que nous portons en nous le germe
des maladies. Notre visionnaire enfin employait l'or
dans les maladies du cœur, parce que, disait-il, ce
métal précieux se trouve en harmonie avec l'importance de l'organe. En général, dans le traitement des maladies, il comptait singulièrement sur
les arcanes, les paroles magiques, et attendait tout
de l'archée. C'est lui qui étendit le plus l'abus des
talismans, ces antiques inventions de la superstition et de la fraude.

---

(1) Du grec ἀρχή, principe, premier élément.

Le système paracelsique, malgré de vives réprobations, se maintint pendant quelques années en Allemagne, dans les royaumes du nord, où il fit de nombreux adeptes, et obtint quelque considération en Angleterre, et même en France, par le crédit de Jos. du Chesne, médecin de Henri IV.

C'est ici le lieu de parler de l'influence extraordinaire qu'eurent sur les sciences, en général, deux hommes éminemment remarquables par leur génie et leurs connaissances fort étendues. Bâcon et Descartes, telles sont les deux lumières qui apparaissent alors successivement. Le premier détruit, à l'aide d'une saine philosophie, tous les préjugés qui inondaient le monde médical de son temps, et, tirant l'esprit humain de sa profonde léthargie, il ouvre une nouvelle carrière de recherches, communique partout le goût de l'étude. Le second, laissant de côté les subtilités de la scolastique, et méprisant l'autorité de l'opinion, asseoit le fondement de la philosophie sur ce doute modeste, qui, dans ses mains, devient un instrument capable de réédifier le monument de la science. Descartes ne regarde comme vrai que ce qui est évident. Tels sont les deux écrivains distingués qui, les premiers, en guidant nos pas à travers les routes les plus obscures, les plus tortueuses du labyrinthe des sciences, nous ont éclairé du flambeau de leurs vastes connaissances.

Reprenons maintenant la marche que nous avons suivie dans cet exposé historique, et présentons en raccourci les principales doctrines systématiques qui ont été introduites dans la médecine moderne.

Le spiritualisme, les rêveries mystiques de Robert Fludd, et les écrits de Daniel Sennert, donnèrent bientôt naissance aux écoles chimiques qui eurent une grande influence sur la médecine du 17e siècle. Le principal fondateur de ces écoles est le célèbre Van Helmont qui admet, comme Paracelse, les opinions des spiritualistes, et adopte son archée.

Van Helmont est né vers la fin du 16e siècle, à l'époque où les métaphysiciens s'évertuaient à déterminer le siége de l'âme. Il était doué d'un esprit ardent, inventif, mais rempli de conceptions bizarres et frivoles. Comme il se croyait initié aux mystères de la nature, rien ne l'arrête pour tout expliquer; il a l'air de vous faire un récit confidentiel de choses qui lui auraient été révélées.

Quoique spiritualiste, il admettait une âme brute, mortelle, qui avait son siége dans tous nos organes, et dont les fonctions étaient de présider aux divers actes organiques. Il distinguait plusieurs sortes d'archées : l'archée principal qui résidait au centre épigastrique ; d'autres, qu'il regardait comme subalternes, sont placés dans le foie, la rate, les poumons, le cœur, le cerveau, etc. L'estomac et la rate forment un duumvirat qui est sous l'inspection du régent spirituel. L'archée de l'estomac, selon lui, a la plus grande influence sur la digestion, laquelle s'opère à l'aide d'une humeur acide qui, par l'ordre de l'archée, dissout les aliments.

Un moment d'humeur, un excès d'irritation, de force ou de faiblesse, dit Van Helmont, rompt quelquefois le parfait accord parmi tous les archées, et l'état tombe dans le trouble et la dissension. Le plus redoutable et le plus inconsidéré est sans doute l'archée de l'utérus, lequel, n'écoutant que sa turbulence et sa frénésie, souffle le feu de la discorde entre les organes, tente de les entraîner dans sa faction, ou lève contre eux l'étendard de la révolte, et précipite toute la confédération dans les horreurs de l'anarchie.

Van Helmont nous représente dans cette peinture, d'un côté la force du centre épigastrique, de l'autre, l'inégalité dans la sensibilité des différents organes qui composent le corps.

D'après son système, puisque toutes nos fonctions, toutes nos sensations, tous nos organes sont soumis au duumvirat, dont le siége principal est à l'estomac, il établit conséquemment en principe, que toute la médecine doit consister à remédier à cette puissance motrice, lorsqu'elle est pervertie. Un malade est-il oppressé; l'oppression, selon lui, n'a pas son siége dans les poumons, elle doit résider dans l'estomac; un vomitif doit la faire cesser. Dans la toux, il administre l'opium; dans ce cas, l'estomac dirige l'opium vers l'économie du poumon pour en apaiser l'orgasme, en relevant la puissance du gouverneur (l'archée).

En général, contre-balancer l'ataxie de l'archée, ranimer son énergie si elle languit, l'abattre si elle est furibonde et désordonnée, enfin la ramener à ce précieux équilibre de mouvements et d'efforts où tout s'enchaîne, s'appelle, se nécessite et marche de concert à une heureuse solution : telles sont, dit Van Helmont, les indications à remplir dans les maladies.

Il y a longtemps que les lumières répandues sur l'étude des sciences par l'esprit philosophique, ainsi que par les progrès de nos connaissances anatomiques et physiologiques, ont fait justice de toutes ces rêveries paradoxales, comme des systèmes de Paracelse, de Borelli, etc.

Hématophobe prononcé, Van Helmont s'oppose de toutes ses forces aux abus de la saignée. Il combat les principes extravagants de Paracelse, renverse d'un coup toutes ses rêveries astrologiques, répudie l'opinion de ceux qui ne voient dans notre organisation que des éléments matériels. Enfin Van Helmont est le premier qui sut distinguer plusieurs sortes de fluides aériformes, par exemple, le gaz hydrogène, dont il connaissait les propriétés, l'acide carbonique, etc.

Van Helmont eut pour prosélyte remarquable *Sylvius de le Boë*, qui ne voyait dans les maladies qu'une surabondance d'humeurs acides.

A cette époque, peu éloignée, la chimie s'empara tellement de la médecine, que l'on envisageait la vie animale comme un pur travail chimique. Alors apparut Willis, qui s'est rendu fameux par ses recherches et ses découvertes sur le système nerveux. Il embrassa la même doctrine que *Sylvius*, et expliqua chimiquement toutes les fièvres ; il n'est question dans ces explications que de fermentation, d'explosion, d'effervescence, de calcination ; on n'y parle que d'esprits animaux, d'humide radical, etc.

Le célèbre Ramazzini fut lui-même partisan du chimisme.

Ecole mécanique.

L'école mécanique eut Borelli pour fondateur. Déjà Sanctorius en avait ouvert la voie en calculant, d'après ses expériences médico-statiques, la proportion des matières perspiratoires qui s'exhalent de la peau, et l'influence de cette transpiration cutanée sur la santé, ou dans l'état de maladie. Alors, on compara le corps à un assemblage de machines, dont les fonctions devaient être calculées d'après les principes de la statique, et de l'hydraulique. On considéra l'organisme comme une réunion de tuyaux inanimés, et les fluides qui les parcourent comme le résultat du mouvement de ces tuyaux ; mais on ne s'occupa point des propriétés vitales.

Les principales causes de l'école mécanique sont la découverte de la circulation par G. Harvey ; la propagation de la philosophie corpusculaire d'Asclépiade, et la physique expérimentale de Galilée. Bientôt après, on vit régner en médecine les systèmes mécanico-hydraulique et l'évaluation mathématique des forces vitales par Keil, Hamberger, Gorter, Pitcarn, etc.

Hippocrate, en admettant la crudité, l'ébullition, la coction, et les crises qui devaient être toujours une élimination salutaire, avait établi le fondement de l'humorisme. Les mécaniciens n'avaient plus qu'à s'exercer sur la reproduction de ces humeurs ; sur la manière dont les organes les élaboraient, les charriaient, les éliminaient, pour imiter en tout point la nature à l'instar d'Hippocrate. C'est ainsi que les mécaniciens modifièrent l'hippocratisme, en se combinant avec lui, et constituèrent la doctrine appelée mécanico-humorale. Les sectateurs de cette doctrine soumettaient tous les phénomènes vitaux à la pression, à la trituration, à une proportion nécessaire entre les canaux et les molécules qui les parcourent ; et, comme l'impuissance de l'action organique laissait les matières nutritives dans un état imparfait qui occasionne leur corruption, ajoutée à la rétrocession des matières âcres de la transpiration, des urines, etc., il en résultait une acrimonie dans les sucs qui imbibent la trame organique, qu'il fallait bien détruire. De là l'emploi des délayants, des inspissants, des fondants, des dépuratifs, des incrassants, des anti-putrides, etc.

Vint ensuite la doctrine mécanico-chimico-humorale, dont s'empara l'illustre Boerhaave.

Ecole Boerhaavienne.

Professeur distingué et ami de la vérité, Hermann Boerhaave fut en même temps le praticien le mieux famé de son temps.

Il attribue les causes générales des maladies humorales à la viscosité et aux diverses dégénérations acrimonieuses des fluides, au relâchement ou à la rigidité des fibres (solidisme de Thémison), à l'épaississement du sang, à l'augmentation ou à la diminution contre nature des mouvements et de la circulation qu'il regardait comme siége du principe vital (mécanique, etc.); non-seulement il faisait servir les principes de la chimiatrie et des mécaniciens à l'explication des maladies, mais encore ceux de la méthode mathématique qu'il tenait de son maître Pitcarn.

La thérapeutique de ce médecin consiste dans l'emploi de médicaments auxquels il attribuait des vertus héroïques, tels sont les émétiques et les purgatifs; la saignée jusqu'à défaillance; les acides dans les affections aiguës; les frictions dans les chroniques. Il divise les médicaments en stimulants, roborants, relâchants, dissolvants, sarcotiques pour la fibre; et ceux qui opèrent sur les fluides, en délayants, condensants, âcres, adoucissants, coagulants, émouvants, purgatifs, sudorifiques, emménagogues, etc.; les apéritifs, les astringents, les détersifs, les échauffants, les rafraîchissants, les anodins, puis les topiques, les antidotes, etc.

Ainsi on remarque dans la doctrine de Boërhaave une sorte d'éclectisme, puisqu'on y trouve l'humorisme d'Hippocrate et de Galien, le strictum et le laxum de Thémison, les idées de Descartes, le chimisme de Sylvius, et surtout la mécanique de Pitcarn. Sa doctrine répandue par tout le monde savant, la célébrité que lui donnèrent Van Swieten, Gaubius, Haller, etc., ont longtemps soutenu sa prééminence dans le dix-huitième siècle; ce qui prouve la confiance qu'elle avait généralement obtenue.

Sa théorie de l'inflammation, qui a fait tant d'éclat en médecine, a pour base l'hypothèse des vaisseaux décroissants, et l'introduction de globules rouges dans les tubes lymphatiques. Il déduit le système de l'obstruction, de la conformation conique des artères, et de la viscosité des fluides qui y circulent.

Doctrine hoffmannienne.

Contemporain de Boerhaave, et tout à la fois digne rival, adversaire et collègue du célèbre Stahl, Frédéric Hoffmann ne voulant épouser servilement, ni le matérialisme médical, ni les doctrines psychologiques, a fondé une nouvelle école qu'on peut appeler mécanico-dynamique. Il fit procéder cette doctrine de la médecine dynamico-mécanique du vieillard de Cos, qui en est le véritable créateur. Cette doctrine est établie sur un principe éthéré, qu'il appelle indifféremment esprit nerveux, âme sensitive, qui produit le mouvement des fibres, lesquelles sont la source des actions de l'économie animale. Hoffmann admet en pathologie deux causes essentielles de maladies

qui consistent dans des vices du mouvement : celui-
ci est trop fort , ou trop faible ; dans le premier
cas , il y a spasme et douleur, dans le second ato-
mie. Il faut donc agir sur les facultés nerveuses par
des remèdes anodins ou calmants , ou tantôt relever les forces par des stimulants et des toniques.

La théorie de l'irritabilité, par Haller, illustre
disciple de Boerhaave , les travaux de Robert
Whytt, et surtout l'école d'Edimbourg, soutinrent
ce système avec chaleur et par de nombreuses expériences. Cullen admet l'influence nerveuse comme
principe de l'irritabilité musculaire, que Haller en
avait séparée. La nutrition, selon Cullen, s'opère
par le système nerveux ; les médicaments agissent
sur ce système , qui paraît être l'unique source de
toutes les maladies. (Solidisme) Elles ont des époques critiques, des mouvements naturels, qui se produisent par la tonicité générale des organes et du
système nerveux. Cette théorie de l'excitabilité a
été fort agrandie et développée , soit par Erasme
Darwin (qui prétend, dans sa zoonomie, que tous
les mouvements organiques et le mélange des diverses humeurs de l'économie , sont les effets de
l'influence nerveuse) , soit par le fameux J.
Brown, etc.

Sthalisme.

La fameuse doctrine de Georges-Ernest Sthal (né en 1660, et mort en 1736), est établie sur des principes dont voici les bases fondamentales : la matière est entièrement inerte ; l'organisation matérielle du corps tend sans cesse à se corrompre ; l'âme, qui veille constamment à la conservation de ce corps, ordonne les mouvements nécessaires pour en prévenir la corruption (naturisme des anciens, *autocrati naturæ*).

Quelques philosophes et quelques médecins qui ont précédé Sthal, avaient aussi attribué à l'âme un pouvoir fort étendu sur le corps ; mais c'est, à proprement parler, à Sthal, homme d'un grand savoir et d'un esprit vraiment observateur, que nous sommes redevables de la doctrine iatro-psychologique (1).

Jean Swammerdamm, Claude Perrault, auteur du système de la panspermie, pour expliquer la génération, Nicolas Mallebranche et Descartes, ont admis, avant Sthal, un principe intelligent qui donne le mouvement à tout le corps et qui joue un rôle non moins grand dans les maladies.

Les philosophes allemands penchaient, dans ce

---

(1) L'ame, d'après lui, considérée comme entité métaphysique, était chargée du gouvernement de l'économie animale.

10.

temps-là, vers le mysticisme et le piétisme ; Chrétien Thomasius, Lange et Rudiger, étaient des enthousiastes spiritualistes, ainsi que George Wolgang Wedel, dont Sthal était le disciple.

Enfin Alberti, Nenter, Juncker, Carli, Gohl, Détharding, Gœlicke, Goschwitz et l'école de Montpellier, embrassèrent cette doctrine après l'avoir modifiée.

Voici un exposé sommaire de la doctrine du grand Sthal, extrait de sa *Theoria medica vera.*

D'abord il explique ainsi les sécrétions :

La masse du sang contient matériellement les humeurs qui doivent être les produits du travail sécrétoire. Or ces humeurs sont extraites de la masse sanguine par un mécanisme qui résulte d'une certaine proportion entre l'ouverture des conduits de l'organe sécréteur et le degré de ténuité de l'humeur devant être sécrétée.

— Le sang, dit Sthal, peut présenter quatre modifications essentielles qui dépendent de la proportion des éléments qui le constituent. Ces éléments sont l'eau, une terre subtile et une matière grasse, inflammable, sulfureuse. Lorsque ces éléments sont dans des proportions naturelles, le mélange, tempéries, est sanguin, le sang est délié, coule aisément. La matière inflammable est-elle abondante, le sang est bilieux et peut s'échauffer. Si l'eau prédomine, le sang est aqueux ou phlegmatique, il tend à la dégénération muqueuse lente. Enfin le mélange est atrabilaire lorsque la matière terreuse est en excès, et le principe sulfureux en petite quantité; l'humeur sanguine est alors noire, épaisse, coule difficilement et se coagule promptement.

— L'activité vitale, que Sthal appelle l'âme, ne se soutient pas au même degré dans le cours de la vie; elle augmente d'abord progressivement jusqu'à ce qu'elle soit parvenue à certain point où elle s'arrête pendant quelque temps; ensuite elle diminue en présentant, mais dans un ordre inverse, des degrés corrélatifs à ceux de son accroissement, et sa cessation complète qui, dans l'ordre de la nature, a lieu dans un temps marqué, n'est autre chose que le repos absolu de la mort.

—On peut conclure, dit Sthal, de la décomposition et de la composition du corps, que les résultats des maladies humorales, c'est-à-dire les maladies dont les causes doivent être exclusivement attribuées à telle ou telle humeur, sont plus communes qu'on ne le pense assez généralement.

—Les pertes que le corps essuie habituellement sont réparées par la nutrition.

—La génération considérée d'une manière générale, offre quelques circonstances qui lui sont particulières, et qui méritent d'être examinées. Suivant Sthal, c'est le principe vital ou l'âme qui construit le corps, et qui le construit à l'aide du mouvement. Si l'on n'accepte pas cette idée, on court risque de multiplier à l'infini les forces imaginaires, et de créer des êtres de raison.

Le principe actif passe avec la semence du mâle; mais il n'y existe pas matériellement. Il paraît que les circonstances qui accompagnent l'acte reproducteur, donnent naissance à ce principe qui passe avec le sperme, et que le sperme n'en est, à proprement parler, que le véhicule.

Il est probable que c'est celui des deux sexes qui fournit l'acte avec le plus de vigueur et de plaisir, qui contribue au spécifique du produit; et que ce produit ressemblera davantage à son père ou à sa mère, suivant que l'un ou l'autre aura porté plus de chaleur dans l'acte qui l'aura formé.

—La pathologie, dit Sthal, considère le caractère général des maladies, c'est à dire leurs causes, leur siége, leur marche et leur terminaison; mais elle doit rejeter toute espèce de cause qui ne donne jour à aucune indication. L'activité vitale, c'est à dire l'ordre, le degré et la succession des mouvements dirigés par le principe qui préside à l'économie, joue le principal rôle dans les maladies, et doit attirer à soi toute l'attention du médecin. C'est cette activité qui combat avantageusement la cause matérielle morbifique, soit en la détruisant tout à coup, soit en en diminuant peu à peu l'efficacité. Alors la nature déploie un appareil de mouvements insolites qu'il faut bien se garder de confondre avec les maladies. On voit par là qu'il y a une distinction importante à faire entre la considération physique et la considération médicale des maladies.

— Il est prouvé par l'expérience qu'à part les accidents qui proviennent des causes physiques et désorganisatrices, les maladies, considérées sous le rapport des causes matérielles, loin d'avoir un pouvoir direct absolu, éprouvent, de la part du principe de la vie, une réaction qui seule suffit pour ramener l'ordre dans les fonctions, et rétablir la structure, dans son intégrité; c'est en cela que consiste l'autocratie de la nature ou la guérison spontanée des maladies; guérison dont la peste elle-même offre des exemples frappants, et qui est aussi complète que si elle eût été obtenue par les secours de l'art les mieux dirigés. Une chose digne de remarque, c'est que la durée des maladies qui se guérissent spontanément embrasse un espace de temps déterminé, qui, généralement parlant, est invariable, quels que soient l'âge, le sexe, le temps, etc.

— En général, l'intention du principe conservateur est bonne; mais l'action n'y répond pas toujours : *intentio bona, inventio mala*. L'âme s'épouvante, se désespère, tergiverse; elle est colère, impatiente ; de là, la direction vicieuse, la suspension, l'omission, l'irrégularité des mouvements ; de là l'action prédominante et l'effet destructeur de la cause matérielle sur laquelle la nature n'a qu'un pouvoir indirect.

— La réaction, cause principale de la guérison des maladies et de la réparation des pertes, produit des effets insolites que le vulgaire confond avec la maladie, mais qui ne la constituent point. Ainsi, dans l'inflammation, la chaleur, la rougeur, la tumeur et la douleur, sont les effets nécessaires de l'accélération du mouvement du sang, et ne doivent pas être attribués à l'action de la cause morbifique, mais à l'action du principe qui veille à la conservation du corps ; et ces effets sont tellement nécessaires, que, s'ils n'avaient pas lieu, le danger serait imminent. Or, cette action tend à provoquer des excrétions, en réglant les mouvements toniques sur l'importance de la partie affectée et l'action corruptive de la nature matérielle.

— La congestion est un acte du principe de la vie, tendant à diminuer la pléthore, en dirigeant sur une partie du corps une plus grande quantité de sang que de coutume, afin de provoquer une hémorragie. La stagnation du sang a toujours lieu dans la partie qui est le siège de la congestion ; mais il faut entendre par ce mot *stagnation* cet état du sang où le mouvement progressif est simplement ralenti, parce que le tissu spongieux alors en reçoit plus qu'il n'en transmet ; ainsi la stagnation diffère de la stase, qui est un repos absolu du sang.

— Les circonstances les plus générales de la congestion sont, 1° la cause matérielle qui est la pléthore émue ; 2° le siège, c'est le tissu poreux, spongieux, parenchymateux ; 3° l'augmentation du mouvement tonique des fibres de ce tissu, lesquelles réagissent avec force sur le sang, le pressent, le dirigent vers l'endroit où l'éruption doit se faire ; 4° les douleurs qu'occasionnent nécessairement la tension et la réaction des fibres de ce tissu ; 5° la périodicité.

— Mais il arrive souvent que, malgré les efforts de la nature, l'hémorragie n'a pas lieu ; alors les parties séreuses et muqueuses se séparent du sang, et il se produit, soit dans la partie même, soit aux environs de la partie qui est le siège de la congestion, un œdème, un érésipèle, un écoulement séreux ou muqueux, un engorgement des glandes, souvent même un épanchement d'humeurs séroso-lymphatiques.

— La stase du sang, dans le tissu spongieux et les vaisseaux délicats qui le traversent, est la cause prochaine et matérielle de l'inflammation.

— Si la nature est assez forte pour ébranler,

atténuer le coagulum et le ramener à l'état de fluidité; si l'obstacle à la circulation est levé, l'inflammation est guérie par résolution. La guérison spontanée de l'inflammation est toujours précédée de symptômes qui sont les effets nécessaires et avantageux de la réaction, mais qui ne constituent point la maladie. Si la stase ne peut ainsi se dissiper, il reste à la nature un moyen de prévenir la putréfaction, c'est la formation du pus, humeur plutôt acrimonieuse que putrescente.

—La fièvre est un effort salutaire de la nature tendant à expulser du corps une matière nuisible à l'économie.

—Les causes éloignées les plus ordinaires de la fièvre sont un sang riche et abondant, la jeunesse et l'âge adulte, les aliments indigestes, enfin des miasmes qui corrompent les humeurs.

Comme on le voit, Sthal était complètement dans l'erreur et en contradiction avec lui-même, puisqu'il n'admettait pas d'altérations du sang : car la pléthore, à laquelle il fait jouer un grand rôle dans la production des maladies, est une véritable altération sanguine (hémite polyhyperhémique.)

Au surplus, il est faux, dit-il, qu'il y ait des remèdes altérants. Un sang vicié ne peut jamais être rétabli dans l'état naturel.

Sthal regardait la peste comme le résultat de

l'altération des humeurs produite par des miasmes.

—Sa doctrine thérapeutique repose sur ses principes physiologiques et pathologiques.

Il comptait beaucoup trop sur l'autocratie de la nature ; aussi ses méthodes de traitement sont elles, en général, très défectueuses ; il n'employait que des médicaments peu actifs et insignifiants. Souvent sa médecine était tout expectative.

Comme il attribuait presque toutes les maladies à la surabondance du sang, il prescrivait souvent la saignée ; il la regardait comme propre à favoriser les crises dans tous les cas où la nature tend à se débarrasser d'un sang superflu.

Il emploie les purgatifs, les vomitifs, etc., mais dans le cas seulement où la fièvre n'existe pas.

Du reste, combien les préceptes du grand Sthal sont lumineux et susceptibles d'application ! il faudrait être bien aveuglé par des idées médicales toutes contraires, ou ne posséder aucunement l'expérience de la médecine pour ne point voir, dans quelques-uns de ces axiomes, la vérité briller à longs traits, et malgré des erreurs de physiologie et de pathologie, malgré des fautes dans les expressions techniques, il n'est pas moins vrai que cet auteur s'est distingué dans son genre.

Sthal avait une profonde pénétration d'esprit ; il était homme de travail , et il faut avouer qu'il a rendu de grands services à la science.

Barthez, La Case, Robert, Ernest Platner, Charles Bonnet, Laurent Heister, Théophile Bordeu , J.-C.-M.G. de Grimaud, combattirent sa doctrine en l'adoptant en partie. Pierre Roussel fut un de ses apologistes. En définitive, les ouvrages de Sthal sont de ceux qui ont le plus accru nos richesses médicales. Sa doctrine a produit de grands hommes.

Continuant nos investigations historiques jusqu'à l'année 1789, époque où les sciences, comme différentes nations, eurent à subir des révolutions extraordinaires , nous voyons apparaître un grand nombre de médecins hippocratiques, Le Roi , Geoffroy, Fothergill , Frénir, Macbride, Piquer, Grant , Gruner, Lorry, Pezold, Hebenstreit , Le Pecq de la Clôture , Audry, Pringle, de Haen , Barker.

Enfin, après avoir exposé brièvement les divers systèmes qui ont éclaté et régné en médecine, après avoir signalé encore une fois le rétablissement de la doctrine d'Hippocrate , nous arrivons à cette époque mémorable où la révolution française, portant partout les ravages et la désolation, menaça un moment les sciences d'une destruction totale. Heureusement le feu sacré s'était entretenu dans la retraite et le silence, et on le vit se rallumer avec la réapparition de l'ordre et de la tranquillité, et répandre sur le théâtre des sciences la lumière la plus vive et la plus pure.

Faisons remarquer en passant, qu'à cette période régnaient, en pathologie, deux théories essentiellement opposées : l'humorisme et le solidisme. Ces deux théories, quoique différentes, s'accordent néanmoins dans beaucoup de circonstances relatives à la pratique; et paraissent être, généralement parlant, le fondement de toutes les autres.

Sur quelque partie de la médecine que nous jetions les yeux, nous n'apercevons que des améliorations, amenées d'un côté par le génie qui crée, de l'autre par l'esprit de sagacité qui débrouille habilement tous les mystères ; ici par l'esprit d'ordre qui coordonne méthodiquement toutes les vérités essentielles de la science ; ailleurs par l'analyse qui soumet à son creuset tous les principes connus, et n'accueille que ceux qui sont rigoureusement démontrés. Maintenant nous allons passer en revue, en suivant la même marche chronologique, les diverses doctrines médicales, ou les systèmes nosographiques qui ont apparu dans ce dernier stade.

Parmi les hommes qui se sont fait remarquer durant cette époque, et qui ont amené les révolutions les plus extraordinaires sur la pathologie

et sur la thérapeutique, on compte l'illustre Brown
dont la doctrine a fait naître une si ardente polé-
mique et tourner la tête à tant de médecins.

Brownisme.

Doué d'une imagination vive et forte, très
versé dans la connaissance des langues grecque et
latine, le professeur écossais parvint bientôt avec
un ton dogmatique et tranchant, et sous l'apparence insidieuse d'une réforme de la médecine,
à séduire des esprits superficiels ou prévenus. Il
réduisit à une simple étude de quelques semaines,
la science la plus étendue et la plus difficile à
connaître. On ne peut nier cependant que l'ouvrage publié par cet auteur présente un ensemble
bien régulier, et bien coordonné de la médecine élémentaire, et qu'il contient plusieurs
maximes qui méritent d'être rappelées au sou-
venir de la postérité.

Les principes systématiques du docteur Brown
ainsi que toutes les productions d'une imagination enthousiasmée de ses propres idées, présente
une sorte de charme pour des hommes médiocres sans expérience et faciles à illusionner. Cette
doctrine ne laisse apercevoir aucune difficulté à
aplanir, aucune question à résoudre, point de
lacune à remplir : d'après ce système il n'est pas
absolument nécessaire de se livrer préalablement
à l'étude des sciences accessoires, telles que la

physique, la chimie, l'anatomie, la physiologie, etc. Pour connaître la médecine toute la pathologie semble se réduire à deux grandes classes, en prenant l'état ordinaire de santé pour terme moyen, et suivant un acte dominant, mais nullement caractérisé, de faiblesse ou de force, qui paraît s'en écarter (sthénie et asthénie).

Brown présente ses idées superficielles et paradoxales, et leur enchaînement factice comme des découvertes qui doivent l'immortaliser et il débite ses opinions dogmatiques avec le ton recherché de l'emphase : « Conduit ainsi, dit-il, par la nature, pas à pas, et comme par la main, dans le vaste cercle des maladies asthéniques, j'ai reconnu que toutes dépendent d'une même cause, savoir, d'une débilité dans les stimulants, qui agissent sur les organes.

« Je proposai un principe que tout éclaircit et confirme. Dès lors, ajouta-t-il avec confiance, un art conjectural, rempli d'incohérences et faux dans presque toutes ses parties, est enfin ramené à une science certaine qu'on peut appeler la science de la vie. » Quelle idée se faire d'un esprit qui emploie avec tant de légèreté ces expressions ambitieuses et hyperboliques ? Que penser d'un homme plein d'originalité qui vient nous débiter

_____

(1) De σθένος force ; et de α priv. et σθένος.

ses principes avec un ton de conviction comme si la nature les lui avait révélés ?

Il est inutile de reproduire ici une exposition méthodique et complète de l'ouvrage de Brown, traduit en français et en allemand par Fouquet, Bertin, Jouet, etc. ; il suffit de dire qu'en général sa doctrine n'est point le fruit d'une observation judicieuse, ni d'une expérience raisonnée.

Brown ne considère qu'une propriété commune à tous les êtres vivants, qu'il appelle incitabilité. Selon lui la vie ne s'entretient que par les stimulants; les stimulants ou puissances incitantes sont partagés en externe et interne. Les externes sont tous les corps extérieurs pondérables ou impondérables ; il y joint les fluides circulants ou extravasés et la chaleur animale. Les internes sont l'action fonctionnelle des organes, l'influence nerveuse, les passions et l'action musculaire. *Trop augmentés* dit-il, *les stimulants produisent des maladies sthéniques ; trop diminués, ils en occasionnent d'asthéniques.*

L'incitabilité ou la faculté d'être excité s'épuise par sa mise en action, ou par l'incitation, et cet épuisement donne la faiblesse indirecte dans laquelle tombent ceux qui ont abusé des liqueurs spiritueuses, et qui, devenus moins sensibles à leur effet sont obligés d'en augmenter les doses pour se procurer de l'inci-

tation.... L'incitabilité s'accumule au contraire par le défaut ou l'absence des stimulants ; ce qui produit la faiblesse ou asthénie directe, dans laquelle les stimulants les plus légers produisent une grande incitation.

Il distinguait aussi une opportunité *sthénique* et une opportunité *asthénique*.

L'opportunité d'après lui, ou diathèse, est un état intermédiaire entre la santé et la maladie.

L'opportunité sthénique est produite par l'action exagérée des stimulants ; elle consiste dans une exaltation de l'incitation qui s'approche de l'état d'hypersthénie. L'opportunité asthénique est établie sur la diminution des stimulants, et doit toujours précéder les maladies asthéniques, comme l'opportunité sthénique doit également précéder les maladies sthéniques.

Ces deux préceptes trop généralisés de Brown dans toutes les circonstances maladives et l'extrême importance qu'il attachait à ce qu'il nomme incitation en médecine, et le sens indéterminé de ce mot, l'ont trop séduit, et l'ont induit dans des erreurs fort graves. Enfin, ce double principe sur l'incitabilité, si cher à ses adeptes, est fondé sur quelques faits ; mais on en a poussé trop loin l'application ; et les conséquences pratiques trop générales, qui en ont été déduites, en ont fait une des doctrines les plus funestes.

Quant aux inflammations, qu'il appelle pyrexies sthéniques locales, il les attribue à une pyrexie générale qui détermine secondairement l'inflammation d'un organe ou d'un système d'organes ; il donne pour exempl le l'inflammation du poumon, qui est toujours précédée d'une pyrexie générale.

La douleur des membres et de tout le corps est attribuée, dans les pyrexies de l'auteur, à la surabondance du sang qui, poussé avec une violence impétueuse dans le diamètre des vaisseaux trop denses et peu dilatables, ne peut les traverser qu'avec une secousse douloureuse.

En définitive, Brown animé par quelques succès, surmonta bientôt toutes difficultés pour faire prévaloir ses opinions dogmatiques. Pour séduire plus sûrement les esprits enthousiastes, il s'attacha à faire voir que les principes en médecine renversaient aussi la manière de traiter les maladies, et qu'on ne s'était jusqu'alors nourri que d'illusions et d'erreurs sur les vertus des médicaments. Ainsi il refusa sans détour à l'opium sa propriété, si généralement reconnue de calmer et d'assoupir, et, universalisant une induction tirée de quelques faits particuliers, il proclama hautement cette substance comme étant stimulante et tonique.

Complément de la doctrine de Brown.

Le brownisme fut reçu avec exaltation en Italie, où il se répandit généralement. Cependant il fut soumis à quelques modifications. Jean Rasori, un des plus célèbres médecins de cette terre étrangère, prétendit que certaines substances avaient la propriété de diminuer l'action vitale dans la partie où elles étaient appliquées, et par sympathie dans tout l'organisme. Il appela contre - stimulants ces espèces de modificateurs. Ces substances agissent sur la trame sensible, dans un sens diamétralement opposé à l'action stimulante ; elles détruisent même sans évacuation le stimulus excédant, de manière à produire des maladies qui ne peuvent plus se guérir que par les stimulants. Ainsi Rasori trouve dans les contre-stimulants un moyen de guérir toutes les maladies de stimulus, *et vice versâ* dans les stimulants, le remède des effets des contre-sti mulants. D'après lui, les stimulants et les contre-stimulants sont d'autant mieux supportés que la diathèse du stimulus et du contre—stimulus est plus considérable, qu'enfin il est plus facile de trouver la mesure de l'une ou l'autre diathèse par la faculté de supporter les uns et les autres de ces moyens.

Le froid, les émétiques, l'opium, la belladone, tous les amers, les préparations antimoniées, les astringents, les ferrugineux, les préparations de plomb , etc., étaient considérés par les rasoriens comme des contre-stimulants (1).

Tommazzini et le docteur Amoretti furent aussi des imitateurs distingués de Brown.

Les Italiens regardent les affections locales comme des effets de la fièvre et non comme la cause.

Joseph Frank , docteur allemand, après avoir épousé le brownisme , l'abjura. Il était homme d'une immense lecture et d'une vaste érudition. A l'imitation du grand Hippocrate, il se livra à la médecine d'observation ; sa doctrine fut un auto-cratisme-humoro-brownien.

N'ayant eu aucun guide pour classer les maladies , il admit des entités indéfinies qu'il appela diathèses, qui ne diffèrent pas beaucoup des éléments du montpéliérisme; ainsi des diathèses inflammatoire, rhumatique, gastrique, arthritique, atonique, scorbutique, typhoïde, périodique, scrofuleuse, carcinomateuse, hydrophobique, trichomiatique, pellagreuse, herpétique, lépreuse, etc.

Les Anglais affichèrent une sorte de mépris pour la doctrine de Brown , et pour toutes les autres doctrines de l'Europe. Cependant, ils tirèrent parti

---

(1) La doctrine rasorienne est fille du brownisme et fut élevée sur ses ruines. Dans cette doctrine, les maladies réputées générales ou locales sont divisées en trois grandes classes ; 1° maladies hypersthéniques ; 2° maladies hyposthéniques ; 3° maladies irritatives. Celles-ci ne sont ni avec excès ni avec défaut de stimulus , elles sont considérées comme étant d'une nature particulière.

de toutes les observations, de tous les systèmes
(éclectisme), et, après en avoir fait une doctrine
confuse, ils retombèrent dans l'humorisme, puis
dans l'empirisme. Guin Precht de Hambourg,
conseiller du duc de Saxe-Cobourg, attribua toutes
les maladies du ventre à des obstacles à la circulation des humeurs, aux obstructions des viscères
et à la faiblesse des nerfs. Les partisans de cette doctrine humorale rapportaient la cause des engorgements sanguins qui se présentent sur les viscères, à
un embarras circulatoire dans la veine-porte qu'ils
disaient relâchée; leur thérapeutique consistait
alors à mettre en application la théorie des obstructions dont les moyens ont passé dans la pratique de nos jours.

John Hunter, un des médecins anglais les plus
estimables, regarda la rougeur, la chaleur, le gon-
flement et la douleur, comme les signes attributifs
de l'inflammation. Selon cet auteur, l'inflammation est en effet destinée à amener une réintégra-
tion des parties dans leur état naturel. Il prétendit
donc que l'inflammation est l'effet d'une maladie,
une voie par laquelle l'économie se débarrasse de
l'entité morbide. Selon lui, la fièvre occasionne
toujours une inflammation.

Il admet des inflammations suppuratives, ulcé-
ratives, œdémateuses, érésipélateuses, etc. Le
judicieux écrivain, dont nous faisons connaître

les opinions médicales, distingua encore l'inflammation suivant le siège qu'elle occupe. Ainsi elles furent divisées en celles des plaies, des veines du cerveau, du foie, des poumons ; enfin il compara l'inflammation du tissu cellulaire à celle des cavités closes et à celle de tout le corps.

Le Brownisme a aussi envahi l'Espagne ; mais les médecins de ce pays ont modifié cette doctrine en la mariant avec quelques maximes de l'école boerhaavienne, que l'on professe toujours dans leurs universités. Les Espagnols se font remarquer en ce genre de connaissances comme en beaucoup de sciences abstraites ; ils sont doués d'une grande perspicacité ; ils sont enclins à la forme syllogistique, et possèdent la conception la plus heureuse.

Des classifications nosographiques.

Une classification nosographique est un moyen pour se diriger dans la description méthodique des maladies comparées les unes aux autres.

Le premier médecin qui ait fait une nosographie (1) est Jean Jonstonus d'Amsterdam (2). Déjà Césalpin avait conçu l'idée d'un tel travail,

----

(1) De νοσος, maladie, et γραφω, je décris.
(2) Jonstonus avait partagé les maladies en trois grandes classes : maladies similaires, maladies organiques ; maladies communes, c'est-à-dire les plaies, etc.

et Félix Plater en donna le plan dans un ouvrage intitulé : *Praxis medica*.

Mais la première nosographie complète qui parut, fut celle de F. Boissier de Sauvages, le chef de l'école de Montpellier.

A l'exemple des botanistes, cet auteur distingué classa les maladies d'après les attributs distinctifs qu'elles présentent, et ce dans le but d'en faciliter l'étude et le traitement. Ainsi, dans la classification de Sauvages, chaque maladie figure avec ses caractères propres, et, à côté d'elle, le remède convenable. Le dogme médical qu'embrassa Sauvages fut un mélange du vitalisme de Sthal, du strictum et du laxum de Thémison, rajeunis par Cullen, par Hofmann et par Brown, et du mécanisme de Boerhaave; il voyait dans le corps vivant une puissance conservatrice qui réagissait par les nerfs sur les causes perturbatrices, et dont le principal moyen était l'impulsion du cœur. S'il se forme une tumeur dans les organes, c'est par le même moyen que la providence intérieure cherche à la résoudre. Quand les maladies sont chroniques, et que les viscères se détériorent, il faut rapporter ces effets à l'incertitude du cœur et à la torpeur du principe intérieur, dont la vigilance est en défaut. Les médecins sauvagistes employaient très souvent les stimulants.

Ainsi donc, Hoffmann, Cullen, Brown, Sauvages, etc., ont fondé leur doctrine du principe vital sur les idées du flamand Van Helmont, qui ne sont, en dernière analyse, que les principes hippocratiques poussés à un plus haut degré de développement. Tous les auteurs de l'antiquité, comme ceux des temps plus modernes, à l'exemple d'Hippocrate, ont toujours reconnu solennellement dans les maladies, une nature conservatrice et harmonisatrice, qu'ils ont érigée, pour la plupart, en principe. Cette maxime, sans doute, sera toujours admise par les observateurs judicieux, parce qu'elle est généralement vraie.

En définitive, Sauvages reconnaissait dix classes de maladies : les vices, les fièvres, les phlegmasies, les spasmes, les vésanies, les anhélations, les débilités, les douleurs, les flux, les cachexies. Sa classification, quoique ne réunissant pas toutes les conditions d'une bonne nosographie, a reçu les éloges les plus flatteurs des médecins de ce temps-là, et a effectivement donné quelques fruits.

Sagar, en reproduisant les égarements de Sauvages, a plutôt contribué à avancer les bornes de la science qu'à les reculer. Il admet une classe de maladies évacuatives, composée de sept ordres et cinquante genres.

Linnée, de la faculté d'Upsal, si célèbre pour sa classification botanique, voulut appliquer aussi la même méthode aux maladies. Il se figura que les symptômes sont à celles-ci ce que les feuilles, les fleurs, les tiges, etc., sont aux plantes : *symptomata se habent ad morbum, ut folia et fulcra ad plantam;* mais quelles différences! Ces différences proviennent de ce que les organes, dont les symptômes expriment la souffrance, ne sont presque jamais affectés précisément au même degré, et de ce que la sensibilité des sujets malades offre des variétés presque infinies.

La classification de Linnée ressemble beaucoup à celle qui nous vient de Sauvages; il est par conséquent inutile de l'exhumer ici.

Peu de temps après, en 1764, parut la nosographie de R. A. Vogel, médecin de Gottingue, qui présente onze classes et cinq cent soixante genres.

Fièvres, flux, épischèses, ou suppression des excrétions, douleurs, spasmes, adynamies, hypersthésies (ou sursensations), cachexies, paranoies, vices, difformités.

Cullen, professeur d'Edimbourg, réduisit considérablement le nombre des classes, des ordres et des genres admis par les auteurs précédents; ce qui fut regardé comme une amélioration. Quatre classes, dix-neuf ordres, et cent trente genres composent la nouvelle nosographie de Cullen.

1° Pyrexies ou fièvres, cinq ordres, trente-neuf genres;

2° Névroses, quatre ordres, vingt-cinq genres;

3° Cachexies, trois ordres, vingt-deux genres;

4° Maladies locales, sept ordres, quarante-quatre genres.

Nous arrivons à la fameuse nosographie philosophique de M. Pinel, qui fut publiée en 1791, travail qui a rendu de grands services à la science, quoiqu'il présente plus d'une imperfection. L'auteur a renfermé toutes les maladies dans cinq classes, vingt-deux ordres et cent quarante et un genres.

1° Les fièvres; 2° les phlegmasies; 3° les hémorragies; 4° les névroses; 5° les lésions organiques.

En parcourant l'ouvrage de M. Pinel, on s'aperçoit aisément qu'il est alternativement vitaliste, humoriste et brownien. Il forme des fièvres une classe de maladies caractérisées par la fréquence du pouls, l'augmentation de la chaleur du corps, la lésion de la plupart des fonctions et l'absence d'une lésion locale et primitive; il ne s'attache par conséquent qu'à l'analogie des symptômes, et fait abstraction du type. Dans sa nosographie, les fièvres sont classées en six ordres, angioténiques ou inflammatoires, méningo-gastriques ou gastriques, adéno-méningées ou muqueuses, adynamiques, ataxiques et adéno-nerveuses ou peste; à cette dernière il rattache les épizooties. Chaque ordre est divisé en trois genres, selon que chacune de ces fièvres est continue, rémittente ou intermittente. Il parle de la fièvre angioténique comme pouvant occasionner la céphalite, la pneumonite. La fièvre adynamique fut considérée par les anciens comme étant due à la putridité des humeurs : M. Pinel tâche d'abord d'accorder cette théorie avec le solidisme de Brown pour expliquer cette fièvre, puis retombe tout à fait dans la doctrine brownienne; c'est de là qu'il appela cette fièvre, adynamique, qui ressemble beaucoup à la qualification d'*asthénique* de Brown.

Ces différentes fièvres, sont pour nous, vétérinaire, occasionnées par diverses altérations de la masse sanguine, dont elles dépendent essentiellement.

En général, l'illustre nosographe prétend que les fièvres sont indépendantes des lésions organiques; celles qui dépendent des maladies locales sont plus rares.

Dans presque toutes les affections phlegmasiques de la peau, il avait remarqué une espèce de fièvre d'incubation qui précède ordinairement ces affections. Au début, le traitement est nul, attendu qu'il ne faut pas affaiblir des efforts des-

tinés à produire à l'extérieur une inflammation
nécessaire ; il est expectatif pendant toute la
période inflammatoire, parce qu'il est prudent,
dit-il, de ne pas contrarier la force dépuratrice.
M. Pinel attribue les dartres à une infection générale des humeurs par le virus qu'il appelle herpétique, à une espèce de diathèse dartreuse.

Pour expliquer les phlegmasies goutteuses et
rhumatismales, il avait adopté l'humorisme des
anciens, qui les attribuaient à la pléthore ou à
la corruption des humeurs. C'est ainsi qu'il envisageait les différentes espèces de phlegmon. Dans
ce cas, il ne fallait pas non plus déranger la nature qui travaillait pour le salut de l'organisme.
Il en était de même pour la pneumonie, l'hépatite, la néphrite, etc.

Comme dans le tableau nosographique de
M. Pinel, on trouve dans l'ouvrage de M. Tour-
telle, intitulé : *Eléments de médecine théorique
et pratique*, une classe de fièvres composée de
pyrexies sans affections locales, de pyrexies avec
affections locales. Cet ouvrage parut en 1805; il
a été calqué en partie sur ceux qui ont été produits précédemment.

Voici la méthode nosographique de M. Réca-
mier, médecin et professeur de clinique à l'Hôtel-
Dieu de Paris.

Iʳᵉ Section. — *Maladies physiologiques.*

1ʳᵉ *Classe.* Altération de sécrétions, vice des sécrétions et exhalations, dont l'humeur est versée en dehors ou retenue à l'intérieur. — 2ᵉ *Classe.* Phlegmasies : vices congestifs inflammatoires des capillaires sanguins ou pyrexies locales. — 3ᵉ *Classe.* Fièvres : vices pyrétiques de l'ensemble des fonctions, sans affections locales.—4ᶜ *Classe.* Névroses.—5ᵉ*Classe.* Cachexies : vices dépendants de la composition physiologique des fluides animaux.—6ᵉ *Classe.* Solution de tissus.—7ᵉ *Classe.* Déplacements.—8ᶜ *Classe.* Vices physiques de la circulation artérielle veineuse ou lymphatique, par des stases, déviations ou effusions des fluides circulants.—9ᵉ *Classe.* Vices physiques des excrétions digestives, lacrymales, salivaires, bilieuses, urinaires, spermatiques par stases, déviations, expulsions ou affections indues des fluides circulants. —10ᵉ et 11ᵉ *Classes.* Difformités, corps étrangers.

Nosographie de M. Alibert, publiée en 1818.

1ʳᵉ *Famille.* Gastroses : 1° polyorexie (faim excessive) ; 2° hétérorexie (dépravation de l'appétit) ; 3° dysorexie (inappétence) ; 4° polydipsie (désir immodéré des liquides) ; 5° adipsie (défaut de soif) ; 6° dyspepsie (digestion difficile et laborieuse) ; 7° lientérie (excrétion par l'anus des aliments qui n'ont subi qu'un faible degré d'élaboration); 8° antémésie (vomissement essentiel); 9° gastéralgie (syncopale mordicante et pyrétique); 10° gastrite; 11° squirrogastrie; 12° gastrobosie (perforation de l'estomac); 13° gastrocèle.

2ᵉ *Famille*. Entéroses : 1° coprostasie (constipation, deux espèces, sthénique et asthénique); 2° entérorrhée (diarrhée); 3° entéralgie; 4ₒ entérélésie (*volvulus*); 5° entérite; 6ₒ péritonite; 7° entéropyrie; 8ₒ helmintotiasie (maladies vermineuses); 9° entérocélies (tumeurs formées par l'intestin déplacée); 11° epliplocélie.

3ᵉ *Famille*. Cholose (maladies de l'appareil biliaire) : 1° ictéritie, huit espèces; ictéritie pyrexique; ictéritie apyrexique, gastrique, calculeuse, méconiale, spasmodique, vénéneuse, épidémique; 2° hépatirrhée (dyssenterie hépatique); 3° hépatalgie; 4° hépatite; 5° cholépyrie (fièvre bilieuse); 6° choléralgie (choléra-morbus); 7° hépato-phraxie (hépatisation du foie); six espèces : hépato-phraxie sanguine, graisseuse, squirreuse, hydatiqueuse et abcédée, vésiculaire; 8° hépatisie (phthisie hépatique), tuberculeuse et abcédée; 9ᶜ splénalgie; 10° et 11° splénite et splénophraxie.

4ᵉ *Famille*. Uroses (maladies des voies urinaires) : 1° polyurie (diabète); 2° enusérie (flux continuel d'urine); 3° dysurie (excrétion difficile de l'urine); 4° stranguric (écoulement d'urine goutte à goutte); 5° ischurie (suppression complète de l'urine) ; 6° néphralgie ; 7° néphrite ; 8° cystalgie ; 9° cystite ; 10° cystocélie ; 11° lithiasie (affection calculeuse) ; 12° urétrophraxie (rétrécissement de l'urètre).

5e *Famille*. Pneumoses (maladies des organes respiratoires) : 1° Asthme ; 2° dyspnée pléthorique; 3° apnée (asphyxie); 4° incube ou cauchemar ; 5° pneumonalgie ; 6° pneumonite aiguë , chronique , larvée , bilieuse , catarrhale , rhumatique, adynamique, ataxique ; 7° pleurite ; 8° pulmonie tuberculeuse, granulée, glanduleuse, hydatigenée, mélanée, calculeuse, osseuse , ulcérée et cancéreuse.

6 *Famille*. Angioses (maladies du système circulatoire) : 1° Cardiopalmie (mouvement déréglé du cœur), cardiopalmie pléthorique, spasmodique et symptomatique ; 2° syncope ; 3° cardialgie ; 4° cardite ; 5° péricardite ; 6° angiopyrie ; 7° cardiectasie (augmentation du volume du cœur) ; 8° artériectasie (anévrisme); 9° phlébectasie (varice) ; 10° hématoncie (tumeur sanguine, fongus hématode ;) 11° cyœnopathie ou maladie bleue (cyanose de M. Baumes); 12° hématospilie (*morbus maculosus* ; 13° ecchymomie (ecchymoses) ; 14° hémorrhinie (épistaxis), pléthorique, traumatique et adynamique ; 15° hématémèse (vomissement de sang) ; 16° hémoptisie (crachement de sang) ; 17° hémurésie (hématurie) ; 18° ménorragie

(hémorragie utérine) ; 19° hémoproctie (hémorragie anale).

7ᵉ *Famille*. Leucoses (maladies du système séreux et lymphatique : 1° Hydrocéphalie ; 2° hy-
drorachis ; 3° hydrothorax ; 4° hydropéricardie ;
5° ascite ; 6° anasarque ; 7° hydroschéonie (hydro-
cèle) ; 8° hydromètre (hydropisie utérine) ; 9° hy-
drophthalmie ; 10° hydarthrosie ; 11° chlorose ; 12°
leucopyrie (fièvre hectique).

8ᵉ *Famille*. Adénoses (maladies du système
glanduleux) : Scrofules ; 2° mésentérie ; 3° atrophie ; 4° paratoncie ; 5° thirophraxie (engorgement douloureux de la glande thiroïde).

9ᵉ *Famille*. Ethmoplécoses (maladies du tissu
cellulaire) : 1° Adéliparie (polysascie) ; 2° scléré-
mie (endurcissement du tissu cellulaire) ; 3₀ emphysème ; 4° loupe ; 5° polype ; 6° cancer.

10ᵉ *Famille*. Blennoses (maladies des membranes muqueuses : 1° Blennorhinie (coryza) ; 2° blen-
nothorax (catarrhe pulmonaire ; 3° blennentérie
(flux catarrhal des gros intestins) ; 4° blennurie
(catarrhe vésical) ; 5° blennuréthrie (blennorrhagie) ; 6° blennélytrie (catarrhe vaginal) ; 7° blenno-
phthalmie (ophthalmie) ; 8° blennisthinie (pharyngite) ; 9° blennotorrhée (catarrhe de l'oreille) ;
10 blennopyrie (fièvre muqueuse) , 11° aphte.

Nosographie de M. Baumes.

M. Baumes, en attribuant toutes les maladies à des causes essentiellement chimiques, les a distribuées sous ce rapport en cinq classes principales.

1re *Classe.* Calorinèses (maladies dans lesquelles on remarque un défaut ou un excès de chaleur).

1re *Sous-classe.* Surcalorinèses (maladies qui doivent être imputées à l'augmentation du principe qui produit la chaleur). Cette sous-classe contient cinq genres : 1° Polyhémie artérielle ou veineuse, hémorragie par pléthore (apoplexie, cacochymie, etc.) ; 2° hématémèse (tumeur sanguine, ecchymose, hémorroïdes, anévrismes, etc.); 3° hémorragies (rhinorragie, otorragie, pneumorragie, gastrorragie); 4° hectisie pyrétique et apyrétique; 5° combustion.

2e *Sous-classe.* Descalorinèses (maladies qui paraissent résulter d'une diminution du principe de la chaleur); 1° crymose (maladie produite par le froid), asphyxie et gangrène frigorifiques; squirrosarques (squirres), scrofules ; crymodynies (rhumatisme), arthrodynie, plévrodynie, lombodynie, etc., polylymphie (blennorrhagie–lymphatique) ; hydropisie, etc.

2e *Classe.* (Maladies qui dépendent d'une quantité insuffisante ou excessive d'oxygène qui doit entrer dans les poumons.)

1re *Sous-classe.* Désoxygénèses (maladies produites par une quantité insuffisante d'oxygène respirable); 1° Anémie (faiblesse par diminution du sang, stuporisme par l'azote, etc.)

2e *Sous-classe.* Suroxygénèses (maladies produites par une quantité excessive d'oxygène respirable); pneumatose, euphraxie (obstruction), etc.

3e *Classe.* Hydrogénèses (maladies où l'hydrogène et le carbone prédominent (désordre dans l'hydrogénation des matières animales), comme chez les individus gras, bilieux, etc.); aphte, diaphragmésie, polysarcie, polycholie, lèpre, etc.

4e *Classe.* Azoténèzes (maladies occasionnées par une prédominance de l'azote dans l'économie (ou désordre dans l'azoténation), scorbut, elcose (ulcères); septose (maladies putrides), puose (abcès).

5e *Classe.* Phosphorénèses (maladies occasionnées par une surabondance, ou un défaut de phosphate calcaire, ou à la décomposition de cette substance).

Classe supplémentaire. (7 genres : 1° Ectopies (déplacement, inversion), prolapse ; drastase (luxation); 2° thlasme (enfoncement); 3° proptame (allongement); 4° atrétisme (clôture des ouvertures) ; 5º loxarthre (ou vice des os d'une articulation sans luxation, etc.)

Nosographie chirurgicale de M. Richerand, où les maladies sont classées : 1º D'après les appareils organiques qu'elles affectent (plaies et ulcères) ; 2º Par les maladies de l'appareil sensitif, les commotions et compressions de la moelle vertébrale et du cerveau ; 3º les maladies de l'appareil locomoteur (celles du système musculaire, et celles du système osseux); 4º les maladies de l'appareil digestif (les lésions des organes de la mastication, les maladies des organes de la déglutition, les lésions abdominales et celles des voies urinaires) ; 5º les maladies de l'appareil circulatoire (celles du cœur, des artères et des veines); 6º les maladies de l'appareil respiratoire ; 7º celles du tissu cellulaire (les abcès, les infiltrations aqueuses et sanguines ; l'emphysême ; les loupes) ; 8º enfin les affections de l'appareil reproducteur.

Telles sont, d'après MM. Pinel et Brichetau, les principales nosographies qui ont paru en médecine humaine, et que j'ai cru devoir faire connaître. Il en est encore d'autres qu'il importe peu de produire, attendu qu'elles ne présentent aucun intérêt ou parce qu'elles sont la copie fidèle de celles-ci.

Beaucoup de médecins, fort recommendables assurément, ont révoqué en doute l'utilité des nosographies, mais les réflexions de Sidenham suffisent pour entraîner tous les esprits à ce sujet. Cependant ce médecin vivait à une époque où il n'existait pas encore de classification méthodique des maladies. Aujourd'hui que cette branche de la science médicale a fait de grands progrès, nous pouvons bien affirmer qu'elle est susceptible de rendre quelques services.

Je ne terminerai point cet extrait analytique des doctrines médicales et des idées systématiques publiées par les médecins sans dire un mot du système des anatomico-pathologistes, de la doctrine physiologique et de l'opinion de MM. Prost et Pujol sur l'inflammation et les fièvres. Si je rappelle constamment l'attention des lecteurs sur cet objet, c'est qu'il présente à mon esprit une importance qui a été sentie par tous ceux qui se sont occupés de philosophie médicale. En effet presque toutes les maladies sont produites par des inflammations, il est donc essentiel de chercher à connaître la cause originelle de l'inflammation pour trouver ensuite les moyens de la guérir, car la thérapeutique doit trouver dans cette découverte les bases les plus solides, et la connaissance approfondie des affections morbifiques doit seule présider à la détermination des indications à remplir afin d'obtenir leur guérison. Si la thérapeutique n'est pas éclairée par une saine théorie, elle ne forme plus qu'un empirisme aveu-

gle, hasardeux, conjectural, qui ne peut apparte-
tenir qu'à des esprits étroits peu conscioncieux.

D'après M. Prost, la fièvre est un trouble de
la circulation artérielle causé par l'excitation directe ou sympathique du système à sang rouge;
tantôt le système artériel est affecté dans cette maladie, tantôt ce sont les nerfs. Cet auteur regardait les altérations cadavériques non comme les
causes des maladies, mais plutôt comme leurs effets,
et c'est aussi mon avis. Comme on le voit,
M. Prost, était loin de vouloir dessentialiser les fièvres, bien qu'il soit tombé à cet égard dans quelques contraditions.

M. Pujol de Castres envisage les fièvres dans le
même sens à peu près, que M. Prost et tombe aussi
à cet égard dans les mêmes divagations. Selon
lui, la fièvre est un être de nature essentielle, et
tout différent de l'inflammation dont elle est indépendante.

M. Pujol range parmi les causes de l'inflammation les virus dartreux, arthritique scorbutique, vé-
nérien, rachitique, scrofuleux, cancéreux, etc. (1),
lesquels en se portant sur les viscères les irritent
à raison de leur âcreté, et y produisent des inflammations qu'il ne faut pas confondre avec les obstructions. La matière critique des maladies aiguës

---

(1) Ces virus, ou diathèses, doivent être rapportées aux diverses maladies de la masse sanguine.

produit aussi des inflammations chroniques, lorsqu'elle n'a pas été assez émoussée par la coction.
Elle les détermine à l'extérieur du corps et même
dans les viscères quand elle n'est pas éliminée et
cela parce que le système artériel, qui a soutenu
presque seul le combat morbifique, est fatigué, se
laisse engorger et conduire à l'état inflammatoire.

Opinions médicales de Barthez, de Cabanis et de Bordeu.

Barthez fut un des médecins les plus érudits qui
aient honoré la France; il passait même pour
posséder l'omniscience. Son système est une espèce
de stahlianisme. Il prouve que l'idée de rapporter
les phénomènes vitaux à l'action d'un principe
intelligent appelé âme appartient à Tilenius et
à Scaliger.

Barthez imagina un principe vital qui n'est
point l'âme intelligente de certains animistes,
mais une âme qui agit en automate dans l'organisme. Du reste il ne peut définir son principe
vital; il le regarde comme une force inconnue
qui a en elle son mode d'action, et qui ne peut
être expliqué ni par la chimie, ni par l'hydraulique, ni par la mécanique. Il pense avec J. Hunter que le sang et les diverses humeurs sont animés par ce principe. Il admet aussi une force
calorifiante et électrifiante qui est subordonnée,
ainsi que la nutrition, à l'âme principe de la vie.

D'après Barthez, les maladies ne sont que rarement corrélatives aux volontés de l'âme pensante ; elles sont déterminées automatiquement en vertu des lois du principe vital, sous l'influence d'agents qui peuvent y porter le désordre.

Voici comment Barthez explique les sécrétions morbides : il suppose que, lorsque le principe vital reconnaît le besoin des sécrétions , il expédie une somme de forces vers l'organe sécréteur, et fait agir en même temps un certain nombre d'organes pour le seconder ; ce concours de mouvements était comparé à un accès de fièvre, dont le résultat définitif était la sécrétion. Ces principes tirent leur origine de l'école humorale d'Hippocrate et du vitalisme.

Quant à l'inflammation, Barthez l'expliquait en disant que le principe vital était incommodé par une cause morbifique intérieure, telle que la pléthore, etc. Les organes sécréteurs et les dépurateurs ne suffisant plus pour maintenir le bon ordre dans l'économie, il fallait éliminer d'une manière quelconque le résultat de l'action morbifique. Le principe vital envoyait alors un concours de force vers la partie qu'il lui plaisait de choisir pour siège de l'inflammation. Cette congestion à la formation de laquelle devaient participer aussi plusieurs organes se terminait toujours par une élimination d'humeurs.

Cabanis, qui a bien démontré les rapports qui

existent entre le physique et le moral de l'homme,
regarde une partie des maladies comme occasionnées par une dégénération de la lymphe, par
l'acrimonie des humeurs.

Bordeu, qui a beaucoup médité les ouvrages de
Stahl, de Van-Helmont et d'Hippocrate, a dû nécessairement se créer un système qui tient des
écoles hippocratique et italienne. Il ne voit dans les
maladies que des entités morbides dirigées par
une nature égarée capable de déranger l'ordre
qui doit présider à l'accomplissement normal de
toutes les fonctions.

Doctrine des anatomico-pathologistes.

Toutes les altérations organiques, nous disent
les sectateurs de cette doctrine, sont divisées en
quatre grandes classes :

1° Les *altérations de nutrition*, les plus simples de toutes, consistent dans l'hypertrophie (accroissement de nutrition), ou dans l'atrophie (di-
diminution de nutrition), d'un organe ou d'un
appareil d'organes ;

2° Les *altérations de forme et de position ;*

3° Les *altérations de texture*, produites par
un agent extérieur, ou par le développement intérieur d'un corps étranger organisé.

4° Les *corps étrangers animés.*

La texture des organes peut être altérée de quatre manières différentes : 1° par la simple solution

de continuité ; 2° par l'extravasion d'un liquide naturel, comme dans l'anasarque, l'apoplexie, les humeurs graisseuses ; 3° par l'inflammation ou ses conséquences ; 4° par le développement accidentel d'un tissu ou d'une matière qui n'existait point avant l'état de maladie, comme les tissus squirreux, encéphaloïdes, mélaniques, tuberculeux, osseux, accidentels. Ces altérations sont considérées en elles-mêmes et indépendantes des organes et de leurs propriétés. Il en est de même des tissus fibreux, fibro-cartilagineux, cartilagineux, osseux, cellulaire, corné, et les poils accidentels qu'ils attribuent à un état morbifique spécial, dont ils ne connaissent pas la nature.

Morgagni, Baillie, MM. Cruveilhier, Meckel, Breschet, Andral et autres, ont fait à cet égard des recherches minutieuses intéressantes. (Voyez les *Ouvrages d'anatomie pathologique*, et les *Recherches* publiées par ces auteurs.)

MM. Broussais et Bégin envisagent les productions morbides comme la conséquence de l'inflammation, et, selon eux, il n'y a point de maladie sans altération d'organes.

. C'est, selon moi, un état pléthorique et couenneux du sang, ou d'autres altérations de la masse sanguine, qui produisent la plupart des maladies. La moindre cause irritante suffit pour en provoquer le développement. Je rendrai cette vérité plus démonstrative, en rapportant quelques-uns des faits que je possède à cet égard, lesquels se rencontrent tous les jours dans la pratique.

Doctrine physiologique.

La doctrine de M. Broussais est fondée sur l'augmentation ou la diminution de l'action vitale. Toutes les altérations pathologiques en sont l'effet immédiat, et se propagent d'un organe à un autre par la voie des sympathies. Pour ce docteur, le premier de ces états est une surirritation ou irritation morbide, le second une abirritation.

La théorie de M. Broussais sur les sympathies n'est pas nouvelle; Hippocrate est le premier médecin qui s'est aperçu des rapports réciproques qui existent entre tous les organes. Mais on doit aux médecins modernes d'avoir démontré toute l'étendue de l'application des préceptes d'Hippocrate. Cependant, M. Broussais a beaucoup trop généralisé cette application, en disant que les fièvres étaient toujours le résultat sympatique des affections organiques locales, surtout des gastro-entérites. Nous en avons dit assez sur ce sujet pour faire voir l'exagération à laquelle cet illustre médecin s'est laissé entraîner (1).

----

(1) Qu'on ne croie pas que nous ayons la prétention de contrecarrer les opinions dogmatiques des médecins, et de nous ériger en réfutateurs de

MM. Hildembrand, Wichmann, Gruner, Dreyssig, Sprengel, Landré-Beauvais, Double, Théop. Vogel, etc., ont travaillé dans la même direction que M. Broussais, et, comme ce dernier, ont rendu leur nom illustre dans les fastes de la pathologie.

Tels sont les différents systèmes qui ont modifié les méthodes de l'art de guérir, depuis les auteurs grecs jusqu'à M. Broussais inclusivement. Nous avons vu la médecine à l'état naissant, exploitée d'abord par des gens sans aveu, et sans connaissances, puis cultivée par des philosophes d'un grand mérite; propagée ensuite par des prêtres qui en abusèrent pour augmenter leur influence sur l'imagination des peuples; des mains des prêtres nous la vîmes s'élever tout à coup dans celle des Grecs qui la divinisèrent. Mais elle ne fut constituée véritablement à l'état de science que sous le patronage du grand Hippocrate, qui lui communiqua un principe de vie qui ne s'éteindra

---

leurs écrits: nous n'avons pas cette ambition. Seulement nous avons examiné leurs doctrines sous le point de vue des avantages qu'elles peuvent offrir à la médecine vétérinaire; car ces deux sciences, la médecine humaine et la vétérinaire, comme je l'ai déjà dit, ont entre elles tant de points de similitude, qu'elles se doivent nécessairement de mutuels égards. M. Broussais a si bien senti cette vérité, qu'il a dit dans son ouvrage sur l'*irritation :* « Nous laissons aux vétérinaires le soin de faire l'application de notre doctrine à la médecine des animaux domestiques. »

qu'avec elle. Pourquoi les médecins qui vinrent après s'écartèrent-ils de la bonne direction où les avait placés le fondateur de la médecine? Que de maux ont produits leurs divagations, leurs faux raisonnements, leur indépendance d'opinions! Aussi avons-nous vu cette science flottant incertaine au milieu des dogmes d'une foule de sectes rivales, et devenir, en quelque sorte, le jouet des esprits médiocres qui se disputaient les honneurs du trône médical. Réintégrée dans sa dignité première par les talens et la sollicitude de Galien, elle devint encore la proie de la superstition et de l'ignorance qui régnèrent pendant les siècles odieux de barbarie et de ténèbres. Nous la vîmes alternativement reparaître avec son lustre primitif par le soin des Arabes qui traduisirent les ouvrages des Grecs, d'Homère et par le dévouement des Mercuriali, des Fernel, des Baillou, etc.; devenir plus majestueuse lors de la renaissance des beaux-arts; se dégrader de nouveau sous l'empire de l'astrologie, de l'alchimie, et par l'adoption de pratiques cabalistiques et religieuses; se maintenir sur les bases des diverses doctrines inventées successivement par Van Helmont, Stahl, Sylvius, Boerhaave, Hoffmann, Cullen; prendre enfin une nouvelle face sous M. Broussais.

Comme nous le voyons dans cet immense océan des opinions médicales, deux doctrines capitales prédominent fondamentalement sur toutes les autres : le solidisme, et surtout l'humorisme. On compte un plus grand nombre de médecins humoristes que de médecins solidistes. Hippocrate, et surtout Galien, Willis, Sylvius, Boerhaave, Hérophyle, Brontekoë, Lavoisier, Girtanner, Darwin, M. Baumes, et une quantité innombrable de médecins hippocratiques, furent au nombre des premiers. Thémison de Laodicée, Brown, Cullen et M. Broussais sont des solidistes. Enfin, combien d'autres médecins qui ensuite épousèrent à la fois l'un et l'autre système!

Aujourd'hui, la médecine paraît rentrer dans les sentiers positifs de l'expérience et de l'observation, tracés par Hippocrate. Les médecins de l'ère actuelle s'occupent beaucoup des altérations des liquides, et reviennent à la thérapeutique des anciens.

FIN DE L'ESQUISSE ANALYTIQUE DES DOCTRINES
MÉDICALES.

DE LA POUSSE.

CHAPITRE PREMIER.

De la congestion pulmonaire.

INTRODUCTION.

La respiration est une des fonctions les plus importantes de l'économie animale. C'est par son intermédiaire que le sang acquiert les qualités artérielles qui le rendent susceptible d'être assimilé aux différentes parties du corps. Elle est aussi celle dont le rhythme et la régularité sont le plus souvent détruits en raison des nombreuses variations qu'elle éprouve par les exercices musculaires, les efforts, ainsi que par les changements survenus dans les contractions du cœur. Les variations hygrométriques de l'atmosphère modifient aussi l'action respiratoire. Un air dense, dépouillé d'eau, qui fournit une grande proportion d'oxygène, développe considérablement cet organe en même temps que ses fonctions s'exécutent avec un surcroît d'énergie. Il en

résulte une artérialisation plus complète ; et de là
naît souvent une proportion plus grande dans les
principes coagulables du sang , surtout quand les
matériaux nutritifs sont en abondance. Dans les
circonstances opposées l'hématose se fait imparfaitement ; cette cause peut donner lieu à la
prédominance du cruor dans la masse sanguine
et le sang perd alors les qualités qui le rendent
propre à l'entretien de la vie normale.

La nature habituelle de certains aliments
exerce évidemment une influence marquée sur la
composition des liquides circulatoires, et devient
ensuite une cause de réaction sur les organes, de
manière à en détériorer l'essence constitutionnelle. Ce sont les effets de cette réaction du sang
altéré sur les poumons dont nous allons traiter en
partie dans ce chapitre.

De la congestion pulmonaire.

La congestion pulmonaire doit être envisagée ,
dans la grande majorité des cas, comme le pré-
lude , comme le premier degré de la pousse. Elle
paraît être occasionnée par cette altération morbide du sang , dans laquelle on remarque que
deux de ses éléments principaux, le cruor et la
fibrine, sont augmentés au détriment du sérum.
Le sang ainsi altéré circule difficilement dans la

trame des organes, et, suivant certaines circonstances, soit à cause de la multiplicité des vaisseaux veineux et artériels qui composent en grande partie la substance des poumons, et en raison de leur importance physiologique, soit par suite d'une disposition spéciale de l'individu qu'on ne peut pas encore bien expliquer, il séjourne de préférence, pour ainsi dire, dans les capillaires pulmonaires, et amène le trouble dans l'exercice des fonctions circulatoires et respiratoires. Cette stagnation sanguine devient bientôt à son tour une cause prochaine de congestion dans la région du cœur; car le sang qui arrive incessamment dans le ventricule droit éprouvant vers l'artère pulmonaire obstruée un obstacle à sa circulation, reflue dans ce ventricule, le congestione et détermine ainsi les contractions insolites de cet organe ; c'est du moins, de cette manière, selon moi, qu'on peut expliquer la cause des palpitations qu'on observe quelquefois dans la congestion pulmonaire.

Mais, se demandera-t-on, en vertu de quelle cause, de quelle loi, le sang stagne-t-il dans l'arbre vasculaire des poumons? Si cette cause doit être imputée à un obstacle mécanique qui entrave la liberté de la circulation dans cet organe, en quoi consiste donc cet obstacle, et par quel mécanisme suspend-il la circulation pulmonaire?

Voilà la question, voilà le grand problème sur lequel on peut longuement discourir, créer sans doute beaucoup de belles hypothèses, mais dont la solution péremptoire est peut-être au-dessus de la perspicacité et des investigations humaines; car pour séduire tous les esprits à ce sujet, il faudrait des preuves matérielles; ces preuves, il faudrait les chercher sur les cadavres, et pousser ses recherches autopsiques jusque sur le lacis inextricable formé par les capillaires des poumons, afin d'y reconnaître les changements et les altérations qui s'y sont opérés; et malheureusement cette investigation est impossible, ou bien il faudrait assister en quelque sorte à ce travail morbide, au moment où il s'effectue sur l'animal vivant, pour y voir de ses propres yeux comment tous ces phénomènes s'opèrent, ce qui n'est pas moins impossible.

Or, pour expliquer ce fait pathologique, je dirai, en m'aidant du raisonnement et de l'analogie, en m'éclairant surtout du flambeau de la physiologie pathologique, que le sang ainsi altéré, couenneux, chargé de principes phlogistiques, est capable d'irriter les parois des capillaires pulmonaires, au point de rétrécir leur diamètre : je dirai aussi que ce liquide, dont les principes solides sont en excès, partant plus épais, doit parcourir plus lentement, plus difficilement, les nombreux vaisseaux dont se composent les poumons. Conséquemment, il peut se faire, lorsque l'altération qu'il présente est portée à un très haut degré d'intensité, qu'il s'arrête momentanément dans ces organes par l'effet de l'obstruction des capillaires irrités. En définitive, on concevra, d'après cette explication, que la congestion pulmonaire est due à une seule cause primitive, l'altération du sang en question ; ce liquide forme lui-même l'obstacle mécanique à la circulation pulmonaire, soit par le seul fait de son épaississement, soit concurremment par l'effet du rétrécissement des capillaires.

Cette manière de traduire le développement de la congestion pulmonaire du cheval n'a rien qui répugne, selon moi, à la raison, ainsi qu'à la saine physiologie. D'ailleurs, l'autorité des faits parle trop haut en sa faveur pour ne pas l'admettre au nombre des vérités dont se compose le domaine de la science. Mais, d'après les principes que nous venons de signaler ici, on va nous accuser sans doute de professer à la fois l'humorisme, le solidisme et le mécanisme; et les apôtres exclusifs de ces différentes doctrines vont mettre notre théorie en lambeaux pour n'en recueillir que ce qui est véritablement conforme à leur sentiment. Ils s'exclameront, ils crieront à l'hérésie contre l'éclectiste audacieux qui vient planter son étendart bigarré en face même de la reine des doctrines.

Quoi qu'il en soit, j'affirme (en dépit de toutes les critiques qui pourront surgir) que, dans l'état actuel de la science médicale, il ne me paraît pas possible d'expliquer la cause de la congestion pulmonaire du cheval autrement que par les principes que je viens d'émettre; ou du moins ces principes sont ceux qui rendent le plus hommage à la vérité, et que démontre l'observation de tous les temps; ils sont les seuls enfin qu'admette le bon sens physiologique et anatomique.

Ce qui prouve d'une manière suffisante, que la congestion pulmonaire est produite par l'hémite ou pléthore couenneuse, et qu'elle n'est pas occasionnée par une altération de tissu, c'est qu'au moment, ou quelque temps avant qu'elle se déclare, on ne remarque aucune ombre de symptôme qui indique une lésion d'organe; on voit, au contraire des signes de santé qui contrastent bizarrement avec les phénomènes de congestion, tandis que l'altération du sang toujours primitive est exactement constante. En effet, malgré les recherches les plus minutieuses, on ne voit sur l'animal frappé de congestion pulmonaire, rien qui indique une maladie organique préexistante; les renseignements qu'on obtient d'ailleurs sont aussi négatifs à cet égard; tout enfin concourt à prouver que le cheval jouit et a toujours joui d'une santé florissante. Dans ce cas, si, par la phlébotomie, on extrait une certaine quantité de sang de la jugulaire, on remarque toujours que ce fluide coule difficilement, qu'il est noir, marbré de rouge, épais, et qu'il se coagule presque aussitôt par le refroidissement. Le coagulum, en se formant, se recouvre à l'instant d'une couche blanche, souvent rougeâtre, d'une consistance plus ou moins grande, qui n'est autre chose, comme on le sait, que de la fibrine (1). Au-dessous de cette couche fibrineuse, la portion de sang qui contient la zoohématine est plus ou moins noire, et colore plus ou moins fortement en rouge les parois du vase dans lequel elle est contenue ; enfin le sérum est ordinairement en moins grande quantité que dans l'état de santé parfaite.

Je me résume. La cause de la congestion pulmonaire doit être rapportée à l'état pléthorique et couenneux du sang, toutes les fois qu'il est de fait, d'un côté, que cette congestion existe sans altération d'un ou de plusieurs organes de la poitrine,

---

(1) D'après MM. Fourcroy, Vauquelin et Thénard, la Couenne serait formée de fibrine et aussi de beaucoup d'albumine concrète, caractères presque analogues aux fausses membranes qu'on rencontre dans certaines inflammations, d'autres y ont trouvé de la gélatine, et la plupart pensent qu'elle est formée par tous les principes élémentaires qu'on trouve dans le caillot.

ou de ceux environnants, antérieure à la congestion (altération dont il est facile de reconnaître l'existence, la nature et le siège, par l'examen de l'animal, et les renseignements du propriétaire) ; d'un autre côté, lorsqu'il est bien reconnu que le cheval est réellement atteint de pléthore couenneuse. Du reste, celle-ci préexiste toujours ; elle est, pour ainsi dire, latente pendant un laps de temps qui varie beaucoup, pendant lequel la santé de l'animal est peu ou point compromise ; et ce n'est probablement que lorsque cette altération du sang est portée à un certain degré, qu'elle devient cause efficiente de congestion.

Cependant, qu'on ne croie pas que je veuille, en adoptant cette étiologie appliquée à la congestion pulmonaire, lui refuser d'autres causes ; je pense, que certaines altérations des solides, du tissu pulmonaire, par exemple, ou d'autres organes circonvoisins, peuvent aussi la produire en appelant le sang vers les poumons ; mais j'ai l'intime persuasion que la circonstance de l'état inflammatoire du sang, quand elle accompagne ces affections, doit toujours les aggraver singulièrement.

Si, comme je le répète, la congestion pulmonaire peut se présenter sans altération de tissu, il arrive néanmoins, lorsqu'elle s'est manifestée un certain nombre de fois, que le sang qui a afflué avec force et séjourné, non-seulement dans les poumons, mais encore dans d'autres viscères du thorax, y détermine par ses qualités irritantes, par les contractions énergiques auxquelles il a donné lieu, certaines lésions organiques plus ou moins graves, capables même d'occasionner promptement la mort de l'animal; ainsi, la dilatation du cœur, celle des gros vaisseaux qui l'entourent, l'irritation inflammatoire des poumons, la bronchite, l'état varicoso-anévrysmatique des capillaires de la membrane muqueuse des bronches ou du tissu pulmonaire, l'apoplexie pulmonaire, etc., peuvent en être la conséquence. En effet, combien de chevaux ne deviennent-ils pas poussifs à la suite de plusieurs congestions vers la poitrine, lorsqu'on ne leur oppose point, dans l'opportunité, un traitement et un régime alimentaire convenables!

Toutefois, je me renferme aussi, relativement à la bronchite, à la pneumonite, etc., que j'envisage comme pouvant être quelquefois produites uniquement par l'effet de la congestion pulmonaire, dans la même restriction qu'à l'égard de l'étiologie que j'ai donnée à celle-ci, et ne conteste aucunement aux différentes causes déterminantes de ces affections reconnues par les auteurs, leur spécialité d'action; mais je dirai que toutes ces causes, en général, agissent souvent d'une manière simultanée.

Symptômes. Quand il y a obstacle à la circulation du sang dans les poumons, accompagné de l'accélération de la respiration, on dit alors vulgairement que le cheval est pris de chaleur. Cette expression est d'autant plus vicieuse, qu'on observe aussi cette maladie au cœur de l'hiver. Quoi qu'il en soit, c'est ordinairement par les grandes chaleurs, surtout par celle des temps orageux, et lorsque le cheval est soumis à un exercice actif, que les signes qui caractérisent une congestion pulmonaire se décèlent. D'abord, le cheval montre de la répugnance à marcher ; il faut l'y contraindre ; ses mouvements sont tardifs ; il s'ébroue souvent ; et bientôt, si l'on augmente la célérité du service, il est pris tout à coup d'un battement de flancs très précipité, sans interruption dans les mouvements d'inspiration et d'expiration, il s'y joint parfois des palpitations appréciables à l'œil et à l'oreille. Le pouls, dans ce cas, malgré la respiration haletante, et les battements tumultueux du cœur, n'offre pas toujours de changements notables. Après quelque temps de repos, la dyspnée qui était à son comble diminue, la respiration reprend peu à peu son rhythme normal, jusqu'à ce que l'animal soit soumis derechef à un service actif. Lorsque le cheval est rentré à l'écurie, et qu'il est suffisamment reposé, il n'est souvent pas possible de reconnaître qu'il est sujet aux congestions pulmonaires ; il a toute l'apparence d'un cheval qui se porte bien ; on conçoit donc qu'il faille le faire trotter pendant quelque temps pour s'apercevoir de l'existence de cette maladie.

Mais tous ces symptômes ne sont pas les seuls qui appartiennent à la congestion pulmonaire ; ils sont très souvent précédés par des signes, en quelque sorte avant-coureurs, qu'il est essentiel d'indiquer ; car c'est lorsqu'ils apparaissent qu'il importe de faire intervenir l'art, pour prévenir le développement de la pousse ; plus tard, il n'offrirait plus les mêmes chances de succès. En conséquence, voici ce que l'on observe dix, quinze ou vingt jours avant l'apparition de la congestion pulmonaire : le cheval n'est plus aussi apte au service qu'on exige de lui ; ses allures sont moins légères ; ses mouvements sont plus durs ; il bronche souvent ; il est plus ou moins insensible à l'action du mors, ou au coup de fouet, ou à l'éperon qui l'aiguillonne ; enfin on remarque un peu d'essoufflement.

On rencontre beaucoup de chevaux chez lesquels ces signes précurseurs, qui annoncent déjà l'embarras de la circulation dans le système sanguin pulmonaire, sont immédiatement suivis d'un ou de plusieurs coups de toux, de l'irrégularité de

la respiration, et, par suite, de tous les phénomènes morbides qui constituent la pousse.

Causes. L'observation m'a toujours démontré
que les causes capables de produire la congestion
pulmonaire sont d'abord toutes celles qui déterminent ou favorisent la pléthore, et particulièrement celles sous l'influence desquelles le sang
acquiert beaucoup de principes excitants et coagulables. Par exemple, une nourriture trop substantielle, constamment sèche, peut produire cet
état pathologique. Le défaut de travail, le tempérament sanguin, l'âge adulte, la privation absolue
du coït chez le mâle, des divers actes de la reproduction chez la femelle y prédisposent.

Cette dernière cause mérite sans doute que je la
signale comme pouvant concourir à la production
de ce genre de pléthore. Au reste, on conçoit facilement comment et combien le sang peut perdre
de sa quantité, et surtout de sa coagulabilité par
l'exercice libre des fonctions génératrices. L'acte
génital occasionne une déperdition de force nerveuse qui, lorsqu'elle est modérée, doit être considérée comme très salutaire.

Le sang, dit Béclard, éprouve dans la circulation des altérations constantes et régulières, qui,
se balançant mutuellement, l'entretiennent dans
un état moyen de composition. Il reçoit de nouveaux liquides préparés par la digestion et l'ab-

sorption intestinale ; des molécules séparées des organes sont sans cesse ajoutées à sa masse ; il est envoyé dans toutes les parties du corps où il éprouve un changement inverse , où il fournit des matériaux qui se fixent dans les organes, et où il est dépouillé d'une partie de ces principes par les sécrétions.

La dépense de force nerveuse qu'entraîne l'action génitale , dit Bégin , est très considérable. Toutes les excitations modérées des organes sont utiles à leur développement, à l'accroissement de leur puissance, et, parmi ces excitations, celles qui ont leur source dans les organes génitaux , ne sont ni les moins fortes , ni les moins salutaires. Les êtres vivants, en usant de toutes leurs facultés, en se servant de toutes les parties dont la nature les a pourvus, agrandissent leur existence, et communiquent aux instruments qui les composent toute la perfection d'action dont ils sont susceptibles.

Enfin les causes provocatrices de la congestion pulmonaire sont variables. C'est ordinairement à la suite d'un exercice violent qu'elle se déclare : cependant je possède plusieurs exemples dans lesquels on remarque qu'elle peut se manifester aussi, le cheval étant dans une inaction complète. J'exposerai ces exemples à la fin de cet ouvrage, où ils trouveront plus naturellement leur place.

Modifier la masse du sang, enlever à ce liquide les principes coagulables qui sont en excès, faire cesser les causes principales ou accessoires qui ont fait naître la pléthore ; soumettre l'animal à un régime alimentaire adoucissant, délayant, peu nutritif : telle est la thérapeutique rationnelle à appliquer à la congestion pulmonaire déterminée par l'hémite couenneuse.

CHAPITRE SECOND.

Comme je l'ai déjà dit, la pousse, ou ce dérangement morbide particulier aux monodactyles et surtout au cheval, que l'on a caractérisé par le symptôme le plus constant et le plus marqué, l'altération de la respiration, est presque toujours le résultat d'une congestion sanguine aux poumons, qui reconnaît elle-même pour cause première l'inflammation couenneuse du sang. Elle n'est plus, ainsi que M. Rodet, professeur à l'école royale vétérinaire de Toulouse, l'a démontré un des premiers dans une brochure qu'il a publiée sur la pousse en 1825, une maladie essentielle, *sui generis ;* et le symptôme qui la caractérise si bien, que tout le monde connaît sous le nom de soubresaut, coup de fouet, double-temps, contre-temps, et dont on a fait une maladie spéciale, ne doit être considéré que comme l'expression fidèle d'un ou plusieurs organes souffrants, contenus dans la poitrine ou de ceux environnants.

Cependant la cause à laquelle j'impute la pousse du cheval, bien que très commune, n'est point la seule qui la produise. Je vais, avant d'indiquer et expliquer ces différentes causes, rapporter brièvement les idées les plus importantes avancées par les auteurs tant anciens que modernes, sur cet état pathologique. Je passerai avec raison sous silence les auteurs qui n'ont avancé, à l'égard de la pousse, que des idées vagues, partant peu intéressantes, et je ne ferai ressortir dans cette narration historique, que les opinions vraisemblables, et surtout celles qui présentent quelque similitude avec le système que j'applique à cette maladie.

Végèce dit que le cheval atteint de la pousse, respire vite et avec difficulté, qu'il ronfle et a le flanc cordé, et que c'est principalement quand il marche qu'on remarque ces symptômes ; il en donne pour causes la sécheresse du poumon, qu'il dit être comme brûlé, la diminution de son volume ordinaire et le rétrécissement des canaux bronchiques. Dureste, il regarde la pousse comme incurable, et cependant il recommande d'employer au début les saignées aux veines de l'éperon, et l'usage du soufre. *Rasin*, qui attribuait la pousse,

dans presque tous les cas , à une phthisie pulmonaire ou à des phlegmasies chroniques du thorax,
lui appliquait le traitement en général de ces affections. *Francisco de la Reyna* et *Rusé* l'attribuaient, comme *Végèce* , au rétrécissement des
bronches, ainsi qu'à l'obstruction des vaisseaux
pulmonaires. *Ruini* dit que la pousse est occasionnée par l'ulcération ou le déchirement des
poumons ; et il diffère d'opinion avec les hippiatres italiens qui assurent avec raison que le cheval
poussif a tous les attributs de la santé, à l'exception de la difficulté de respirer. L'auteur que nous
venons de citer en dernier lieu, prétend que cette
affection est déterminée par de violents efforts, ou
un travail excessif. D'après *Baret de Rouvray* ,
les chevaux présentent les symptômes de la pousse
à la suite d'une fluxion qui leur tombe dans la
poitrine, et qui amène consécutivement l'ulcère
aux poumons. Les chevaux deviennent poussifs ,
dit *de la Bessée*, par suite de phlegmes qui bou-
chent les conduits des poumons, ce qui produit ,
selon cet auteur humoriste, un dérangement dans
l'exercice fonctionnel des organes pulmonaires ; il
ajoute que la pousse est encore due à une humeur
âcre qui corrode la substance de ces organes.
Francisco Cabero impute la pousse à un défaut
de circulation dans les poumons déterminé , soit
par des humeurs lymphatiques qui se fixent aux

vésicules des poumons, soit par la surabondance du sang qui emplit considérablement les vaisseaux pulmonaires.

De Solleysel, écuyer français, fait procéder la pousse du cheval de l'épaississement des humeurs qui obstruent les bronches ; il lui accorde pour causes une nourriture échauffante, pour symptômes, le battement des flancs et la dilatation des narines. Soumettre l'animal à un régime adoucissant, administrer l'aloës, le kermès minéral, l'antimoine, le soufre, etc., tels sont les moyens préservatifs et curatifs qu'il prescrit contre cette maladie qu'il regarde comme héréditaire. La *Guérinière* a copié et a professé à cet égard la même doctrine que lui. La pousse est considérée par *Salvator Monto y Roca*, comme provenant d'une surabondance d'humeurs froides et pituiteuses, qui ont engorgé les poumons comme des éponges; il la croit souvent occasionnée par la bile recuite et brûlée qui altère les poumons, les ulcère et les détruit. *Delcampe* l'attribue à une humeur viciée, très gluante, qui stagne dans les poumons ; il paraît la confondre avec la courbature et le cornage, et pense qu'elle est curable quand elle n'est pas ancienne. *Lafosse* compare la pousse à l'asthme de l'homme et l'attribue à l'épaississement des liquides qui parcourent les poumons : on la reconnaît, dit-il, aux grandes inspirations du cheval, et en général à la difficulté de respirer, sans fièvre. *Vitet* dit que la respiration est surtout gênée lorsque le cheval poussif trotte vite, ou quand il gravit une montagne : il admet plusieurs sortes de pousses; et, suivant les indications qui se présentent, il conseille les apéritifs, les évacuants, ou les adoucissants.

Le fondateur des écoles vétérinaires, l'illustre *Bourgelat*, donne pour caractère de cette maladie une altération et un battement des flancs, déterminé par une oppression des organes respiratoires, par l'opilation des vaisseaux, et l'état vicié des mêmes organes. Ce dernier auteur croit à la possibilité de guérir la pousse par le régime du vert; selon lui, l'huile douce, combinée avec le miel ou le sucre, et unie à une petite quantité de soufre sublimé (fleurs de soufre), donnée à la dose d'un demi-litre, calme momentanément le soubresaut et le fait quelquefois disparaître. Comme *Lafosse*, *Freuzel* dit que la pousse est une maladie sans fièvre, caractérisée par la respiration gênée qui s'effectue en deux fois; il la dit occasionnée par l'épaississement du sang, le relâchement des vésicules bronchiques, la présence de tubercules dans les poumons, un excessif embonpoint, les maladies anciennes de poitrine, et l'hérédité. *Francini*, *Pessina* et beaucoup d'autres auteurs, tout en admettant que la pousse a son siége dans la cavité thoracique, pensent aussi qu'elle peut être le résultat d'altérations organiques du foie, du péritoine, de la rate, etc. Selon *Brugnone*, la pousse procède toujours d'une maladie des poumons.

Volpi, plus franc que tous ses prédécesseurs, avoue qu'on ignore encore en quoi consiste cette singulière maladie, et que la plupart des causes auxquelles plusieurs auteurs l'ont imputée, sont dénuées de fondement ; il révoque en doute sa possibilité par la rupture des vésicules pulmonaires, ainsi que par celle du nerf phrénique, et par l'effet d'une affection du diaphragme ; il dit n'avoir jamais rencontré à l'autopsie cadavérique, même une ombre de lésion morbide, et partant il la considère comme une affection nerveuse qu'il compare à l'asthme de l'homme ; pour guérir cette maladie, il emploie la saignée et le kermès, quand elle est accompagnée de la diathèse du stimulus ; lorsqu'au contraire elle se présente avec la diathèse opposée, il prescrit les fortifiants, la bonne nourriture, et recommande surtout l'opium dont il a retiré d'excellents effets à la dose de soixante grains par jour. D'après *Guettard,* la pousse peut avoir pour cause les fourrages mal récoltés, vasés, qui occasionnent d'abord des irritations gastro-intestinales. *Gibson* l'attribue à un développement anormal des organes contenus dans le thorax, bien qu'il n'y ait pas, dit-il, altération dans la trame de leurs tissus. *Lovver* a avancé qu'elle était la suite de la rupture du nerf diaphragmatique. *Ryding, White, Delabère-Blaine, Coleman*, etc., l'ont attribuée à une affection des vésicules pulmonaires, qui, selon eux, seraient susceptibles de relâchement, de dilatation morbide, et qui se rompraient à la suite de grands efforts de toux et d'exercices violents. Ryding explique le soubre-saut de la pousse, dans la circonstance de la rupture d'une ou de plusieurs vésicules pulmonaires, en disant que, comme celles-ci ne peuvent se dé-barrasser de tout l'air qu'elles contiennent dans une seule expiration, le cheval est forcé de l'ex-pulser en deux fois, ce qui constitue les deux temps de l'expiration; il ajoute que cette maladie en question est causée par une inflammation des poumons, qui produit l'épaississement de la lymphe extravasée, rétrécit la capacité des vésicules; de là l'obstruction des passages aériens. L'école royale vétérinaire de Lyon a cru reconnaître que la pousse était la conséquence, le symptôme d'une affection nerveuse du diaphragme. Cette opinion était basée sur des expériences dans lesquelles elle avait re-marqué que, dans le cheval poussif, le diaphragme était porté en avant à chaque inspiration et en arrière lors de l'expiration. *Fromage de Feugré* dit que, si le cheval poussif conserve toujours assez d'embonpoint et résiste longtemps au service qu'on exige de lui , c'est parce que la phthisie (car il regarde la pousse comme un commencement de phthisie pulmonaire), n'est qu'à un faible degré. Le sentiment de *Gasparin*, relativement à la pousse, est que cette maladie est le résultat d'un état d'éréthisme des vaisseaux pulmonaires, et conséquemment, il lui donne pour cause l'irritation nerveuse ou vasculaire de la poitrine. *Démoussy*, dans un mémoire qu'il a adressé à la société royale et centrale d'agriculture, et qui a été inséré dans le numéro de janvier 1825 des *Annales d'Agriculture*, pose en principe que la pousse est très souvent occasionnée par une nourriture constamment sèche, composée toujours d'avoine, de foin, principalement de fourrages fournis par les prairies artificielles. Il étaie son assertion sur la fréquence de cette maladie dans les pays où l'on donne habituellement cette nourriture , tandis qu'elle est plus rare dans les pays où l'alimentation est toute différente : du reste, *Démoussy* attribue la pousse à un état variqueux et anévrismatique des vaisseaux qui composent le tissu des poumons ; pour lui , la dilatation de ces organes est primitive , tandis que celle du cœur et des gros vaisseaux est secondaire.

Cette dernière opinion de Démoussy nous paraît très fondée, et concorde particulièrement avec l'explication que nous avons donnée au chapitre de la congestion pulmonaire.

En 1791, dit M. Rodet, Flandrin père avait déjà reconnu que l'introduction de l'air atmosphérique dans le thorax, par une ouverture pratiquée entre deux côtes, occasionnait une interruption des mouvements ordinaires du diaphragme et l'écartement des espaces intercostaux. *Gohier* a cru reconnaître, en 1809, sur trois chevaux poussifs, que le doigt introduit dans une ouverture faite sur l'espace intercostal des deux dernières côtes sternales, sentait, pendant l'expiration, le diaphragme fuir sur le bassin ; et que, sur trois chevaux sains, au contraire, dans le même temps de la respiration, la cloison diaphragmatique se dirigeait en avant, tandis qu'elle se portait en arrière dans l'inspiration ; or, Gohier a déduit de cette observation, que la pousse est une maladie du diaphragme.

MM. Dupuytren et Dupuy ont observé que la compression et la section des nerfs de la huitième paire de Bourgelat (dixième paire, le pneumogastrique de M. Girard père), produisait plusieurs symptômes propres à la pousse. *Fromage de Feugré*, dans un cheval poussif ouvert par lui avec soin, a trouvé les poumons affaissés ; une partie de leur substance était dans un état œdémateux, et ils étaient hépatisés dans d'autres parties ; pressés entre

14.

les doigts, ils laissaient échapper l'air avec crépita-
tion ; enfin les cerceaux cartilagineux étaient mol-
lasses. Fromage de Feugré a inféré de cette ouverture que la pousse est un commencement de
phthisie pulmonaire. Il nous apprend aussi que
Bredin n'a rien trouvé à l'ouverture d'un cheval
poussif, sinon le foie qui était très volumineux.
M. *Godine* jeune a observé que des causes méca-
niques pouvaient donner lieu à la pousse. Le sa-
savant et infortuné Girard fils, enlevé trop prématurément à la science vétérinaire, au développement de laquelle il aurait beaucoup contribué
par ses travaux, a recueilli le fait suivant : Dans
un cheval de douze ans, dit-il, une partie de la
portion flottante de l'épiploon flottait dans la poitrine, à la faveur d'une ouverture de forme ellip-
tique, du diamètre d'un pouce en hauteur (dix-sept
millimètres), et d'un peu moins en largeur, pratiquée vers le milieu du centre aponévrotique du
diaphragme. Cette ouverture, qui paraissait fort
ancienne, représentait une sorte d'ourlet; la portion de l'épiploon qui la traversait, de la longueur
de plus d'un pied, et de la grosseur d'une plume
à écrire, allait se fixer à la troisième côte postérieure droite, à une espèce de renflement formé
par suite de périostose. Par un hasard heureux,
cet animal avait été examiné avant sa mort, et l'on
avait observé dans les mouvements respiratoires

une irrégularité remarquable. L'inspiration se faisait à peu près comme dans l'état ordinaire ; mais
la sortie de l'air était interrompue par un mouve-
mentspasmodique, suivi d'un affaissement considérable de toutes les côtes asternales, qui, se
portant avec violence en avant, faisait éprouver à
l'animal une secousse générale ; en un mot, le
soubresaut qui forme le caractère de la pousse,
était beaucoup plus marqué qu'il ne l'est jamais
dans aucun cheval. »

Enfin, M. *Délaguette* a reconnu à la nécropsie
d'un cheval poussif que les poumons étaient spécifiquement plus légers que dans l'état naturel, et
que, bien qu'on n'aperçût pas de bulles à leur surface, il y avait évidemment une grande quantité
d'air répandue dans le tissu cellulaire (emphysème);
ce qui avait dû être occasionné par la rupture
d'une ou plusieurs vésicules aériennes, parce qu'il
n'existe pas d'autre source qui puisse le produire.
Enfin M. Dupuy et Godine jeune ont observé, à
l'ouverture d'un grand nombre de chevaux poussifs,
des altérations organiques du cœur et des gros
vaisseaux ; voici l'ensemble des altérations morbides de la pousse, que Godine a observées et
qu'il rapporte dans dix observations qui lui sont
propres.

« Le péricarde est souvent sain, il est seulement
d'une étendue plus grande que de coutume ; il

contient presque toujours une petite quantité de fluide séreux, et paraît être quelquefois parsemé à sa surface de petites taches blanchâtres, surtout à la partie supérieure. Le volume du cœur est augmenté, souvent doublé ; son tissu est plus dense que d'ordinaire, de consistance fibreuse, de couleur blanchâtre ; des taches opaques plus ou moins étendues, de nature fibro-cartilagineuse, pénètrent sa substance. Mêmes transformations de la surface interne du ventricule gauche, dont la surface externe est raboteuse et inégale dans une grande étendue ; sa capacité est rétrécie, son ouverture diminuée et sa membrane épaissie. Quelquefois le ventricule droit et l'oreillette du même côté se trouvent dilatés. Le tissu de l'oreillette gauche est dense, inextensible, épaissi et fibreux dans plusieurs points. Les valvules auriculo-ventriculaires offrent les mêmes altérations organiques et jouissent de peu de mobilité. La communication de l'oreillette au ventricule, est quelquefois en partie fermée par la transformation des valvules en une substance cartilagineuse, ce qui forme obstacle au passage du sang dans le ventricule artériel. Les cavités gauches sont manifestement rétrécies. L'artère et les veines pulmonaires ont acquis plus de diamètre, tandis que celui de l'aorte est diminué. Quelquefois le poumon contient une quantité de sang noir et liquide, comme il arrive lorsque les fonctions de cet organe sont troublées par une cause quelconque, et que l'hématose n'a pu s'opérer. Enfin voici les lésions morbides que Godine jeune a trouvées à l'ouverture d'un étalon atteint de la pousse à un très haut degré : les poumons étaient pâles, le lobe gauche présentait plusieurs points d'induration, surtout à l'endroit qui touche au péricarde ; la partie diaphragmatique du lobe droit était crépitante et dilatée par des molécules d'air accumulées sous la plèvre ; les ganglions lymphatiques placés à la bifurcation des lobes pulmonaires étaient durs à la circonférence et ramollis dans leur centre par un fluide roussâtre ; le péricarde, bien que sain, était très spacieux ; le cœur très volumineux ; la capacité de l'oreillette et du ventricule droit avait le double d'étendue de celle du côté gauche ; on remarquait de grandes taches fibro-cartilagineuses sur la paroi interne de l'oreillette droite qui était amincie, dure et très dilatée ; le ventricule droit était également dilaté, et contenait les mêmes altérations que l'oreillette ; les cavités auriculoventriculaires artérielles étaient très rétrécies, et leurs valvules pâles et épaisses étaient transformées en tissu fibro-cartilagineux. »

On lit à la page 680 (touchant le siége et la nature de la pousse) du *Dictionnaire de médecine et de chirurgie vétérinaires*, par M. Hur-

trel d'Arboval : « L'attention que nous avons apportée dans nos deux nécroscopies, à l'exploration du cœur et des autres parties de l'appareil circulatoire, nous a montré le cœur très volumineux et l'artère pulmonaire très dilatée. Frappé de ce phénomène pathologique, nous avons imprimé dans le *Dictionnaire abrégé des sciences médicales*, que la pousse est la suite d'une lésion organique du cœur, particulièrement du défaut des proportions naturelles entre les cavités droites, qui reçoivent le sang veineux, et les cavités gauches qui reçoivent le sang artériel venant des poumons ; que les cavités gauches étant diminuées en étendue, par suite d'un état pathologique, il doit arriver qu'elles ne peuvent plus admettre tout le sang qui a été converti dans le poumon en sang artériel, et qu'une partie de ce liquide est refoulée dans le poumon, qui se trouve ainsi trop rempli et surchargé ; la respiration surtout dans le mouvement expiratoire, éprouvant dans ce cas une gêne dont le soubresaut, qui indique la pousse, est le signe caractéristique. . . . .
. . . . »

On lit plus loin dans l'auteur déjà cité, page 688 : « Il faut tout dire et ne rien déguiser. Quoique convaincu que nous soyons que la pousse n'est qu'un signe morbide, un symptôme pathologique, nous ne pouvons expliquer comment il se fait que des animaux de l'espèce chevaline deviennent poussifs sans qu'on puisse en rapporter la cause à aucune maladie antérieure à aucune lésion pathologique déterminée. C'est pourtant ce que nous avons rencontré plusieurs fois dans notre longue pratique, et notamment sur deux juments qui nous ont appartenu, dont par conséquent aucune circonstance de la santé n'a pu nous échapper, depuis le moment de leur naissance jusqu'à un âge très avancé. . . . . »

Ces faits ne sembleraient-ils pas indiquer

Que tout ce qui peut accélérer la respiration, tout ce qui peut mettre obstacle au cours du sang dans les artères, peut passer pour être susceptible de provoquer le développement des phénomènes de la pousse. En effet, l'état d'exaltation du mouvement circulatoire, s'il est continué longtemps, ou souvent répété, fatigue et irrite les parois vasculaires du système sanguin artériel, et peu à peu la partie de ce système qui se rapproche le plus du centre de la circulation en éprouve plus particulièrement l'influence.

Enfin, *Fernando*, *Calvo*, *Balthazar*, *Francisco*, *Ramirez*, *Pozzi*, *Sthal*, *Volpi*, *Lafosse*, et dernièrement *Lebas*, ont comparé la pousse du cheval à l'asthme de l'homme.

Déjà beaucoup d'hippiatres ont fait cette comparaison ; mais, en supposant que la pousse soit

quelquefois le résultat d'une névrose de la respiration, ce qui n'est certainement pas impossible, rien
ne démontre essentiellement l'analogie qu'on croit
exister entre ces deux maladies : et je ne sache pas
qu'aucun vétérinaire ait jamais produit d'observations qui établissent plausiblement cette analogie.

Il résulte de toutes les opinions qui viennent
d'être rapportées dans cette esquisse historique,
que la plupart des auteurs qui ont écrit sur la
pousse, depuis Végèce, sont à peu près d'accord
sur les symptômes qui annoncent qu'un cheval est
poussif, mais qu'ils diffèrent beaucoup d'opinions
touchant la nature et le siége de l'état pathologique dont il est question. Chacun de ces auteurs
a basé son idée sur l'autopsie de plusieurs chevaux
poussifs, dans laquelle il a trouvé les mêmes
lésions organiques. Ainsi, celui qui a rencontré
des altérations morbides sur le poumon, a considéré cet organe comme étant le siége unique de la
pousse ; ceux qui ont trouvé l'hypertrophie du
cœur et de l'organe pulmonaire, l'ossification des
bronches ou du larynx, l'emphysème des poumons, la dilatation anormale des cavités droites
du cœur et l'amincissement de leurs parois, etc.,
ont fait procéder tour à tour cette maladie de ces
diverses lésions, sans avoir songé à la véritable
cause qui la produit.

Les causes matérielles de la pousse, ou pour

parler plus explicitement, les lésions pathologiques auxquelles les auteurs l'ont imputée, peuvent se réduire en général aux suivantes : 1° la
bronchite et ses suites ; 2° les tumeurs survenues
dans les poumons ou aux environs, et les tubercules pulmonaires ; 3° l'œdème, l'emphysème des
poumons (qu'on reconnaît, à l'ouverture des cadavres, aux bulles d'air, espèces de petites ves-
sies remplies de gaz formées par une dilatation
anormale de la capsule pulmonaire, ce qui démontre jusqu'à un certain point la possibilité de
la rupture des vésicules bronchiques, et pendant
la vie à un sifflement remarquable produit par l'air
qui traverse la plaie ou les petites plaies pulmonaires) ; 4° L'état varicoso-anévrismatique des capillaires de la membrane muqueuse bronchique ou
des poumons ; 5° les diverses maladies du diaphragme ; 6° les anévrismes de l'aorte, de l'artère
et des veines pulmonaires, ou leur rétrécissement ;
7° les différentes altérations organiques du cœur
et du péricarde ; 8° la pleurite et la pneumonite
chroniques et leurs suites ; 9° certaines lésions
morbides des organes contenus dans l'abdomen,
du foie, de la rate, du péritoine, l'irritation
chronique du tube gastro-intestinal, etc.; 10° la
compression des nerfs pneumo-gastriques (ainsi
que M. Dupuy l'a démontré), et l'altération dans
la structure de certains nerf .

« Tout en convenant, dit M. Rodet, que l'on a été beaucoup trop loin en attribuant la pousse à une foule indéterminée de lésions qui sont, pour la plupart, très étrangères à sa production, il n'en demeure pas moins prouvé que cette affection maladive est la suite d'une variété encore assez grande d'altérations morbides, très différentes les unes des autres, mais parmi lesquelles toutefois les bronchites chroniques, que je me garderai bien, au moins jusque actuellement, d'en considérer comme la cause unique et exclusive, doivent cependant (bien que quand elles existent, elles ne la déterminent pas toujours) figurer au premier rang, puisque non-seulement elles peuvent produire la pousse quand elles existent seules, mais encore constituent, et l'une des lésions les plus constamment retrouvées dans les chevaux poussifs, et la source première des principales altérations, qui successivement ont été regardées comme la cause prochaine, essentielle et seule déterminante de la pousse. »

Quant à nous, nous avancerons avec certitude, ou du moins nous avons la conviction la plus profonde, que, si la pousse ne doit pas être attribuée à une cause unique, elle est cependant presque toujours le résultat d'une altération primitive du sang, dans laquelle on remarque, comme nous l'avons déjà dit, l'augmentation des principes solides de ce liquide au préjudice du sérum ; altération qui détermine d'abord la gêne de la circulation en général, et particulièrement l'obstacle mécanique à celle des poumons et autres organes contenus dans le thorax. Cette maladie du sang, que j'appelle la pléthore couenneuse, l'hémite (peu importe le nom, si la chose est bonne) n'a jamais été appréciée suivant son importance médicale par les vétérinaires, ni par les médecins qui n'en ont parlé dans leurs écrits qu'en passant.

Elle me paraît donc être la cause première d'un grand nombre d'altérations organiques qui déterminent le soubresaut plus ou moins prononcé, qui coupe, chez les chevaux affectés, l'expiration en deux temps bien distincts.

Cette théorie étiologique appliquée à la pousse, je crois l'avoir suffisamment développée en traitant de la congestion pulmonaire que je considère comme le premier degré de cette maladie, pour que je m'abstienne d'en parler davantage. Seulement, je dirai que cette altération morbide du sang (et j'insiste sur ce point, parce que je crois dire une grande vérité), est sinon la cause exclusive de la pousse, du moins la cause la plus ordinaire. Depuis neuf années que j'exerce la médecine vétérinaire, je n'ai rencontré, je puis l'assurer, que trois chevaux atteints de pousse, occasionnée par une autre cause que celle à laquelle j'accorde la suprématie : ces chevaux étaient atteints d'emphysème aux poumons, survenu à la suite de courses rapides ou d'efforts musculaires et respiratoires violents. Quelle autre étiologie explique mieux ce trouble dans la circulation sanguine pulmonaire et dans les autres organes de la poitrine, que presque tous les vétérinaires ont observé quelque temps avant l'apparition des premiers symptômes de la pousse sans avoir cherché à remonter à son origine, lequel trouble peut être regardé comme l'avant-coureur augural et certain de cette maladie ?

Oui, assurément, l'altération pathologique du sang en question, est la source vers laquelle il faut faire remonter la cause de toutes ces affections organiques qu'on trouve dans la poitrine à l'ouverture des chevaux poussifs. C'est cette même altération sanguine qui occasionne presque toujours les bronchites que M. Rodet qualifie de chroniques, et qu'il regarde, sinon comme la cause unique de la pousse, du moins comme la plus ordinaire ; il va même jusqu'à croire que les autres causes qui se partagent avec celle-ci la probabilité d'une influence plus ou moins marquée dans la production des symptômes de cette maladie ne sont véritablement, pour quiconque veut observer avec une scrupuleuse attention, que des effets purement subséquents.

Ces bronchites, dans le cas de pousse, diffèrent essentiellement des bronchites ordinaires,
en ce qu'elles se présentent sans les signes de
l'inflammation et sans réaction fébrile : la toux
et un jetage pour ainsi dire passif les caractérisent. La toux est souvent si intense, que dans
l'action de tousser tout le corps du cheval en est
quelquefois ébranlé, mais elle s'effectue ordinairement sans douleurs. En un mot, le cheval a tous
les caractères de gaieté et de santé qui n'existent
pas dans la bronchite proprement dite.

Causes. — Les causes de la pousse varient à
l'infini. Les voici dans l'ordre suivant lequel j'ai
classé les différentes affections dont cette maladie
provient. Je place en première ligne les différentes causes sous l'influence desquelles s'établit
la pléthore couenneuse, qui ont été énumérées
au chapitre de la congestion pulmonaire. Viennent
après celles qui peuvent déterminer la rupture de
quelques cellules bronchiques, telles que les accès
violents de toux et les efforts considérables de la
respiration. J'ai vu un fort cheval entier, attelé à
une voiture de plâtre, dont la charge était hors
de rapport avec ses forces physiques, recevoir
plusieurs coups de fouet au moment de passer
un endroit difficile, qui lui firent faire de tels
efforts musculaires et respiratoires pour entraîner

le fardeau qu'il avait à emporter, qu'il toussa violemment, et qu'on s'aperçut immédiatement du
battement de flancs. Appelé sur-le-champ, j'en-
tendis à l'auscultation de la poitrine une espèce
de sifflement qui m'indiqua qu'il y avait rupture
d'une ou plusieurs vésicules bronchiques. J'ai vu
un autre cheval devenir poussif à la suite de la
fracture d'une côte qui avait blessé le poumon
droit ; il en était résulté un emphysème qui ne
s'était pas étendu beaucoup au-delà de la plaie
extérieure.

Les courses rapides et de longue haleine, les
galopades vives et soutenues en gravissant des
côtes, les exercices qui exigent principalement de
grands efforts musculaires et qui accélèrent les
mouvements respiratoires et circulatoires de manière à pervertir l'ordre dans ces fonctions,
peuvent rendre un cheval poussif. L'effet est
encore bien plus sensible quand l'estomac se
trouve rempli d'aliments; c'est à ce moment où il
gêne le plus les organes de la respiration, par
la compression qu'il exerce en avant sur le diaphragme en s'opposant à la dilatation suffisante
du thorax. Mais toutes ces causes n'agissent d'une
manière bien sensible que lorsque l'altération de
la masse sanguine dont nous avons parlé plus
haut existe. Il est surtout bien important de retenir

pour savoir remonter presque infailliblement à l'origine de la pousse, c'est que lorsque les diverses altérations morbides, dont elle procède, sont établies, les organes qui en sont le siége peuvent rester malades, et les seuls malades, longtemps après la disparition de l'affection sanguine qui en a été le point de départ. Ainsi, il n'est pas rare de voir l'hémite disparaître complétement, et la pousse persister encore pendant longtemps.

Tous les chevaux peuvent devenir poussifs lorsqu'ils ont été exposés pendant un temps suffisamment long à l'influence des causes susceptibles de produire les diverses lésions pathologiques dont la pousse provient ordinairement.

Mais on remarque que ceux qui s'engraissent de rien, qui mangent beaucoup, et qui sont soumis à des travaux accélérés, à des services très actifs, ou bien qu'on abandonne à un repos trop absolu, y sont particulièrement exposés (1).

La pousse n'est pas une maladie héréditaire ainsi que l'ont compris beaucoup d'auteurs. Les chevaux, il est vrai, héritent de leurs parents,

---

(1) Le cheval et l'âne du pauvre, qui sont nourris de paille, d'un peu d'herbe, ou de foin et de son, sont rarement atteints de cette affection.

Parmi tous les chevaux usés, très amaigris à la suite de privations de tous genres ou de travaux excessifs, qu'on amène au clos d'écarrissage du sieur Baumier à Château-Thierry, j'ai vu très rarement des chevaux poussifs.

leurs prédispositions, leurs tempéraments; mais gardons-nous bien de penser autrement, ceux-ci ne transmettent pas à leurs produits le germe de la pousse, ils ne leur transmettent que l'aptitude à contracter cette maladie; et c'est à cela que doit se borner cette mystérieuse hérédité adoptée pour beaucoup de maladies. Ainsi donc les chevaux peuvent naître avec cette prédisposition; cependant, pour contracter la pousse, il faut encore que les animaux ainsi disposés se trouvent placés dans les circonstances étiologiques qui la déterminent. Le tempérament nervoso-sanguin est celui qui y prédispose le plus.

On a remarqué aussi que les juments étaient plus sujettes à la pousse que les chevaux du sexe opposé : cela provient probablement de ce que le tempérament nervoso-sanguin, dont j'ai parlé, s'observe plus fréquemment chez elles, et de ce que, étant constituées de telle sorte à faire de plus grandes déperditions que les mâles dans le travail de la génération, si on les prive absolument du service de la reproduction, il en résulte qu'elles doivent être plus disposées à contracter les diverses affections dont la pousse est le symptôme, par suite de surabondance dans les principes nutritifs et excitants du sang.

Symptômes. La pousse est annoncée par une irrégularité déterminée des mouvements respiratoires. Dans la circonstance où elle débute par la congestion pulmonaire (ce qui arrive très fréquemment), on remarque d'abord l'interversion dans l'égalité et la régularité de la circulation, dont le point de départ est aux poumons, consécutivement au cœur et aux gros vaisseaux. Le trouble dans les fonctions circulatoires des principaux organes contenus dans la poitrine, puis, ensuite, l'irrégularité de la respiration, caractérisent donc le premier degré de la pousse.

Suivant M. Hurtrel d'Arboval et les idées de Demoussis, qui attribuent la pousse à un état variqueux et anévrismatique du poumon, le cheval chez lequel cet organe a de la tendance à la dilatation de ses capillaires veineux et artériels, est plus essoufflé en marchant; la gêne de la respiration est plus prononcée lorsque ses mouvements sont rapides et qu'il a une montagne à gravir. Quelques éclats de toux se font entendre; il s'ébroue, et rend de temps en temps par les naseaux une matière blanche et tamponnée, que sécrète la membrane bronchique, qui a reçu l'influence de l'irritation pulmonaire; ses flancs sont plus agités dans l'exercice, ses naseaux plus dilatés, l'aile interne des narines est écartée de manière à agrandir leur ouverture, et il en résulte une sorte de froncement du bout du nez, qui paraît être dans une contraction permanente. On pourrait ajouter que, dans

15.

les moments où la respiration s'effectue le plus
péniblement, elle fait entendre un bruit qui n'est
pas sonore, qui ressemble à celui qu'on remarque
aux chevaux qui halètent, mais qui est beaucoup
moins précipité. Dans tous les cas, l'inspiration
est naturelle, au moins dans les commencements;
c'est par la suite qu'elle devient brusque, qu'une
certaine gêne, ou une irrégularité particulière
se fait remarquer entre la fin de l'inspiration et
le commencement de l'expiration. Dans le temps
de l'inspiration, les côtes s'élèvent graduellement
et régulièrement; mais avant que ce mouvement
soit entièrement terminé, l'expiration commence
brusquement par l'action des muscles expirateurs,
qui devance le terme de l'inspiration; de plus, le
mouvement d'abaissement dans l'expiration est à
peine commencé, qu'il s'arrête subitement et s'interrompt pour recommencer et achever ensuite
de se faire plus tranquillement. Ainsi, ces deux
temps sont inégaux; le premier est plus court, et
suivi du deuxième, qui s'exécute avec plus de lenteur. C'est bien là le signe pathognomonique de la
pousse, celui qui détruit l'uniformité de l'action
respiratoire. C'est surtout aux courbes osseuses
des dernières côtes, le long des hypocondres,
qu'on aperçoit le mieux ce phénomène. Dans les
chevaux très poussifs, ou qui le sont depuis longtemps, ce même phénomène est très prononcé,

et si prononcé, que tout le corps de l'animal en
est ébranlé, que toute la machine éprouve une
secousse générale imprimée aux parois abdominales : la pousse est alors évidente pour tout le
monde ; mais il est des cas où les symptômes qui
la constituent sont plus difficiles à caractériser. Le
phénomène spécial qui seul la fait reconnaître,
et qui ne peut manquer quand elle existe, est souvent accompagné des symptômes suivants, qui
peuvent bien aider à confirmer l'état de l'animal,
mais non le caractériser, et qui peuvent même
manquer, bien que l'animal n'en soit pas moins
poussif. L'inspiration commence par un écartement subit des côtes ; une toux particulière,
sèche, quinteuse, et sans appel, se manifeste
quand la pousse est avancée ; il se déclare aussi
quelquefois à cette époque, un jetage qui a lieu
par le nez ; la matière qui sort est comme tamponnée, tantôt séreuse, tantôt plus épaisse, mais ne
s'attachant que rarement au pourtour des narines ;
le cheval la jette ordinairement par pelotons et
par flocons, le plus souvent en buvant. Lorsque
ce symptôme existe, la membrane du nez est
terne, plombée, luisante, épaissie, et il y a engorgement des ganglions lymphatiques de l'auge.
Il y a aussi dilatation permanente des naseaux, et
un écartement singulier de l'aile interne, qui
paraît rebroussée et plissée longitudinalement ;

cet écartement subsiste même le cheval étant en repos; l'anus sort et rentre en suivant les mouvements de la respiration; les côtes sont très apparentes dans toute leur longueur; leur jeu est marqué au-dessous de la peau, et imite à peu près, comme dit le vulgaire de la campagne, le souflet de maréchal. Enfin, dans le cheval poussif au dernier point, les côtes semblent se tordre d'une manière remarquable, les muscles abdominaux se contractent convulsivement, le diaphragme paraît se contracter de la même manière, le flanc est retroussé et comme tiraillé.

Dans les temps humides, il y a souvent flux nasal comme dans les affections catarrhales; et cependant l'animal ne paraît pas souffrir davantage. Dans les temps secs et chauds, surtout quelque temps avant les orages, la pousse est plus forte, les membranes apparentes sont plus gorgées de sang, et l'animal est plus gêné.

Lorsque la pousse a fait de grands progrès, surtout s'ils ont été rapides, la gêne de la respiration est quelquefois portée à tel point que le sujet poussif refuse de marcher, et peut offrir les sigues d'une suffocation prochaine, si on le force tout à coup à un mouvement de mobilité rapide. On observe dans ce cas la bouche béante, la langue et les lèvres comme épaissies, de couleur foncée et violette, les naseaux très dilatés, la membrane nasale colorée d'un rouge livide, la respiration ronflante, interrompue par le soubresaut, qui est on ne peut plus marqué. M. Hurtrel d'Arboval a vu une petite jument poussive, hors d'âge, à usage de monture de femme, qu'on avait beaucoup frappée pour la forcer de courir; elle présentait ces symptômes, et elle mourut sur le chemin, en quelques minutes, presque sous la personne qui la montait. Ces exemples, sans doute, sont très communs.

Diagnostic, pronostic, durée. Il n'est pas difficile de reconnaître l'état d'un cheval poussif; mais le siége de la lésion pathologique qui lui donne lieu n'est pas aussi facile à distinguer; ce ne n'est même souvent qu'à l'ouverture des chevaux qu'on la découvre. Dans certains cas aussi, quand les signes distinctifs de la pousse sont peu marqués, il n'y a que des yeux exercés qui peuvent l'apercevoir. Enfin, il faut se garder de la confondre avec le soubresaut qu'on remarque dans les affections aiguës des organes pectoraux ou circonvoisins qui la simule jusqu'à un certain point.

La pousse est un état pathologique bien moins grave qu'on le dit généralement; elle est curable dans beaucoup de circonstances; mais il faut, de la part des propriétaires, de la patience et de la persévérance dans le traitement de cette maladie, et surtout dans l'emploi d'un régime alimentaire rationnel; ce que l'on obtient difficilement des gens de la campagne, imbus qu'ils sont tous du préjugé ancien généralement répandu, que la pousse est incurable. Cette maladie est grave en ce sens qu'elle diminue de beaucoup la valeur des animaux qui en sont atteints.

La durée de la pousse varie suivant sa gravité, son ancienneté, l'âge du cheval, son tempérament, le service auquel il est soumis, et les soins qu'on lui donne.

Traitement. Nous arrivons naturellement à parler du traitement de la pousse. Que de moyens bizarres n'ont-ils pas été employés jusqu'à ce jour pour guérir cette maladie! Les anciens, comme on l'a vu, différaient tous d'opinion sur sa nature et son siége; il devait par conséquent y avoir aussi entre eux la même dissidence relativement au traitement qu'ils lui opposaient. En effet, les uns prescrivaient les stimulants, les autres les débilitants, suivant que la pousse était accompagnée de la diathèse du stimulus ou du contre-stimulus. Ceux qui n'osaient épouser aucun parti, gardaient le juste milieu et admettaient une méthode mixte qui tenait de l'un et de l'autre système.

Le traitement de la pousse doit effectivement varier suivant la lésion morbide qui lui donne lieu. Mais on peut cependant établir un plan général de traitement pour un groupe d'affections dont l'origine doit être rapportée à une seule et même cause. Ainsi la bro chite, la pneumonite, l'hypertrophie du cœur, la dilatation anormale de ses cavités, la dilatation anévrismatique des gros vaisseaux qui l'entourent, la disposition anévrismatique des capillaires pulmonaires, etc., occasionnées par l'hémite, ou pléthore couenneuse, doivent d'abord être traitées par des saignées générales, petites, souvent réitérées, et l'emploi des acides à l'intérieur. La saignée générale est plus rationnelle dans ce cas, parce qu'il est d'observation que la couenne inflammatoire est toujours accumulée dans les gros troncs sanguins. Cette simple médication ne suffit pas seule pour guérir la pousse, il faut y joindre la diète plus ou moins sévère, et ensuite un régime alimentaire approprié ; car si on laissait le cheval à sa nourriture ordinaire, les saignées resteraient sans efficacité, ou plutôt leur effet ne serait que momentané. Il faut donc avoir pour but dans le traitement de cette affection, de ramener l'état du sang ainsi altéré à son état primitif, à son état normal, lui enlever en un mot les principes fibrineux et cruoriques qui sont en excès ; ensuite, procurer au cheval une alimentation douce, délayante, qui fournisse un sang de meilleure nature, plus fluide, plus compatible avec l'exercice normal des fonctions. Cette alimentation devra être

composée exclusivement de paille fraîchement
battue dépouillée des herbes diverses qui la rendent
fourrageuse, et d'orge, soit moulue, soit en
grains ; on préférera l'orge cuite, parce que son
écorce est ainsi dépourvue du principe amer
qu'elle contient, ou l'orge moulue passée au bluteau. La proportion de ces aliments devra être
établie suivant, 1° la gravité de la maladie ;
2° l'âge et la force de l'animal ; 3° sa taille et le
service auquel il est soumis.

La plupart des praticiens recommandent, dans
le cas de pousse, l'usage de la nourriture verte.
Mais c'est avec la plus grande réserve que l'on
doit l'employer ; car j'ai remarqué que la pléthore,
au lieu de diminuer, augmentait souvent sous
l'influence d'une telle alimentation, surtout quand
les plantes étaient avancées dans leur végétation ;
dans ce cas, j'ai observé que le sang, toujours
altéré, contenait alors une plus grande proportion
de sérum. En conséquence, au début de la pousse,
on se gardera bien de donner le vert à discrétion,
d'autant plus que les chevaux le mangent ordinairement avec trop d'avidité : on le donnera en
petite quantité d'abord, et mélangé à la paille qui,
en général, flatte moins leur gourmandise, et
ils en consomment moins ; elle n'a pas, comme on
le sait, la propriété de stimuler comme le foin des
prairies naturelles ou artificielles, et surtout l'a-

voine, qu'il faut exclure pour longtemps de la nourriture du cheval poussif. La paille nourrit suffisamment quand elle a été bien récoltée, qu'elle est fine, courte et délicate ; elle est donc avantageuse sous tous les rapports. Enfin il ne faut permettre l'usage exclusif de la nourriture verte que lorsque l'état du sang est déjà amélioré, et que les symptômes de la pousse sont déjà atténués. L'hiver, on donnera des racines faute de vert. Si l'on manquait d'observer ponctuellement toutes ces précautions dans la curation de la pousse, on verrait le sang s'altérer de nouveau, tous les symptômes reparaître d'une manière plus grave, tant il est vrai que les écarts dans le traitement de l'hémite sont pernicieux.

Tels sont les différents objets dont nous avions à nous occuper dans la graphie historique de la pousse. Cette description nous paraît suffisamment complète pour ce qui regarde la pathologie et la thérapeutique de cette maladie. Toutefois, il existe encore une partie, non moins importante, qui doit lui être pour ainsi dire annexée ; je veux parler de la jurisprudence relative à la garantie commerciale de cette maladie. Voici comment s'exprime M. Huzard fils, sur les différentes opinions qui se sont élevées relativement à la question de savoir si la pousse doit être rangée ou non dans la catégorie des vices rédhibitoires.

« Quelques personnes, dit-il, ont prétendu que ce signe de maladie était apercevable au moment de la vente, que, par conséquent, l'acheteur pouvait se convaincre de son existence, et qu'aux termes de l'article 1641 du Code, il ne devait pas donner lieu à la rédhibition. Ces raisons ont engagé les rédacteurs du projet du code rural à proposer de l'exclure des vices redhiboires, pour voir quelles seraient les réclamations à ce sujet. Il en est venu en effet de tous les points de la France, et par les raisons suivantes.

« 1° Quoique la pousse soit apercevable au moment de la vente, elle ne l'est pas pour des personnes qui ne connaissent pas bien les chevaux, et s'il fallait qu'un acheteur eût toujours un vétérinaire avec lui, ce serait trop gênant pour le commerce. D'ailleurs la pousse, dans son commencement, est même difficile à reconnaître pour le vétérinaire.

« 2° Si, quand on achète un cheval chez un particulier, il est quelquefois possible de l'examiner assez attentivement dans le repos et même pendant qu'il mange, pour reconnaître s'il est poussif, cet examen devient impossible, soit chez le marchand, soit dans un marché, parce que l'animal est excité, parce qu'il est dans la crainte des coups, parce qu'il est tourmenté de toutes les manières. Quelquefois, dans les grandes foires de

chevaux, les marchands se disputent les animaux ;
à peine examinent-ils l'âge et la tournure : si la
pousse n'était pas rédhibitoire, on gènerait beaucoup les achats : tandis que le marchand certain
que, si l'animal est attaqué de ce vice, il pourra
le faire reprendre, fait son marché presque sans
y regarder.

« 3° Le mouvement du flanc de la pousse,
quelque apparent qu'il soit, peut être, dans quelques cas, momentanément changé, sinon totalement, du moins beaucoup : ainsi, dans certaines
circonstances, un cheval poussif, même très poussif, mis trois semaines ou un mois au régime du
vert, soit à l'écurie, soit dans un pâturage, reprend
une régularité dans le mouvement du flanc presque
aussi grande que s'il n'était pas malade ; deux ou
trois jours de régime sec suffisent pour que le
mouvement de la pousse reparaisse comme auparavant ; mais enfin, il suffit qu'il puisse être beaucoup diminué, pour qu'on saisisse ce moment pour
vendre l'animal et tromper l'acheteur. Non-seulement le régime du vert produit cet effet, mais
encore toute espèce de régime délayant. Ce n'est
pas encore tout : quand la pousse est très apparente, et quand certains marchands veulent se
défaire de l'animal en trompant l'acheteur, ils
donnent à l'animal quelque forte médecine, qui
change le mouvement du flanc contre un autre

mouvement également irrégulier, mais différent, et qu'ils attribuent à un rhume, à la fatigue, à toute autre cause, et cachent ainsi cette maladie par une autre, qu'ils attribuent à l'acheteur.

« D'autres personnes ont prétendu que la pousse ne devait pas être dans les cas rédhibitoires, parce que les chevaux poussifs étaient encore, dans beaucoup de circonstances, de bons chevaux, qui pouvaient rendre les services pour lesquels on les avait achetés, et que, par conséquent, sous ce rapport, ils n'étaient plus dans le cas prévu par l'article 1641. Ces objections, qui paraissent d'abord fondées, sont, je dirai, illusoires comme les premières.

« En effet, si les chevaux poussifs sont, au moment de la vente, capables de rendre les services pour lesquels on les a achetés, l'affection dont la pousse est un des résultats, diminue notablement la durée du temps que l'animal doit servir. Ainsi une personne achète un cheval de six à sept ans, elle espère qu'elle pourra s'en servir encore six à sept ans (abstraction faite de tout accident); elle ne le paie le prix demandé que dans cette espérance : le cheval se trouve poussif, elle ne peut plus espérer s'en servir aussi longtemps; la maladie qui donne lieu au mouvement du flanc peut même augmenter de manière qu'au bout de quelques mois, l'animal ne puisse plus remplir le but que l'acquéreur s'était proposé; il a donc été trompé, il n'aurait donné qu'un prix bien moindre du cheval s'il avait connu son défaut.

« Le marchand qui achète un cheval pour le revendre, et qui achète, sans le savoir, un cheval poussif, est bien plus trompé que le particulier qui l'achète pour s'en servir. Il comptait gagner sur l'achat, et si pour ne pas tromper, il vend le cheval comme étant poussif, il ne le vendra jamais le prix qu'il lui a coûté ; il perd donc sur son marché au lieu de gagner ; certes l'animal n'a pas rempli le but qui en avait fait faire l'acquisition.

« Une autre considération pourrait plutôt engager à faire exclure la pousse du nombre des vices rédhibitoires, c'est l'espérance de tarir une source de contestations que ce vice fait naître.

« Mais si l'on considère que l'acheteur, une fois privé de la garantie de droit à l'égard de la pousse, demandera très probablement qu'on lui garantisse conventionnellement ce vice, alors le nombre des contestations qui y sont relatives restera le même, et l'on verra que le but de diminuer les contestations ne sera pas rempli.

« Enfin, s'il est à peu près certain que la pousse, c'est à dire le mouvement du flanc qu'on appelle ainsi, a été remarqué dans plusieurs affections, ce mouvement peut être le signe constant d'une affection particulière (c'est l'opinion de M. Huzard); ensuite parce que, dans le commerce des chevaux, la pousse signifie, d'après ce que nous venons de voir, et signifiera peut-être toujours le signe d'une maladie interne cachée, de l'existence de laquelle on ne peut s'apercevoir que par un examen spécial, parce que, du reste, l'animal peut être en bon état, et paraître jouir d'une bonne santé, conditions qui mettent cette maladie, quelque inconnue qu'elle puisse être, dans les vices rédhibitoires. »

Méthode à suivre dans l'examen d'un cheval poussif, pour en reconnaître positivement l'état; et de quelques devoirs de l'expert dans ce cas.

Quand la pousse est arrivée à son période d'état, elle est apercevable pour tout le monde : alors il n'est pas indispensable pour la reconnaître de soumettre l'animal à certaines épreuves connues, à moins que ce ne soit dans le but d'asseoir un jugement plus certain. Cependant, nous ne pourrions trop le recommander, l'expert ne saurait trop prendre de précautions pour constater positivement et irrévocablement le vice rédhibitoire et les circonstances qui l'accompagnent; car c'est son rapport qui doit éclairer la religion du tribunal, c'est ordinairement d'après ses conclusions que les juges portent leur décision. Il ne saurait donc apporter trop de circonspection, trop de scrupule, et surtout une trop grande attention à découvrir la vérité du fait qu'il est appelé à instruire : ensuite, il ne doit pas oublier qu'une grande responsabilité pèse sur lui, et, dans les cas épineux, s'il ne prend pas sa conscience pour guide, il n'est plus digne de la confiance dont on l'avait investi.

Pour découvrir l'existence de la pousse, on doit commencer par examiner le cheval au repos complet et à jeun. Si l'on remarque une respiration un peu ailée ou sublime, si les espaces intercostaux sont sensibles à la pression, si les ailes du nez sont contractées ou plissées, si les muscles inspirateurs se contractent lorsque l'expiration commence, si à la fin de l'inspiration ou au commencement de l'expiration, on s'aperçoit du soubresaut, on peut croire à l'existence de la pousse. Si, au contraire, l'expiration s'exécute sans effort, et s'effectue en un seul temps, le cheval n'est point poussif.

Le double battement dans l'expiration qui constitue la pousse, n'est pas toujours apercevable, ou bien il se fait remarquer de loin en loin, souvent même il ne se reproduit qu'après six ou dix inspirations ordinaires ; alors il faut redoubler d'attention, afin que rien n'échappe aux moyens d'investigations ; il faut soumettre le cheval au grand trot ou au galop pendant une demi-heure, de manière à accélérer les mouvements de la circulation et de la respiration : par cette épreuve, le soubresaut se laisse ordinairement apercevoir. Pour être plus certain de ne pas se tromper, on peut encore surabondamment, et pour confirmer son jugement, il est même prudent de soumettre encore l'animal une fois, deux fois et plus, s'il est nécessaire, à la première épreuve, et donner au cheval une ration d'avoine dans les premières minutes qui suivent cet exercice. De cette manière, l'action de manger en gênant la respiration, exagère le soubresaut, de telle sorte qu'il n'est plus possible de se méprendre.

L'existence de la pousse étant bien reconnue, il reste encore à l'expert de s'assurer si le cheval n'est pas atteint de maladies aiguës qui peuvent la simuler. Les maladies de poitrine, du foie, de la rate, etc., sont de ce nombre. La congestion pulmonaire produit souvent une altération du flanc au point de simuler la pousse, et quelquefois cependant, un traitement simple et le régime font disparaître tous ces phénomènes momentanés. Toutefois, la congestion pulmonaire disparaît bien quelquefois, il est vrai, par une ou deux saignées générales et le régime; mais d'autres fois, quand on remet l'animal à la nourriture ordinaire, on voit aussitôt reparaître tous les accidents. Alors le cas est grave, et quand bien même le soubresaut de la pousse ne serait pas bien marqué dans cette circonstance, dès le moment que cette maladie du sang qui produit si souvent la pousse existe en même temps, qu'elle est ancienne et cachée au moment de la vente, il n'y aurait pas d'inconvénient, ce me semble, à considérer ce cas, ainsi que la pousse confirmée, comme devant entraîner la rédhibition

Dans toutes ces circonstances, l'expert devra temporiser et demander quelques jours d'observation avant de se prononcer, surtout s'il a lieu de se défier du vendeur ou de l'acheteur. Il devra donc demander qu'on mît le cheval en fourrière : ensuite qu'on le soumît à un traitement curatif et à un régime diététique convenable. Si, par ce moyen, l'animal guérit, il devra encore s'assurer, quelque temps après la disparition des symptômes, si la guérison est définitive ; il attendra conséquemment que le cheval ait été remis à son régime de vie ordinaire ; il le soumettra de nouveau, de temps en temps, aux premières épreuves, afin de reconnaître si aucun trouble ne reparaît dans les fonctions circulatoires et respiratoires ; et, après toutes ces précautions prises, il pourra se décider affirmativement et sans aucune crainte.

FIN DE LA POUSSE.

16.

HISTOIRE DE LA MORVE.

De toutes les maladies qui sévissent sur les monodactyles, il n'en est point de plus grave, de plus redoutable, que celle à laquelle on a donné le nom impropre de morve. Il n'en est point non plus sur lesquelles on ait tant écrit que sur cette maladie, et cependant c'est celle dont la nature et le siège sont le moins connus.

La morve peut être sporadique, épizootique et enzootique ; elle est enzootique dans beaucoup de régiments de cavalerie : au fond elle est toujours la même dans ces diverses circonstances ; seulement elle y prend certains caractères qui font varier son type, et en cela elle ressemble à beaucoup d'affections qui, dans les épizooties et les enzooties, présentent un cachet différent, une nuance particulière. On prétend que cette maladie a la fatale propriété de se transmettre par voie de contagion ; nous reviendrons plus tard sur la question de savoir si elle est réellement contagieuse ou non.

La morve peut être définie une maladie ordinairement multiple, généralement caractérisée par un écoulement de mucus, d'une nature variée, qui a lieu par les deux naseaux, le plus souvent par un seul; par l'engorgement des glandes lymphatiques de l'auge, et par des ulcérations vulgairement appelées chancres, qui se présentent à l'orifice des narines.

Comme le cheval poussif, le cheval morveux ne cesse pas d'être gai, et, à part les symptômes de morve (1), il paraît jouir longtemps d'une santé parfaite. On voit même des chevaux porter cette maladie pendant l'espace d'une ou de plusieurs années, sans qu'on observe de dérangements marqués dans l'exercice des fonctions; ce qui prouve jusqu'à un certain point que la trame d'aucun organe n'est sensiblement altérée dans ce cas, du moins au début. De Soleysel a vu même des chevaux morveux jeter pendant six années, tout en continuant de courir à la chasse et de beaucoup fatiguer. Nous entrerons dans de plus grands détails à cet égard, lorsque nous traiterons de la nature de la morve, et de son siège qui sont, on peut le dire, avec l'histoire de sa contagion, les questions les plus importantes, les plus délicates,

---

(1) J'entends toutefois parler de la morve chronique.

et les moins résolues de la pathologie vétérinaire.
Mais avant tout, nous allons jeter un co p d'œil
rapide sur les diverses opinions qui ont été émises
depuis les hippiatres grecs jusqu'ici , sur ces différentes questions ; peut-être y trouverons-nous des
documents susceptibles de fortifier les idées que
nous nous en sommes faites.

Opinions des auteurs sur la morve.

Absyrthe, et Aristote, philosophe macédonien,
les plus anciens et les plus célèbres auteurs qui
aient écrit sur la morve , disent avec raison que
cette maladie est particulière à l'espèce chevaline.
Le premier recommande pour la guérir la pulpe
de coloquinte , dont on avait espéré quelques succès ; mais l'insuffisance de ce moyen dans la curation de cette affection fut reconnue par la suite.
Le second regarde la morve comme incurable ,
quand l'écoulement nasal a lieu ; il la caractérise
une matière gluante , blanchâtre , ou jaunâtre ,
d'une mauvaise odeur , accompagnée de larmes
purulentes aux yeux, et prétend qu'on ne la voit
point, ainsi que la gourme, chez les chevaux qui
vivent en troupe dans les bois.

Végèce, qui écrivait dans le commencement du
quatrième siècle , et qui a traduit les hippiatres
grecs, nous parle de la morve des chevaux dans
ses ouvrages. Il pose en fait qu'un cheval est atta-

qué de cette maladie quand la tête est pesante et
que la poitrine siffle ; qu'il devient maigre, et qu'il
a l'extérieur triste ; alors il lui sort des naseaux
une liqueur puante, épaisse, de couleur pâle. Végèce rapporte que les anciens ont donné à cette
maladie le nom de *fluxattique*. Mais toutes les fois
qu'il commence à couler par les naseaux une humeur sanguinolente, ou semblable à du safran, on
peut regarder la maladie comme incurable, et l'animal près de sa fin. Pour le traitement de la morve,
qu'il appelle aussi l'affection humide, Végèce s'attache aux injections huileuses dans les naseaux ;
l'insufflation dans ces organes de la poudre d'asarum, la saignée, l'infusion de cresson, tels sont en
outre les moyens thérapeutiques qu'il conseille.

J. Massé, Jourdain, docteur en médecine, qui,
comme Végèce, ont traduit les hippiatres grecs ,
disent que la morve vient aux chevaux parce qu'ils
n'ont point de vésicules biliaires, de sorte que la
bile, selon eux, serait transmise aux artères du dos,
qui la porteraient à la moelle épinière, et de là au
cerveau qu'elle infecterait , ainsi que la tête et la
langue ; ou qu'elle serait transmise au cerveau à la
faveur d'un nerf qui la disséminerait par tout le
corps.

Les idées de ces derniers auteurs, qui sont celles
des vétérinaires grecs, sont absurdes ; ces rêveries
et ce jargon sont absolument abandonnés. Le trai-

tement qu'ils conseillent contre cette maladie n'est pas moins le fruit de l'erreur, et il devait en être ainsi, parce qu'ils n'avaient aucune teinture de son véritable siége et de sa véritable nature. Jourdain avance qu'Hippocrate et Absyrthe regardent la morve comme très contagieuse; et qu'aussitôt qu'elle règne dans une écurie, il faut isoler les chevaux sains des malades. Voici, touchant les signes de cette maladie, comment s'exprime J. Massé, dans son ouvrage sur la médecine vétérinaire : « Puisque tu m'as requis, seigneur Sabin, de déclarer les maladies qui affectent le plus souvent les chevaux, je te démontrerai le plus grand mal qui les afflige, et dont ils guérissent difficilement. On le nomme *Maliden*, les uns *distillation* et les Romains *suspirium*. Il s'écoule par les narines une boue épaisse, puante, de couleur jaunâtre; la tête est pesante; ils sifflent du nez, et maigrissent beaucoup, puisqu'ils ne veulent rien manger. Le cheval se soutient tantôt sur une jambe, tantôt sur une autre; il devient boiteux, et, sur quelque partie que se jette cette humeur, il y survient une ulcération. »

A une époque moins reculée de l'ère ancienne, en 1669, de Soleysel, écuyer français, dont l'ouvrage a été traduit dans toutes les langues de l'Europe, considérait la morve comme une maladie froide, qu'il comparait à la morfondure, à la vraie et fausse gourme. Il la définit un écoulement d'humeurs qui a lieu par les naseaux ; lesquelles humeurs sont toutes formées dans le sang qui s'en débarrasse par cette voie. Il pensait que cette maladie se propage très subtilement dans une écurie, même par l'air contagié que les chevaux y respirent. Il a essayé, sans succès, pour la guérir, la médication stimulante qu'il a variée, et l'extirpation des glandes lymphatiques de l'auge. Par ce traitement, dit-il, des chevaux guérissent bien quelquefois, mais on voit reparaître les signes de la morve quelque temps après.

De Soleysel a cultivé avec fruit quelques parties de l'art vétérinaire, notamment celle qui a pour objet l'extérieur du cheval ; ses connaissances ont été utiles ; il a, en un mot, sensiblement contribué aux progrès de la science ; et, aujourd'hui encore, ses ouvrages peuvent être consultés avec avantage.

Delcampe, écuyer du roi, emprunta une partie de ses idées sur la morve aux traducteurs des hippiatres grecs ; il imita surtout Jourdain.

Garsault, auteur d'un ouvrage sur l'art vétérinaire, tombe à l'égard de la morve, dans les mêmes opinions que de Soleysel ; il se crée un système imaginaire, dans lequel il pose en principe que la morve est produite par une humeur âcre et indigeste, ou par une lymphe épaissie que le sang dégorge par la membrane nasale, et dans les glandes lymphatiques de l'auge.

Dans les idées et les explications de Soleysel et de Garsault, pour démontrer la cause et la nature probables de la morve, il y a, à part le jargon ignoble qu'ils emploient, quelque chose de bon, de vrai. Cette opinion ressemble beaucoup à l'idée de Bourgelat sur le même sujet ; nous aurons l'occasion d'y revenir par la suite. Du reste, Garsault regarde cette maladie comme très contagieuse et incurable.

De tous les vétérinaires qui se sont le plus laborieusement occupés à faire des recherches pour découvri rl esiége et la nature de la morve, Lafosse père est un de ceux qui attachaient la plus grande importance à cette découverte; le système qu'il avait adopté pour expliquer cette maladie, faisait même la base de sa doctrine médicale. Il pensait que son véritable siége est dans les cavités nasales, et qu'elle est de nature inflammatoire ; il entendait toutefois parler de la morve proprement dite. La morve qu'il ne regardait pas comme telle n'existe jamais, selon lui, sans être accompagnée des affections de quelques viscères de la poitrine. Il paraît être le premier hyppiatre qui ait donné quelques notions détaillées sur cette maladie qui, selon lui, n'avait pas été observée en Europe avant 1494 ; on la remarqua au siége de Naples, où elle fit quelques ravages ; ce sont des auteurs espagnols qui, les premiers en donnèrent la description pour la première fois, et, selon les derniers, ajoute Lafosse, elle aurait été importée en Europe après la découverte de l'Amérique. Mais toutes ces assertions ne sont pas exactes, car les hippiatres grecs sont les premiers, comme nous l'avons vu, qui ont donné une description de la morve : cette maladie existait donc à l'époque où ont été écrits les ouvrages des Grecs qui l'indiquent ; ce fait est incontestable.

Relativement à la question de la contagion, Lafosse est en contradiction avec lui-même ; tantôt il dit qu'elle est contagieuse, tantôt qu'elle ne l'est pas. Son traitement consiste à faire des injections dans les cavités nasales, à la faveur de deux couronnes de trépan pratiquées sur les sinus frontaux, en commençant d'abord par les injections d'eau d'orge, puis de miel rosat et de teinture de myrrhe. Pour cicatriser les chancres, il emploie l'alun, l'eau de chaux, le vitriol ; enfin il conseille la décoction de gaïac, les sétons, les mercuriaux, les purgatifs, si les premiers moyens échouent, et si l'animal en mérite la peine.

Pline, Buffon et Vitet ont attribué la morve à l'eau froide que les chevaux boivent ; erreur manifeste qui ne supporte pas le plus léger examen, et qu'il serait même superflu de réfuter.

Chabert, après avoir soutenu pendant longtems le parti des contagionistes, abjura ensuite son opinion, et proclama, vers la fin de sa carrière, que la morve était non contagieuse. Gilbert, Huzard père et Desplas, ses adeptes, Fromage de Feugré et Chaumontel, ont alors tiré parti de la rétractation de cet illustre maître, et, l'ayant appuyée de quelques observations, ils ont répété hautement que la morve n'était point contagieuse. Chabert a négligé dans ses ouvrages la partie doctrinale de l'histoire de cette maladie; il rappelle seulement avec beaucoup de lucidité les principes posés par de Soleysel sur son siége et sa nature. Il conseille de lui opposer l'eau de chaux, l'ammoniaque liquide, associés aux adoucissants, aux béchiques et aux incisifs; à l'extérieur il recommande les sétons, les cautères et les vésicatoires, sans promettre de succès assurés; il ne considère cependant pas la morve comme incurable, mais il donne le traitement pour long, très coûteux et incertain, surtout chez les chevaux morveux depuis longtemps. Voici, d'après lui, les signes ou caractères de la morve, qu'il partage en trois degrés: Le premier est caractérisé, 1° par l'écoulement, d'un seul côté du nez, d'une humeur blanchâtre et fluide; 2° par l'engorgement et l'inflammation (1);

____

(1) Qui est loin d'être constante dans ce cas.

laquelle se manifeste par la rougeur de la membrane pituitaire; 3° par le bon état apparent de l'animal avec les signes précédents. Le deuxième degré se manifeste, 1° par l'épaississement du flux et le changement de sa couleur; il prend une teinte jaune et verdâtre; 2° par le froncement et le retroussement de la partie supérieure de l'orifice du naseau par lequel l'écoulement a lieu; 3° par la sensibilité des glandes engorgées, et leur adhérence aux os de la mâchoire postérieure. Enfin, dans le troisième degré, selon cet auteur, on remarque, 1° la couleur grisâtre et la fétidité de la matière qui constitue le flux, des hémorragies fréquentes de la membrane nasale, et l'écoulement par les deux naseaux à la fois; 2° des ulcères chancreux qui corrodent la membrane pituitaire; 3° une sensibilité excessive des glandes tuméfiées; 4° la chassie des yeux, ou de l'œil correspondant au naseau qui a flué le premier, de la tuméfaction à la paupière inférieure, et le soulèvement des os du nez.

Gilbert se traîne sur les pas de de Soleysel, et regarde la morve comme la suite de la gourme dégénérée.

Le dix-septième siècle, qui est l'époque de la création des écoles vétérinaires en France, vit la médecine des animaux domestiques grandir tout à coup en s'échappant des mains des charlatans et des écuyers, pour passer dans celles des Bourgelat, des Lafosse père et fils, et de quelques médecins. Bourgelat, le vénérable créateur des écoles vété-rinaires, le père de la science zooiatrique, nous démontre que la morve est tantôt contagieuse, et que tantôt elle ne l'est pas. Il l'attribue à la dis-crasie, à la corruption du sang ou des humeurs. Cette opinion, comme je l'ai déjà dit, est analo-gue, quant au fond, à celle émise par de Soleysel et Garsault, sur laquelle j'ai promis avec quelque raison de fixer un moment l'attention des vétéri-naires. Il y a en effet quelque chose d'exact dans ce sentiment émané de l'homme véritablement savant, qui s'est illustré le plus par ses travaux, son intelligence, et ses ouvrages sur l'art vétéri-naire. Bourgelat, dont les connaissances étaient si variées, le génie novateur si profond, a excellé dans son genre.

Son opinion sur la cause originelle de la morve est loin d'être sans doute tout à fait juste ; néan-moins elle se rapproche beaucoup de la vérité ; car la morve est indubitablement le résultat d'une altération déteminée du sang, et non, comme l'ont avancé beaucoup d'auteurs, à une phlegmasie de la pituitaire ou des organes pecto-raux, qui ne doit être regardée, dans la plupart des cas, par quiconque a le tact de bien o server, que comme un phénomène purement et simplement secondaire. En disant que la morve est due à une discrasie, à une corruption du sang, Bourgelat entendait parler d'une certaine altération de ce liquide, qu'il ne pouvait pas bien déterminer, apprécier, ni expliquer, parce que de son temps, l'anatomie et la physiologie, et surtout l'anatomie pathologique, n'étaient point perfectionnées comme elles le sont aujourd'hui. Il manquait donc de connaissances suffisantes touchant ces différentes sciences, ainsi que de termes propres pour rendre convenablement et explicitement son opinion. Mais il n'est pas moins vrai que la sagacité de ce grand homme était profonde, et que, s'il s'exprimait quelquefois mal, il ne jugeait pas faussement en général ce qu'il observait. Voici ce que dit cet illustre maître à l'égard du traitement de cette maladie : « La morve, cette maladie formidable, aussi inconnue à tous ceux qui en dissertent qu'à ceux que quelques lumières contiennent au moins dans les bornes d'une sage timidité, est demeurée au-dessus de tous les efforts que l'on a faits jusqu'à présent pour la guérir. Le trépan pratiqué sur différents chevaux en appliquant deux couronnes, l'une sur le sinus frontal, l'autre à la partie inférieure du sinus maxillaire; toutes les injections détersives faites et poussées ensuite dans la vue de nettoyer les ulcères de la membrane muqueuse et d'en rétablir le ressort,

des traitements intérieurs délayants et simplement adoucissants, le mercure administré par
frictions, en lavements, et de toutes manières, les
purgatifs réitérés, l'administration de la pervenche, d'après les idées de Malouin, la liqueur dis-
tillée des bois sudorifiques, mêlée à l'antimoine
et au mercure, les dépuratoires les plus actifs, la
coloquinte, l'élatérium, le laurier cerise, donnés
comme altérants, quoique poussés à de très
grandes doses, la poudre de ciguë enfin, rien n'a
pu triompher de ce funeste virus. Le baron de
Zind a sans doute approché du but, puisqu'il prétend avoir un électuaire préservatif de cette maladie, et même capable de la guérir, lorsqu'elle
n'a pas attaqué les viscères, et peut-être que ce
nouveau remède aurait acquis plus de confiance
s'il n'avait pas été annoncé comme une panacée
par toute l'Europe. »

Enfin Bourgelat, Dutz, Aygaleng, Paulet, ont
comparé la morve à la syphilis, à laquelle elle
ressemble, selon eux, sous le rapport de la nature
seulement, et de quelques-uns de ses caractères
physiologiques et anatomiques. La courbature
des chevaux, dit Paulet, ressemble à une fièvre
catarrhale; elle dégénère quelquefois en pulmonie, et celle-ci en morve, ou se complique avec
elle, ce qui est le plus ordinaire. Mais le farcin
est la maladie qui produit la plus dangereuse des

morves ; ce virus est un protée capable de prendre une infinité de formes, à raison du siége qu'il occupe ; il se manifeste sous la peau des boutons durs, sensibles, qu'on sent rouler entre les doigts lorsqu'on les presse.

Balestra regarde aussi la morve comme comparable à la syphilis ; en conséquence, il propose les préparations mercurielles qu'il a essayées avec quelque succès. Il cite surtout parmi ses exemples de guérisons, un cheval qui jetait depuis un an, et qu'il parvint à guérir par ce moyen.

La Fosse fils, a adopté les idées de son père, qu'il a développées et soutenues ; non-seulement il est tombé dans les mêmes divagations, mais les divisions et les sous-divisions qu'il a faites de la morve, qu'il distingue en sept sortes d'écoulements, au lieu d'éclaircir le sujet, ont plutôt contribué à l'embrouiller et à y jeter de la confusion. Les auteurs qui ont jusqu'ici parlé de la morve, dit La Fosse le fils, en ont ignoré aussi longtemps le siége que le remède. Ils ont placé cette maladie, les uns dans le cerveau, les autres dans les poumons, ceux-ci dans le foie, dans les reins, et, confondant tous les écoulements, ils ont donné le nom de morve à tous ceux qui ont lieu par les naseaux. Mon père, convaincu par les lumières de l'hippotomie, des erreurs et du ridicule de ces auteurs, s'appliqua, dès l'an 1741, à en chercher le véritable siége. Il reconnut enfin, en 1769, qu'elle attaquait la membrane pituitaire. Alors, il rendit sa découverte publique dans un mémoire qu'il présenta à l'académie royale des sciences; et le rapport de MM. les commissaires Bouvard et Herissant confirma cette vérité.

Envisageant la morve comme une phlegmasie, La Fosse fils, conseille, la saignée réitérée, les injections et les fumigations émollientes dans les narines, et les lavements de même nature; du reste, il traite la morve comme l'a fait son père.

Bralken, médecin anglais, qui a traduit le traité de La Fosse, convient que le siége de la morve est dans la membrane pituitaire, et non dans les viscères; que les breuvages sont inutiles; que les injections dans l'intérieur des fosses nasales sont judicieuses. Au contraire, Malouin et Dutz, attribuent cette maladie à une altération des humeurs, et conseillent tous les deux la médication stimulante. D'après Coleman et Delabère-Blaine, la morve et le farcin seraient entièrement identiques, et ils regardent l'une comme pouvant déterminer l'autre.

Ces deux maladies ne sont sans doute pas entièrement semblables, puisque l'une d'elles, le farcin, paraît avoir son siége spécialement dans le système lymphatique. Mais le farcin est-il dû à la même cause originelle que la morve? On peut répondre par l'affirmative.

Relativement à la contagion de la morve, Coleman et Delabère Blaine se renferment dans le doute le plus modeste, et pensent que le problème de savoir si cette maladie est ou non contagieuse, est encore enveloppé d'un voile mystérieux ; par conséquent, ils engagent à continuer de prendre les précautions d'usage pour en éviter la propagation. Pourquoi cette modestie, cette circonspection, cette noble franchise de leur part, ont-elles trouvé si rarement des imitateurs?

Nous arrivons à l'ère actuelle, à cette époque où les idées des vétérinaires sur la morve ont un peu changé. En 1817, M. Dupuy, un de ceux qui ont le plus activement cherché à découvrir le siége et la nature de cette maladie, a publié une brochure assez considérable, dans laquelle il la regarde comme une affection tuberculeuse. Il prétend qu'elle débute par l'apparition de plusieurs tubercules dans l'intérieur des cavités nasales, qui se développent sans occasionner aucun phénomène apercevable dans l'animal vivant ; c'est ce qui constitue pour lui la morve cachée. Le tubercule se ramollit, ensuite se désorganise, s'ulcère ; alors on aperçoit les signes de la morve. Selon cet auteur, l'inflammation de la membrane pituitaire qu'on observe quelquefois dans ce cas,

17.

et les autres dérangements morbides qui s'y observent, ne doivent être regardés que comme des
phénomènes très secondaires. Enfin l'auteur de
l'affection tuberculeuse établit la distinction qui
existe entre la morve tuberculeuse, et la morve
suraiguë, dite gangréneuse. Il compare celle-ci,
comme beaucoup de vétérinaires, à la pneumonie
et à l'angine typhoïdes, avec lesquelles elle a
effectivement tant d'analogie, sous le rapport de
sa nature et de la subtilité avec laquelle elle se
propage par l'effet de l'inoculation.

Le savant professeur Dupuy mérite sans doute
une place honorable dans les fastes de la science
parmi les auteurs distingués qui se sont occupés
de la morve. Il y a dans son ouvrage de grandes
vérités pratiques, véritable fruit de sa longue
expérience et d'un esprit judicieux, bon observateur. Mais, pour atteindre le but tant désiré, pour
découvrir la cause originelle de cette intéressante
maladie, il fallait s'élever à un échelon supérieur;
car cette affection tuberculeuse, envisagée par
M. Dupuy comme étant la source première des
dérangements morbides qu'on remarque dans le
cas de morve, n'est elle-même qu'une affection
secondaire. En effet, les tubercules, puisque tubercules il y a (ou les ulcérations), ne constituent
même pas le premier phénomène par lequel
débute la morve. Enfin l'idée exclusive, dans le

sens de M. Dupuy, que cette maladie doit être constamment rapportée à l'affection tuberculeuse, est d'autant moins exacte, que l'observation prouve qu'on ne rencontre pas toujours à l'ouverture des chevaux morveux la présence des tubercules, qui, selon M. Dupuy, constituent l'essence de la morve, ni sur les poumons, ni dans les cavités nasales, etc. C'est, au reste, le défaut commun à beaucoup d'auteurs, de n'adopter exclusivement que leur opinion, et de répudier sans aucun scrupule toute manière de voir contraire.

MM. Vatel et Louchard, regardent la morve comme une phthisie nasale, *sui generis*. M. Rodet pense qu'elle est cancéreuse, et qu'elle peut être la conséquence de toutes les inflammations des cavités nasales.

Un pharmacien chimiste de Paris, étranger, pour ainsi dire, à la médecine vétérinaire, vient, en 1836, de reproduire, dans une brochure qu'il a publiée sur la morve, l'opinion exclusive de M. Dupuy. Il attribue cette maladie à une affection calcaire, dans laquelle le carbonate et le phosphate de chaux prédominent dans l'économie (1). Ces sels finissent, selon lui, par se dépo-

---

(1) **Cette idée essentielle qui fait la base fondamentale du système de**

ser dans la trame organique ; ainsi déposés , ils agissent comme corps étrangers , et constituent les tubercules , qui dans les cavités nasales , caractérisent la morve. En conséquence de cette opinion, l'auteur conseille, tant à l'extérieur qu'à l'intérieur, l'emploi général des acides qui doivent agir en se combinant avec les sels calcaires, pour les rendre solubles ; et d'éliminer ensuite ces sels de l'économie en faisant, après avoir rasé les poils de toute la surface du corps , et après avoir fait transpirer le cheval, des frictions générales avec l'acide hydrochlorique. D'après l'idée du pharmacien hippiatre , on voit présider à la naissance de la morve des réactions chimiques ; on voit le résultat de ces réactions dans les parties vivantes et malades ; enfin on voit le carbonate et le phosphate de chaux sortir de l'économie, et la maladie disparaître à l'aide des agents chimiques. (*Voyez* l'analyse judicieuse de cet ouvrage, qui a été insérée dans le recueil de *Médecine vétérinaire* , cahier de novembre 1836, page 601.)

Dans la manière de voir que se sont faite MM. Dupuy, Vatel, Louchard et Gally, sur la morve , nul doute qu'ils doivent la croire non

---

M. Gally, appartient en toute propriété à M. Dupuy. Toutefois elle a été beaucoup amplifiée par M. Gally.

contagieuse; cependant M. Dupuy laisse deviner son opinion, sans se déterminer positivement, et M. Vatel recommande de prendre toujours dans ce cas les précautions d'usage. Cette réserve et cette prudence devront sans doute être observées jusqu'à ce que des faits pour ou contre la contagion soient en nombre suffisant pour résoudre la question, et assez péremptoires pour lever toute incertitude à cet égard.

M. Ré, professeur à l'école vétérinaire de Turin, pense que cette maladie n'est qu'une altération des systèmes lymphatiques, muqueux et perspiratoires. Degrai, auteur anglais, et quelques vétérinaires d'outre-mer, regardent la morve comme une affection secondaire. Cependant M. Youatt, de l'université de Londres, professe actuellement, tous les jours, à ses élèves, que la morve a son siége primitif dans la membrane nasale, qu'il appelle la membrane de Schneider. Selon lui, si les poumons s'affectent, c'est par leur continuité avec la membrane nasale, et par l'extension progressive de l'inflammation et de l'ulcération. Cet auteur admet aussi dans le cas de morve une affection générale de l'économie; mais cette affection, qu'il appelle constitutionnelle, il la considère comme la conséquence ordinaire de la résorption du fluide sécrété par les ulcérations.

Je ferai remarquer en passant que M. Youatt regarde comme effet secondaire de la morve, l'altération des liquides circulatoires, ce qui n'en est assurément que la cause première.

Il attribue cette affection à la stabulation du cheval et au défaut de propreté et de ventilation dans les écuries ; imbu de cette idée il regarde la respiration d'une atmosphère pure et fraîche comme devant être le fondement du traitement de la morve.

Tels sont les renseignements que nous a donnés à cet égard M. Youatt, le professeur de Londres.

M. Adorne, chirurgien militaire, conclut, 1° que la morve n'est pas bornée aux fosses nasales; 2° qu'elle débute toujours par une maladie générale; 3° qu'elle est essentiellement contagieuse; 4° que la fréquentation des chevaux morveux n'est pas sans danger pour l'homme.

Enfin, l'auteur du Dictionnaire de médecine et de chirurgie vétérinaire, à son article *Morve*, après avoir examiné les diverses opinions de nos anciens maîtres, et après avoir épousé, entre autres, celle des La Fosse père et fils, se jette mûrement dans les réflexions suivantes : « Si l'on a été aussi heureux sur la découverte du véritable siége de la morve, il s'en faut que l'on soit autant d'accord sur celle de sa nature. A combien d'hypothèses fondées sur des analogies plus ou moins erronées, ce point de doctrine n'a-t-il pas donné naissance, et quelle idée prendre d'une affection sur la nature de laquelle, disons le mot, on a tant divagué? Laissons à des observations bien faites par des esprits sains, et seulement amis de la vérité, la tâche importante de nous dévoiler et de nous découvrir la véritable nature, la nature intime de la morve, et en attendant le résultat de leurs recherches, jugeant d'après les phéno-mènes que nos investigations peuvent saisir, con-tentons-nous de considérer la maladie comme une phlegmasie spéciale de la membrane pitui-taire, aiguë dans son principe, quelque court que soit ce premier période, chronique dans les autres temps, ou même primitivement, et sus-ceptible, comme toute autre phlegmasie, de réagir sur d'autres organes, à raison des liaisons sympathiques, des rapports réciproques qui les enchaînent les uns aux autres et les rendent dé-pendants les uns des autres. Mais dans l'état actuel de nos connaissances, ne nous flattons point de pouvoir expliquer pourquoi cette phleg-masie est spéciale, c'est à dire pourquoi elle diffère des autres inflammations du même tissu, pourquoi elle est contagieuse, et jusque actuelle-ment incurable? et pourquoi, semblable au dé-but, au catarrhe nasal, elle ne se termine pas de

même, et prend au contraire des caractères particuliers qui ne permettent plus de la confondre
avec le coryza, l'angine, ou ce qu'on appelle la
gourme. Quand on aura bien examiné et approfondi la question, quand on aura bien étudié tous
les points qui peuvent mener à sa solution, peut-
être trouvera-t-on moins de difficultés à la résoudre, peut-être même apprendra-t-on que la
morve ne diffère pas autant qu'on le croit du
coryza, peut-être découvrira-t-on que la morve
n'est qu'une des formes du coryza. Peut-être la
morve ne diffère-t-elle du catarrhe nasal ordinaire que par son opiniâtreté et sa marche lente,
assez analogue aux coryza habituels et chroniques qui peuvent, comme la morve, entraîner
des suites graves, soit en se propageant peu à peu
aux organes respiratoires, soit en donnant lieu à
des ulcérations ou à des excroissances de la membrane pituitaire. Ne sait-on pas d'ailleurs que,
dans le coryza très aigu, le fluide nasal, surtout
quand il est encore clair et limpide, a une propriété excitante qui irrite légèrement, excorie
même les téguments de l'orifice des naseaux et du
bout du nez, sur lequel il coule; la facilité avec
laquelle les chevaux qui cohabitent ensemble contractent la même affection catarrhale, ne pourrait-
elle pas faire présumer aussi que l'écoulement,
à une certaine époque au moins, pourrait bien

jouir de quelque propriété contagieuse?. . . . . .
. . . . »

Comme nous venons de le voir dans l'exposé historique qui vient d'être tracé, la nature, le siége, la contagion et le traitement de la morve, ont été jusqu'aujourd'hui les pierres d'achoppement de tous ceux qui ont écrit sur l'hippopathologie. Tous les vétérinaires ont émis sur ces diverses matières les opinions les plus disparates, qui pour la plupart ont été suscitées par des doctrines médicales alors à l'ordre du jour. Relativement à sa nature, les uns, véritables solidistes, ne voyaient dans la morve qu'altérations de solides, les autres accusaient comme cause essentielle et primitive de cette maladie, la dyscrasie, la corruption du sang et des humeurs en général, sans en spécialiser aucune, se jetant, au contraire, à cet égard, dans un labyrinthe d'explications hypothétiques, aussi absurdes que mal exprimées, qui rappellent en un mot l'ignorance du temps passé, touchant les différentes branches essentielles qui composent l'arbre encyclopédique de la médecine. Dans ces temps reculés et de ténèbres, c'est donc faute de connaissances positives sur les points fondamentaux de la science médicale qu'on n'est point parvenu à découvrir et à préciser définitivement, d'abord le siége et la nature probable de la morve, et non, comme on l'a cru généralement, faute d'avoir bien observé les phénomènes de cette maladie et de l'avoir bien jugée.

Nous avons vu aussi à une époque plus récente, après que Bayle eût enrichi la médecine humaine de ses belles observations d'anatomie pathologique, et fixé l'attention sur les altérations morbides appelées tubercules, que la morve fut envisagée par M. Dupuy, comme une des formes que revêtaient les affections tuberculeuses dans le cheval. Bientôt après, elle fut une phthisie *sui generis* de la pituitaire, une phthisie nasale, le résultat de la résorption du pus, enfin une affection calcaire.

Ainsi la plupart des recherches qui ont été faites à cet égard par les vétérinaires, tant anciens que modernes, ont été dirigées sur les solides organiques. Les cavités nasales, les poumons, etc., ont été presque généralement choisis comme étant le théâtre où se développaient tous les phénomènes essentiels et primitifs attribués à cette maladie. Aucun de ces auteurs ne s'est occupé spécialement des diverses altérations que le sang peut offrir dans cette circonstance morbide, et encore moins de leurs modes d'action sur l'organisme vivant.

Définir la nature de la morve; tracer les causes capables de la produire; indiquer son siége; expliquer l'énigme de sa contagion; établir un plan de traitement, soit pour la guérir, soit pour la prévenir ; telles sont les questions capitales à résoudre, qui sont hérissées de bien grandes difficultés ; et l'on ne saurait nier que celui qui parviendrait à ce noble résultat aurait rendu un service immense à la science vétérinaire.

Nous sommes loin, sans doute, de prétendre satisfaire les esprits sur tous ces points ; nous nous estimerons heureux, si seulement nous parvenons à diriger nos confrères vers ce but important, si vivement désiré, en leur jalonnant la route à suivre au milieu des ténèbres obscures qui enveloppent encore actuellement l'histoire de cette maladie.

Voici en conséquence, touchant d'abord sa nature et son siége, les idées que nous nous en sommes faites, qui dérivent naturellement des principes que nous nous sommes imposé de suivre en traitant de la doctrine de l'hémite. Ces idées ne manqueront pas certainement d'attirer l'attention des vétérinaires, parce qu'elles ont une importance réelle. Nous les avons escortées de toutes les démonstrations qui doivent leur servir d'appui ; et d'ailleurs elles nous paraissent reposer sur l'observation de faits positifs et sur l'expérience raisonnée.

La morve, selon nous, est déterminée par une altération profonde du sang (hémite couenneuse aiguë ou chronique), généralement caractérisée par la présence dans ce liquide d'une couenne inflammatoire très épaisse, d'un rouge plus ou moins foncé, quelquefois par l'augmentation du principe cruorique, et l'absence totale ou partielle du sérum.

Ce qui m'a déterminé à adopter cette opinion, c'est qu'après avoir pratiqué un grand nombre de saignées prophylactiques à des chevaux chez lesquels on craignait l'apparition de la morve, et après avoir constaté les altérations ci-dessus indiquées qui constituent l'hémite, j'ai souvent remarqué que ces chevaux, étant incessamment exposés à l'influence active des causes qui déterminent la morve, devenaient définitivement morveux malgré la saignée préservative. D'après ces observations, j'acquis donc la certitude que l'altération sanguine en question existait antérieurement à tous les phénomènes de morve. Je conçus alors l'idée, comme pour la pousse, de faire remonter aussi la cause de cette maladie à cette altération sanguine primitive qui en dévoile si bien la nature et le siége, et explique si parfaitement un grand nombre de faits pathologiques y relatifs, regardés jusqu'aujourd'hui comme des mystères.

Frappé de cette pensée, je poursuivis mes recherches sur un grand nombre de chevaux morveux, que j'eus l'occasion de voir, et je rencontrai constamment l'hémite couenneuse, tant chez les chevaux atteints de morve aiguë, que chez ceux atteints de morve chronique. Dans la morve suraiguë, dite gangréneuse, qui est bien différente de la morve proprement dite, j'ai bien aussi observé toujours une altération notable de la masse sanguine; mais cette altération n'était pas la même que dans le cas de morve proprement dite; elle paraissait plus profonde, la couche couenneuse était moins épaisse; c'est surtout le cruor, dans ce cas, qui prédominait sur tous les principes constitutifs du sang (typhoémie).

Ce qui ne m'a pas moins engagé à imputer la morve à l'altération primitive de la masse sanguine, ce sont ces remarques générales : que la plupart des chevaux morveux présentent, à part les signes ordinaires de la maladie, quelquefois pendant plusieurs années, tous les attributs d'une santé florissante; que cette affection à l'état chronique, aiguë ou suraiguë, ne frappe que les chevaux abondamment nourris, et surtout ceux dont l'alimentation toujours sèche est composée de foin, d'avoine, particulièrement de foin provenant des prairies artificielles; qu'on la rencontre souvent chez les chevaux qui ne sont pas assez exercés, chez lesquels, par conséquent, tous les principes nourriciers du sang ne sont pas employés aux diverses combinaisons organiques, et dont l'excès doit, à n'en pas douter, donner à ce liquide des qualités particulières qui le rendent tel qu'il peut devenir ainsi cause productrice de maladies.

En effet, si ces diverses causes ne sont pas les seules qui produisent la morve, elles sont certainement les plus fréquentes, et surtout les plus agissantes dans le développement de cette maladie. Dans les régiments de cavalerie, par exemple, ne sont-elles pas celles qui agissent d'une manière incessante, depuis longtemps, dans la production de la morve et du farcin qui règnent presque constamment dans ces corps militaires?

D'ailleurs, comment expliquer, autrement que par les principes de cette doctrine humorale, ces guérisons naturelles effectuées sur des chevaux morveux au dernier degré, abandonnés dans des bois ou sur des prairies qui n'offraient à ces animaux qu'une herbe courte, et peu nutritive, où à peine ils trouvaient de quoi se sustenter? A quelle autre cause plus exacte et plus péremptoire pourrait-on les attribuer? Pourquoi la morve ne se rencontre-t-elle jamais, ou rarement, chez les chevaux, les ânes, et les mulets de beaucoup de gens de la campagne, qui nourrissent avec un peu d'herbe, de paille et de son? Pourquoi ne la voit-on pas chez les chevaux qui vivent en troupe dans les bois et les haras sauvages? Les chevaux qui sont nourris en partie de végétaux frais ne la con-

tractent pas , non plus que d'autres maladies.
Pourquoi disparaît-elle par le régime du vert, et en
général par un régime rafraîchissant, et reparaît-
elle au contraire par une nourriture diamétralement opposée? Oui , selon nous, les diverses altérations du sang dominent presque toute la pathologie ; c'est vers elle qu'il faut faire remonter la
cause originelle de beaucoup de maladies ; elles
en sont généralement le point de départ ; la morve
est une de celles auxquelles il est facile de faire
l'application de ce principe.

Quoi qu'en disent les solidistes, la morve chronique débute presque toujours sans inflammation
de la membrane muqueuse qui tapisse les cavités
nasales ; mais quand bien même l'inflammation
ouvrirait la scène, ce ne serait pas une raison pour
en déduire cette conséquence , que l'inflammation
doit être envisagée comme la source première de
tous les phénomènes qui constituent la morve ;
car , dans ce dernier cas , l'inflammation , quand
elle a lieu, a toujours une durée très éphémère ;
ce qui prouve qu'elle n'est point la seule cause de
tous ces dérangements morbides , et encore moins
de leur persistance. Puisqu'on n'observe point
d'altérations marquées dans la trame organique
de la pituitaire ou des poumons, etc. , il faut donc,
pour expliquer la cause originelle de cette maladie, en chercher des raisons plus satisfaisantes d ans

la composition ou l'état de la masse sanguine qui seule est réellement altérée dans cette circonstance.

Dans le cas de morve, bien que la pituitaire soit exempte d'irritation marquée, la sécrétion d'un mucus altéré, purulent, albumineux, n'en a pas moins lieu par les naseaux. A quoi donc rapporter ces changements survenus dans le produit de la sécrétion nasale, si ce n'est à l'altération primitive des matériaux eux-mêmes qui fournissent les principes propres à cette sécrétion. L'inflammation d'un organe sécréteur, le sang restant le même, suffit, dira-t-on, pour faire varier le produit de sa sécrétion. Mais lorsque cet organe est exempt de stimulation anormale, et de maladie, si la sécrétion change constamment, en raison des aliments introduits, on ne peut se refuser d'admettre que le sang ainsi modifié par les aliments est la cause de cette variation qui n'est alors que secondaire. Il est constant que, par l'effet d'une nourriture sèche, abondante, les sécrétions sont ostensiblement modifiées, quelquefois supprimées. Quand elles ont lieu, les matières qui en proviennent ont plus de consistance et contiennent beaucoup plus de principes solides que de principes séreux.

Or, je conclus, d'après ce principe, puisqu'il est de fait que, dans le cas de morve, surtout dans la morve chronique, il n'existe souvent aucune trace d'inflammation nasale, ou autre altération organique; que le jetage qui la constitue est en quelque sorte passif, et qu'il apparaît ou disparaît suivant la nature de l'alimentation que l'on donne au cheval; je conclus, dis-je, que la cause très probable de la morve doit être attribuée à cette altération profonde et primitive du sang, dans laquelle on remarque l'absence totale ou partielle du sérum, ou l'albumine, la fibrine, et quelquefois le principe cruorique sont en excès, en un mot à l'hémite aiguë ou chronique.

Qu'on ne soutienne pas non plus que la morve est toujours une affection du système lymphatique; elle se présente aussi quelquefois sous forme d'inflammation simple de la pituitaire, ou d'autres organes, où le plus souvent elle a lieu sans inflammation et sans altération organique au début. Enfin elle peut être tuberculeuse ou phthisique, calcaire, etc. Mais ces diverses natures de morve sont toutes déterminées par la même cause originelle, c'est à dire l'inflammation couenneuse du sang; seulement la prédominance de tel ou tel tissu peut faire varier sans doute la forme sous laquelle elle se traduit à l'extérieur du corps. Ainsi, le tempérament éminemment sanguin prédisposera à la morve aiguë, ou du moins la morve dans ce cas sera revêtue d'un caractère franchement

18.

inflammatoire; dans les chevaux, au contraire, chez lesquels le système des vaisseaux blancs prédominera, la morve sera caractérisée par une altération particulière de ce système, etc. Viennent ensuite les prédominances organiques locales qui, avec l'espèce d'altération du sang, peuvent faire varier encore le type de cette maladie.

Du reste, la morve calcaire ne diffère des autres espèces qu'en raison de l'énorme quantité de phosphate et de carbonate de chaux qu'on rencontre dans le sang; ces sels finissent par se déposer dans les tissus où ils forment les tubercules dits calcaires. Quoi qu'il en soit, c'est toujours par suite de l'inflammation du sang que la morve s'établit; la présence du phosphate et du carbonate de chaux, dans la masse sanguine, ne fait même qu'ajouter à la phlogistication de ce liquide.

Si l'on rencontre la sérosité du sang plus abondante vers la terminaison de la morve qu'au commencement, c'est parce que les diverses lésions pathologiques qui se succèdent à cette période, enlèvent à ce liquide ses principes solides, sans préjudicier beaucoup à la proportion du sérum.

Dans tous les cas, on remarque, surtout vers le second ou le troisième degré de cette maladie, une lésion profonde des fonctions nutritives. Alors les mouvements de composition et de décomposition n'ont plus lieu comme dans l'état ordinaire; le corps de l'animal s'amaigrit considérablement; le poil devient piqué, se ternit; où si l'embonpoint reste le même, le poil est souvent lustré, parce qu'il n'est point sali par la matière de la transpiration qui paraît alors supprimée. Et comme il résulte toujours de ce défaut d'assimilation, un relâchement de la puissance de cohésion qui doit maintenir les solides dans l'état convenable à l'exercice des fonctions, les premières conséquences de cet effet sont une faiblesse dans les muscles locomoteurs, des extravasations dans les tissus cellulaires extérieurs et intermusculaires. Le cerveau, les viscères assimilateurs de la poitrine et de l'abdomen conservent encore leur intégrité. Mais plus tard, les membranes muqueuses, le cœur et les autres faisceaux musculaires associés aux fonctions des viscères, participent à l'affection des muscles. Souvent la fièvre hectique termine ce groupe de symptômes.

Mais qu'on se persuade bien de cette vérité : cette lésion des fonctions nutritives peut avoir lieu sans altération organique, c'est à dire sans altération spéciale du système des organes assimilateurs, comme on pourrait le croire ; et si ces fonctions se suspendent, c'est plutôt parce que le sang n'a plus ses qualités normales, parce qu'il ne fournit plus les matériaux propres aux sécrétions nutritives. En définitive, en admettant dans le cas de morve une affection du système de la nutrition, ce qui peut bien arriver, c'est toujours à l'altération du sang ou des humeurs qui viennent alimenter les organes assimilateurs qu'il faudrait nécessairement l'attribuer.

La morve dite gangréneuse me paraît aussi occasionnée par une altération des liquides circulatoires; mais, comme je l'ai déjà dit, cette altération est plus profonde que dans le cas de morve proprement dite; le sang est plus séreux, et le principe cruorique est particulièrement en excès. J'appelle cette altération du sang typhoémie, parce qu'elle se rencontre dans toutes les maladies typhoïdes.

Je sais que quelques auteurs admettent aussi dans le cas de morve gangréneuse une altération de la masse sanguine; mais ils attribuent celle-ci à la présence du pus résorbé et charrié dans le système vasculaire. Je ne conteste pas que, dans certaines circonstances, le pus des plaies, ou qui forme la matière du jetage, ne soit résorbé par les lymphatiques de la partie qui le fournit; mais, ce qui ne me paraît pas démontré, c'est que la présence de ce pus dans le sang soit la seule cause d'une affection sanguine aussi grave que celle dont je m'occupe maintenant. Cette idée est donc pour moi une simple hypothèse ingénieuse qui n'est pas assez corroborée par les faits. Il est sans doute bien facile, j'en conviens, de constater la présence du pus dans les vaisseaux lymphatiques, etc.; mais cela ne prouve nullement, je le répète, que ce pus occasionne la décomposition typhoïde du sang.

Il serait sans doute difficile aux adeptes de cette théorie, d'expliquer, en raisonnant dans leur sens, pourquoi, dans mille circonstances de plaies suppurantes, le pus n'est jamais résorbé, et n'occasionne point dans l'économie de dérangement morbide. En effet, j'ai vu des plaies énormes sur des individus dont la masse sanguine était même profondément altérée, sans que ces individus en ressentissent la moindre indisposition; tandis que au contraire, on rencontre la typhoémie dans mille circonstances, bien qu'aucune plaie suppurante, aucune suppuration n'existent, soit à l'extérieur, soit à l'intérieur du corps. C'est sans doute à autre chose qu'à la résorption du pus qu'il faut attribuer l'inflammation typhoémique de la masse sanguine. On ne peut donc attacher aucune confiance importante à cette hypothèse de la résorption du pus.

Je suis porté à croire, par conséquent, que l'affection typhoémique du sang reconnaît pour causes ordinaires celles attribuées aux diverses variétés de l'hémite, dont elle n'est souvent, après tout, que la conséquence; c'est à dire que, avant d'arriver à ce degré d'intensité elle fut d'abord l'hémite polyhyperhémique, ensuite l'hémite aiguë, etc.

De la contagion de la morve.

Parmi les auteurs modernes qui ont écrit sur la morve, M. Hurtrel d'Arboval est un de ceux qui penchent à croire qu'elle est contagieuse. Cependant, sans rien affirmer d'abord de positif à cet égard, et après s'être renfermé, à l'exemple de quelques-uns de nos illustres devanciers, dans un doute modeste, il finit par admettre que la morve est moins contagieuse qu'on l'a cru généralement; mais qu'elle l'est réellement, et assez pour qu'on n'apporte aucun changement aux dispositions de police en vigueur contre ce véritable fléau. Voici les faits qui lui sont propres et les observations des autorités sur lesquelles il base son sentiment :

« On nous objectera peut-être, dit-il, que nous ne donnons que des citations; on nous demandera où sont les faits, les expériences, qui prouvent qu'un cheval sain deviendra morveux, par cela seul qu'il sera mis en communication avec un autre animal de son espèce affecté de la morve ? Nous allons donner cette satisfaction.

« Nous avons connu, il y a près de 30 ans, une écurie qui, pendant plus de 12 années, a été infectée de la morve; tous les chevaux sains qu'on y a successivement introduits n'ont pas manqué de devenir morveux. Dira-t-on qu'ils ont participé à des causes communes, et qu'ils eussent contracté la morve sans cette cohabitation ? Il est au moins permis de douter. Cependant deux vieilles juments sont demeurées pendant tout le temps dans cette même écurie, à côté des individus affectés, et n'ont jamais ressenti la moindre atteinte de cette maladie. Oserait-on en conclure que celle-ci ne se gagne jamais, et qu'une exception à la règle commune et générale soit elle-même la seule règle qu'on doive suivre ? Ce fait exceptionnel peut paraître au premier aspect incompréhensible ; mais il n'est pas plus extraordinaire dans la morve que dans la petite vérole de l'homme, qui épargne certains individus qui ne prennent aucune précaution pour s'en garantir, et même qui soignent impunément des personnes attaquées sans rien gagner eux-mêmes. Vers le même temps, une autre écurie, d'une exploitation rurale, nous donnait un spectacle non moins affligeant; en proie à la morve depuis plusieurs années, le fermier se décide au sacrifice de tous ses chevaux ; il fait aussitôt vider tous les fumiers de sa cour et purifier partout, d'après les procédés usités alors (les fumigations *guytoniennes* étaient encore peu connues); il se remonte à grands frais pour avoir de bonnes juments, et quelques mois après elles sont frappées du même mal; mêmes sacrifices, même moyens désinfectants; hélas ! même résultat; et la ruine du fermier était inévitable, s'il n'avait eu de la fortune. On se décide à bâtir une nouvelle écurie, à renouveler les harnais, et les nouveaux chevaux qu'on y introduit, bien que nourris et gouvernés comme les précédents, ne contractent plus la morve. Appelé pour visiter un cheval qu'un général venait d'acheter, lequel était glandé, et jetait des deux narines, nous ne le jugeons pas décidément morveux, et il est mis dans une écurie, en compagnie avec un cheval très sain. Au bout de quinze jours, le cheval nouvellement acheé est estimé tout à fait morveux, par un vétérinaire attaché à un corps de cavalerie; le général en fait le sacrifice, et ordonne que l'autre cheval soit tenu isolé dans le même local. Deux mois après, ce dernier animal donne des signes de morve; au bout de six mois, il est chancré; on l'abat sur l'avis de deux vétérinaires, et l'inspection anatomique donne, sur le cadavre de cet animal, tous les caractères anatomiques de la morve. Voici deux autres faits qui ont été observés chez M. de Poilly, ancien officier de cavalerie, actuellement à Prollembray, à la verrerie royale ; l'exactitude en est d'ailleurs attestée par Damoiseau, vétérinaire du haras. Un cheval hongre, de cinq à six ans, conserve, à la suite d'un catarrhe nasal, devenu chronique probablement, un jetage peu abondant, offrant néamoins des caractères de morve. Les naseaux étant bien examinés, leur membrane muqueuse ne paraît ni ulcérée ni chancrée ; on observe seulement un chapelet de ganglions lymphatiques un peu engorgés sous la ganache. Au bout de quelques mois, la maladie n'ayant pu faire aucun progrès, ce cheval est mis en communication avec un cheval vif, violent même, âgé de quatre ans, et nommé le Deucacalion. Or, celui-ci contracte en peu de temps une morve aiguë, qui passe ensuite à l'état chronique, et, au bout de trois mois, on l'abat, son état ayant été auparavant reconnu bien décidément morveux. L'autopsie cadavérique, et spécialement les désorganisations observées sur plusieurs points de la membrane pituitaire, n'ont laissé aucun doute sur le jugement que l'on avait porté. L'autre fait est relatif à une jument bretonne fort saine, placée pendant quelque temps à côté de Deucalion, et devenue morveuse dans l'espace de deux mois environ, par suite de cette cohabitation. Pendant le cours de la maladie, et pour la soulager au travail, à la suite d'un avortement qu'elle venait d'éprouver, on la fait remplacer sous ses propres harnais par une autre jument aussi bretonne, et surtout extrêmement saine. Cette dernière n'a pas porté au travail dix fois le collier de l'autre, et cependant, au bout de deux mois, elle offre sous la ganache des engorgements glanduleux qui donnent des inquiétudes, et, cinq mois après, elle est reconnue décidément morveuse, et comme telle abattue. Il est à noter qu'à cette époque M. de Poilly avait huit autres chevaux qui n'ont eu avec les trois précités aucune communication ni directe ni indirecte, et ces huit animaux n'ont éprouvé rien de fâcheux. Volpi connaît de jeunes vétérinaires qui sont arrivés dans des régiments de cavalerie avec la croyance que la morve n'est contagieuse en aucune manière ; ils ont laissé cohabiter les chevaux qui étaient morveux avec ceux qui ne l'étaient pas, et l'infection n'a pas tardé à devenir générale. Nous connaissons nous-même une écurie assez considérable, où une morve très aiguë a fait de grands ravages dans le printemps de l'année 1823. Cette morve s'est déclarée successivement sur deux chevaux nouvellement achetés, et aussitôt mis en communication avec les autres ; sur trois ânes qu'elle a fait périr, qui ne vivaient pas dans le même local que les chevaux, mais qui avaient eu de fréquentes communications dans la cour et dans les pâtures closes; sur le cheval enfin d'un propriétaire des environs, après quelques rapports avec les chevaux morveux. Nous avons vu tous ces animaux, particulièrement le dernier. Nous avons décidé son maître à ne pas l'abattre, et à nous le laisser observer pendant longtemps; la police s'y est opposée; l'animal a été reconnu morveux au dernier degré, par trois vétérinaires, qui l'ont examiné l'un après l'autre, et séparément, chacun se croyant seul appelé; leur avis a été unanime, et le cheval sacrifié. Voici deux autres faits : Un charbonnier conduit avec deux forts chevaux une voiture de charbon à une vingtaine de lieues de son domicile; arrivé à sa destination, et mettant le soir ses chevaux à l'écurie, il s'aperçoit que l'auge est sale de matière, il s'efforce de la nettoyer, et repart le lendemain matin. Ses chevaux sont dans la suite devenus morveux, et ont été abattus comme tels, du propre mouvement du propriétaire, après qu'il eût pris l'avis d'un vétérinaire. Un maître de poste nous fait visiter un cheval hongre, acheté huit jours auparavant; il était glandé, jetait du côté gauche, et on l'avait placé à l'un des bouts de l'écurie. Il nous paraît présenter les symptômes de morve commençante, et le maître de poste désolé , fait abattre cet animal de nuit , sans nous en rien dire. L'ayant néanmoins appris , et voyant un homme si effrayé et si soigneux, nous lui proposons de mettre à part le voisin du cheval abattu, et de prendre quelques précautions pour le reste de l'écurie; ce qu'il fai d'après nos instructions, avec notre aide et coopération. Bien lui en prit, car, six semaines après le cheval mis à mort, son voisin présente aussi un commencement de morve, et il est abattu; le reste de l'écurie n'a rien eu. On conçoit que nous nous abstenions de citer les personnes et les lieux , et combien il serait inutile et inconvenant de compromettre en quelque sorte des noms sans nécessité, surtout lorsqu'il s'agit de choses passées, qui ne peuvent plus inspirer de crainte pour l'avenir. Mais voici un autre fait plus général , et qui a coûté bien cher au pays que nous habitons. Vers le milieu de 1807, la rumeur publique fit connaître que la morve existe sur les chevaux d'un entrepreneur des charrois militaires, à Boulogne et à Montreuil-sur-Mer. Le maire de cette dernière ville commet le vétérinaire de l'arrondissement pour faire la visite de l'écurie signalée comme au moins suspecte. Qu'arrive-t-il? l'entrepreneur s'entend avec un fameux maquignon des environs; le vétérinaire constate que ce n'est pas la morve, que ce n'est qu'un échauffement , et le maquignon se charge de tous les morveux, qui sont la plupart répartis entre plusieurs petits maquignons, sans fortune comme sans recours, et par eux disséminés sur les différents marchés des environs. On en a vu plus de vingt à la suite les uns des autres, exposés en vente sur un seul marché franc d'Hucqueliers. Il est résulté de ces manœuvres blâmables, que l'arrondissement de Montreuil-sur-Mer s'est trouvé bientôt infecté de la morve, surtout vers le canton d'Hucqueliers. Les arrondissements de Boulogne sur-Mer et de St-Omer, qui en sont voisins, en ont presque en même temps ressenti les atteintes. La morve s'est ensuite propagée aux autres arrondissements du Pas-de-Calais, et elle amême pénétré dans les départements voisins, dès que les mesures de police prises dans l'autre ont donné l'idée d'en éloigner les chevaux dans le cas d'être suspectés. Nous avons été à portée d'observer très particulièrement cette invasion de la morve, puisque nous avons été chargés de la combattre dans l'arrondissement où elle était généralement le plus répandue, et nous pouvons assurer, la main sur la sconscience, que nous n'avons pas trouvé d'autres causes que la contagion pour expliquer la propagation du mal. Nos preuves, que nous avons rencontrées à chaque pas sans les chercher, et les certificats qui en attestent l'exactitude et la vérité, sont exposés dans un mémoire

couronné en 1810, par la société royale et centrale d'agriculture de Paris, alors même qu'on
répandait avec beaucoup d'ardeur les idées contraires à celles émises par nous sur le fait de la
contagion de la morve. »

Dans cette longue série de faits qui appartiennent en propre à M. Hurtrel d'Arboval, nous
reconnaissons qu'il en existe qui confirment
l'idée de la contagion de la morve. Il est à re-
gretter que M. Hurtrel, dans l'exposé de ces
faits, n'ait pas spécifié la morve dont il entendait
parler; cependant il nous semble, d'après les
circonstances qui les accompagnent, qu'ils sont
plus souvent relatifs à la morve chronique qu'à la
morve aiguë. Continuons. « Nous n'oublions pas
que nous avons annoncé et promis d'autres faits
que ceux tirés de notre pratique; déjà nous en
avons offert quelques-uns ci-dessus; pour ne pas
les amonceler, au risque de fatiguer, nous cite-
rons surtout les observations et les expériences
successives de l'école royale vétérinaire de Lyon;
elles confirment tout ce que nous avançons, et
quand il n'existerait encore que ces seuls faits en
faveur de la contagion de la morve, s'ils ne pa-
raissaient pas à tout le monde de nature à convaincre, ils doivent au moins faire hésiter les
novateurs hardis, la plupart encore jeunes, qui
prononcent en dernier ressort, dans une cause

sur laquelle, remarquez bien, les hommes mûris par l'expérience, ceux même qui ont concouru à accréditer les idées nouvelles, gardent aujourd'hui le silence. Voici les faits dont il s'agit : De 1809 à 1810, on a vu deux ânons, dans les naseaux desquels on a injecté la matière de l'écoulement fourni par un cheval morveux, et l'un et l'autre ont péri de la morve. Un autre ânon a contracté la même maladie, et il en est mort, quoiqu'il eût seulement habité avec un cheval morveux. Le même genre d'expérience, continué l'année suivante, à la même école de Lyon, a convaincu les professeurs, que s'il est vrai que la morve soit moins communicable qu'on ne l'a cru généralement pendant longtemps, il est au moins très facile de la faire naître promptement, en introduisant dans les naseaux d'un cheval sain la matière qui coule de ceux d'un cheval morveux. Des résultats semblables ont été obtenus en 1819, et la même école publie, en 1825, de nouvelles expériences qui prouvent la contagion de la morve, même par cohabitation. De tous les professeurs de Lyon, Gohier est peut-être celui qui se soit le plus occupé d'éclaircir par les faits l'importante question dont il s'agit ; et, parmi les exemples qu'il nous fournit de la transmission de la morve, on remarque surtout ceux-ci : Un cheval en fut atteint quelque temps après qu'on eut fait

servir à son usage le harnais d'un cheval morveux. Sur quatre autres chevaux, la morve a paru
être le produit de la communication avec des
chevaux qui en étaient atteints. Il est à remarquer, dit Gohier, que sur l'un de ces derniers,
qui mangeait et travaillait depuis longtemps à la
gauche d'un autre cheval affecté d'une morve
confirmée, qu'un maréchal traitait comme un
simple rhume, quoiqu'il jetât abondamment par
la narine gauche, et fût glandé et chancré de ce
côté, la morve se déclara par la narine droite,
qui était celle qui se trouvait le plus en contact
avec celle par laquelle l'autre cheval jetait. Un
deuxième cheval et une mule, achetés pour remplacer ces deux derniers animaux, furent placés
dans la même écurie, qu'on n'avait qu'imparfai-
tementnettoyée et purifiée. Au bout de huit jours
ils furent tous deux fortement glandés; on les
traite et on les guérit. Gohier étant appelé pour
voir un équipage de roulier, composé de quatre
chevaux, qui tous étaient morveux, apprit que
l'un deux avait été acheté ayant des symptômes
de morve, et qu'un mois après environ, cette
maladie s'était déclarée sur les trois autres. Le
même professeur s'est en outre livré à des expériences d'un plus grand intérêt; il a essayé l'insertion de ce qu'il appelle le virus morveux sur la
membrane muqueuse du nez, et dans les plaies

faites sur différentes parties du corps; les communications d'animaux sains avec des animaux morveux, le placement pendant quelque temps sur des animaux sains, des objets qui avaient servi à des animaux affectés de la morve, l'insertion des ganglions lymphatiques de la cavité glossienne d'animaux morveux dans l'espace intermaxillaire de plusieurs animaux sains. Colman avait déjà tenté cette dernière expérience sur un âne, qui, en très peu de jours, donna des signes non équivoques de la morve; on prit de la matière de l'écoulement nasal de cet âne pour l'inoculer à un autre âne, qui par là fut également infecté. On va voir que ce résultat est tout à fait semblable à celui obtenu par Gohier. Celui-ci a encore tenté la transfusion du sang de quelques chevaux morveux à des chevaux sains. On voit que Gohier a multiplié ses expériences, et il en résulte ce qui suit : 1° Que parmi deux chevaux, une jument et trois ânons, sur la membrane pituitaire desquels il fut déposé, à différentes reprises, de la matière provenant des naseaux d'autres animaux monodactyles morveux au deuxième et au troisième degré, la morve s'est déclarée sur les trois ânons, du sixième au neuvième jour; et qu'ils sont morts tous les trois, l'un le dixième jour, l'autre le onzième, et le dernier le quinzième; que sur l'un des deux chevaux, il y eut

un engorgement des glandes lymphatiques sous-
linguales le cinquième jour, et des chancres le
treizième, mais qu'il ne se décela point de flux;
que sur l'autre les mêmes glandes s'engorgèrent
le quatrième jour, et que le dix-huitième tous les
symptômes de la morve confirmée existaient;
enfin, que sur la jument, les glandes de l'auge
commencèrent à s'engorger aussi dès le quatrième
jour, que le neuvième elle eut des chancres sur la
membrane du nez, et que ces glandes et ces
chancres n'augmentèrent pas jusqu'au vingt-neuvième jour, époque où on la sacrifia; 2° que sur
deux chevaux, deux juments, deux ânes mis en
communication avec des animaux solipèdes affectés de morve confirmée, cette maladie ne s'est
montrée ni sur l'un ni sur l'autre des deux che-
v ux, quoiqu'ils eussent séjourné, l'un un mois,
et l'autre deux mois avec des animaux morveux;
que des deux juments, l'une eut des symptômes
de morve le dixième jour, et l'autre le douzième,
et que cette maladie fit des progrès rapides, surtout sur celle-ci, tandis que sur l'autre ils furent
beaucoup plus lents; que des deux ânes, l'un
devint morveux le trente-huitième jour, et périt
le quarante-unième; et que l'autre resta un mois
dans l'écurie des chevaux atteints de la morve,
sans qu'il parût en lui aucun symptôme de la maladie; 3° que deux chevaux, un mulet, un âne et

deux ânesses, sur lesquels on mit des licous et des couvertures provenant d'animaux morveux, qu'ils gardèrent tous depuis six jusqu'à quatorze jours, une des deux ânesses présenta des symptômes bien marqués de morve le quatrième jour de l'expérience, et que le sixième elle mourut de cette affection, mais que les cinq animaux n'éprouvèrent rien; 4° que deux chevaux, un âne et un mulet, sur lesquels on inséra, soit aux environs des naseaux, soit aux parties latérales de l'encolure, du virus morveux, eurent presque tous, aux piqûres faites autour des naseaux, des ulcères assez étendus, précédés de beaucoup d'engorgement et accompagné d'un peu de tuméfaction aux glandes lymphatiques de l'auge; 5° qu'un mulet, trois ânes, et un ânon, dans l'espace intermaxillaire desquels on fit une plaie, dans laquelle on introduisit et maintint par des points de suture des glandes lymphatiques ex traites du même endroit de quelques animaux morveux, ne furent point affectés de la morve, mais que l'ânon mourut le sixième jour de cette expérience, ayant dans l'espace intermaxillaire un vaste ulcère, et la gorge ainsi que les parties environnantes extrêmement tuméfiées, ce qui avait occasionné une très grande gêne dans la respiration, et paraissait avoir asphyxié l'animal; 6° que de deux chevaux, une jument, une mule, et deux ânes, dans la jugulaire desquels on fit passer depuis un kilogramme et demi (trois livres) jusqu'à trois kilogrammes (six livres) de sang tiré de la jugulaire de la carotide d'animaux morveux, aucun ne fut affecté de la morve, et que ces animaux périrent du premier au cinquième jour de la transfusion. »

Nous l'avouons, dans cette dernière collection de faits qui appartiennent à l'école royale vétérinaire de Lyon, surtout à l'un deses professeurs les plus distingués, il existe encore des preuves en faveur de la contagion de la morve; ou du moins, tel est l'effet que la plupart de ces observations doivent produire sur l'esprit impartial; et nous croyons devoir y ajouter foi, parce qu'elles émanent d'une source pure, et qu'elles sont produites par des expérimentateurs habiles à bien observer, et surtout riches de connaissances théoriques et pratiques touchant l'art vétérinaire.

Seulement, nous ferons remarquer que, dans tous ces faits et expériences, Gohier et autres n'ont pas indiqué, non plus que M. Hurtrel d'Arboval, si c'était la morve chronique ou la morve aiguë qui avait été transmise. Cependant il est probable qu'ils entendent parler de l'une et de l'autre affection qu'ils regardent comme contagieuses.

Nous allons maintenant rapporter les observations, les expériences et les renseignements qui tendent à confirmer et à accréditer le fait de la contagion et de la non-contagion de la morve chronique, aiguë et gangréneuse ; nous commencerons par donner le résultat des travaux et des recherches à cet égard faits par les professeurs de l'école royale vétérinaire d'Alfort, qui ne sont pas ceux qui se sont le moins spécialement occupés de l'étude de cette maladie, ainsi que quelques faits intéressants qui appartiennent à des vétérinaires civils et militaires; nous ferons connaître ensuite les observations qui nous sont propres.

Faits relatifs à la contagion et à la non-contagion de la morve chronique.

1° *Faits de contagion.*

Nous mettons au nombre des observations qui tendent à prouver la contagion de la morve chronique, quelques-unes de celles rapportées par MM. Hurtrel d'Arboval et Gohier, bien que ces auteurs n'aient point noté l'état des chevaux qui ont transmis cette maladie ; car, nous le répétons, les circonstances qui accompagnent quelques-uns des faits qu'ils rapportent, nous font présumer fortement que ces observateurs les ont envisagés comme tels, c'est à dire appartenant à la morve chronique.

1er *Fait.* On introduisit, dit M. Gérard, tous les jours pendant quelque temps, de la matière du jetage dans les naseaux de quatre chevaux de réforme en bon état, au moyen d'un pinceau. Le trente-deuxième jour de l'expérience, trois de ces chevaux devinrent morveux, et le quatrième farcineux. Mais, comme le fait observer M. Delafond, professeur à l'école d'Alfort, cette expérience eût été bien concluante, si l'on avait indiqué l'espèce de morve ; cependant, considérant la lenteur avec laquelle la morve confirmée s'est manifestée après l'insertion du virus morveux ; considérant surtout que la morve chronique règne constamment dans les régiments de cavalerie, il est présumable, selon nous, que M. Gérard veut parler de la morve chronique.

2e *Fait.* Au rapport de M. Dandre, vétérinaie à Paris, M. L*** achète un cheval ; cinq jours après l'acquisition, apparaît au côté gauche de la ganache une glande de la grosseur d'une petite noix, adhérente et légèrement douloureuse ; la narine du même côté offre à son orifice des croûtes formées par la matière jaune-verdâtre qui en découle ; la pituitaire avait une teinte pâle, mais ne laissait voir aucune trace. Après un mois de traitement, la pituitaire devint blafarde, fut envahie par des ulcères à bords irréguliers, denticulés, petits et rares d'abord, puis nombreux, larges et profonds ; le cheval fut, malgré son apparence de bonne santé, sacrifié comme irrévocablement morveux.

On déposa dans l'écurie où était logé ce cheval une jument mecklembourgeoise, un cheval anglais et un cheval étranger de race normande. Les deux premiers avaient cohabité avec le cheval atteint de la morve ; ces trois chevaux devinrent également morveux et furent conséquemment abattus.

3e *Fait*. M. Gaullet, vétérinaire à Bar-sur-Aube, rapporte qu'en 1787, un nommé François Berrois, laboureur, lui fit visiter une jument de six à sept ans, nouvellement achetée, qui, depuis un mois, était toujours restée avec les autres chevaux. Berrois avait bien remarqué, lors de l'achat, que cet animal jetait par le nez, mais malheureusement il avait mis toute sa confiance dans la probité du marchand, qui lui avait assuré que ce jetage était simplement l'effet d'un rhume. M. Gaullet reconnut, en examinant cette bête, qu'elle jetait d'un seul côté du nez, et que les glandes correspondantes à l'auge étaient engorgées ; la pituitaire était rouge ; l'orifice du naseau était sali par une matière très tenace ; enfin la cloison nasale offrait quelques petits boutons saillants, d'une couleur plus pâle que la membrane. A ce qu'il paraît, la bête guérit naturellement.

Dans le courant de l'année, trois chevaux appartenant au même propriétaire, qui avaient été placés auprès du cheval morveux, gagnèrent cette maladie à laquelle ils succombèrent. En présence des faits qui se sont passés sous les yeux de M. Gaullet, ce dernier pense avec raison qu'il n'est pas possible d'attribuer la morve sur les trois derniers chevaux à d'autres causes que la contagion.

La contagion de la morve ne s'opère pas par l'air expiré.

« La question de savoir, dit M. Youatt, professeur à l'école vétérinaire de Londres, si la contagion peut s'opérer par l'haleine ou l'air expiré, au moins à une distance assez considérable, me semble également résolue. Des chevaux sains ont été placés pendant une période de temps indéfinie à côté de chevaux morveux, dans des stalles séparées par de hautes cloisons, ne s'élevant pas jusqu'au plafond. On prit bien la précaution d'éviter entre eux tout contact; ils ne travaillaient pas ensemble, et ne buvaient pas dans le même seau. Jamais aucun dommage ne s'en est suivi. On les plaça ensuite dans la même stalle et bientôt ils contractèrent la morve. »

4e *Fait.* La morve chronique se déclara au printemps de 1836 dans la ferme de Grand'Rue, appartenant au sieur Michon, membre du comice agricole de l'arrondissement de Château-Thierry. Ce cultivateur prétend qu'elle a été importée dans son écurie par un cheval acheté à Rheims, qui

jetait par une seule narine. La première année
sept à huit chevaux furent abattus dans le but de
mettre un terme à la contagion, qu'on regardait
comme seule cause de la morve. M. Michon ra-
cheta des chevaux qu'il plaça dans la même écurie.
Au printemps de 1857, cinq chevaux, dont trois
de ceux achetés récemment, tombèrent morveux.
On les sacrifia aussitôt ; on fit acquisition d'autres
chevaux qu'on plaça cette fois dans une écurie
éloignée de la première. Depuis ce moment, on
ne vit plus reparaître la maladie. Seulement un
cheval hongre, âgé de 8 à 9 ans, sur le corps duquel on mit les harnais qui avaient servi à plusieurs
chevaux morveux, présenta aussi les signes attribués à cette maladie. M. Michon prétend que
c'est par l'effet du contact des harnais infectés
que la morve s'est transmise à ce dernier cheval.

5e *Fait.* Un fermier de l'arrondissement de
Château-Thierry, voyant la morve apparaître
tous les ans dans son écurie, malgré les moyens
de désinfection qu'il employait, s'imagina qu'il
existait dans cette écurie un foyer d'infection qu'il
ne pouvait pas sans doute bien expliquer. Mais les
grandes pertes qu'il essuya le portèrent enfin à
faire construire une autre écurie, et dès lors la
morve cessa ses ravages.

6e *Fait.* Un boucher de Château-Thierry acheta

dernièrement un mulet de 12 ans, qu'il plaça à
côté d'un cheval atteint de morve chronique. Il
y eut une cohabitation directe entre ces animaux.
Dix jours après, la morve aiguë se déclara chez
le mulet. Une tuméfaction très chaude sur les parties latérales du chanfrein ouvrit la scène; bientôt
on vit un jetage ichoreux sanguinolent qui s'attacha sur la membrane nasale, recouverte alors
d'ecchymoses rouges. La tuméfaction de la pituitaire et la présence du pus dans le nez occasion-
naient un sifflement nasal très marqué (1).

7e *Fait.* Deux chevaux atteints de morve chronique, renfermés dans une petite écurie basse,
mal aérée et sans jour, avec deux autres chevaux
galeux, qui étaient, ainsi que les premiers, saisis
par la justice, furent d'un autre côté placés sous
la surveillance de la police. Chargé par l'autorité
administrative de les observer, et appelé d'ailleurs
pour les traiter, je fus à même de reconnaître les
changements qui s'opéreraient tant sur les chevaux sains que sur les malades. L'un des morveux
présenta, au bout de huit jours d'observation,
tous les signes attribués à la péripneumonie gangréneuse, et en même temps à la morve suraiguë;
le cheval atteint de la morve continua seulement

___

(1) Ce fait tiendrait à faire admettre qu'un cheval atteint de morve simplement chronique pourrait donner lieu, par suite d'une cohabitation
directe, à la morve aiguë.

de jeter; les deux chevaux sains devinrent morveux, et l'un d'eux eut en même temps le farcin;
mais on ne vit point la morve gangréneuse se
communiquer, bien que l'écurie fût remplie d'une
odeur de gangrène des plus infectes. Le nommé
Ragot et les autres personnes chargées de soigner
ce cheval n'en ont point été incommodés.

L'ouverture des chevaux qui font l'objet de ces
observations, m'a démontré, 1° chez l'un, une
profonde altération du sang, dans laquelle le
principe cruorique était considérablement augmenté; 2° dans l'autre, outre cette altération et
les traces de gangrène, des foyers énormes de pus
dans les poumons.

8e *Fait*. La morve chronique a aussi exercé ses
ravages dans la ferme de Champ-Luisant. Le fermier, M. Desruelles, pense que c'est un cheval
qu'un marchand lui a vendu, qui a communiqué
cette maladie à ses chevaux. Toujours est-il que
l'apparition de cette maladie dans la ferme a daté
de l'acquisition de ce cheval morveux; on peut
donc établir raisonnablement cette présomption.

2° *Faits de non-contagion.*

Si, à l'aide de faits nombreux et positifs, et
d'expériences concluantes, dit M. le professeur
Delafond, nous prouvions que des chevaux en
bonne santé ont cohabité, mangé, travaillé avec

des chevaux morveux ; que d'autres ont été pansés, couverts, harnachés avec des objets ayant servi à des chevaux atteints de morve ; que des chevaux ont séjourné dans des écuries infectées de cette maladie ; que d'autres ont été inoculés dans le nez, sur la pituitaire, sous la peau, avec la matière provenant du jetage ; que plus de cent chevaux enfin ont été soumis à ces diverses épreuves et n'ont point contracté la morve, que devrait-on penser de la contagion de cette maladie ?

Il résulte, d'après **M.** Delafond (qui n'est point partisan de la contagion de la morve chronique), de toutes ces tentatives et observations faites pour prouver la non-transmission de la morve chronique, que 130 chevaux, depuis l'âge de 3 mois jusqu'à celui de 15 ans, ont eu des rapports plus ou moins directs avec des chevaux atteints de morve chronique ; que, sur ce nombre, 93 ont cohabité, mangé et travaillé avec des chevaux morveux, savoir : 1 pendant 15 jours ; — 7 pendant 1 mois ; — 20 pendant 2 mois ; — 26 pendant 3 mois ; — 1 pendant 6 mois ; — 19 pendant 5 mois ; — 7 pendant 6 mois ; — 1 pendant 7 mois ; — 8 pendant 8 mois ; — 1 pendant 9 mois ;— 10 pendant 1 an ; — 1 pendant 1 an et demi ; — 10 pendant 2 ans ; — 1 pendant 3 ans ; — 1 pendant 4 ans, et 13 pendant un temps indéterminé, sans qu'aucun d'entre eux ait contracté la morve ;

qu'indépendamment de la cohabitation avec des chevaux morveux, 12 ont été inoculés sur la pituitaire; il n'en est résulté qu'un flux par les naseaux, avec des ulcérations aux endroits piqués, et que l'engorgement des ganglions de l'auge; lesquels symptômes ont disparu naturellement sans les secours de l'art; 11 ont été inoculés par le simple contact de la matière morveuse, injectée plusieurs fois dans les cavités nasales, ou déposée sur la pituitaire à l'aide d'éponges, etc., sans que les épreuves eussent été suivies d'aucun résultat; que 4 ont été allaités par des juments morveuses, sans aucun inconvénient; enfin que 2 ont travaillé impunément avec des harnais qui avaient servi à des chevaux morveux.

J'ai traité pendant deux mois un cheval atteint de morve chronique confirmée, que je plaçai dans mon écurie. Ce cheval guéri, je le vendis, et remis à sa place une jument poussive que je tenais au régime depuis longtemps. Celle-ci n'en parut point incommodée. C'est avec cette bête que je me transportai partout où la morve régnait dans l'arrondissement de Château-Thierry; plusieurs fois elle s'est trouvée en communication directe avec des chevaux véritablement morveux sans qu'elle gagnât cette maladie.

En 1838, M. Husson-Lamy, pltàrier à Bezu-Saint-Germain, eut recours à mon ministère pour constater l'état d'un de ses chevaux assuré par l'Agricole. Mon cheval, me dit-il, est en proie à la gourme (1) depuis longtemps, mais ce n'est que depuis trois ou quatre jours qu'il est définitivement malade ; en effet, je trouvai l'animal étendu sur le flanc, ayant la respiration un peu gênée, et paraissant souffrir beaucoup ; la douleur la plus profonde avait son siége dans la tête, vers les sinus ; ses yeux étaient fermés. Il sortait par la narine gauche une matière mucoso-purulente, safrané ; il y avait un groupe d'ulcérations à bords denticulés, entremêlés de tubercules miliaires (tubercules de M. Dupuy) ; les ganglions lymphatiques correspondants étaient légèrement tuméfiés. Enfin les yeux étaient chassieux, et l'on remarquait de l'intumescence aux paupières ; le cheval était dans un marasme complet.

Ce cheval, atteint de morve chronique, resta pendant cinq ou six mois en contact immédiat avec des chevaux bien portants, sans que la santé de ceux-ci fût jamais dérangée.

M. Lami, cultivateur à Beuvardes, a perdu récemment un beau cheval qui était affecté de la morve chronique. La cause de la mort inattendue

______

(1) Ce que M. Lamy appelle gourme, c'était probablement la morve qui régnait depuis longtemps.

de cet animal a été attribuée à un charlatan qui s'était immiscé de lui administrer un breuvage dont il ne connaissait ni la nature ni la propriété. Le fait est que le cheval est mort immédiatement après l'ingestion du breuvage. Un autre cheval devint morveux après celui-ci, mais il guérit radicalement. Il n'y avait pas longtemps que M. Lami avait acheté ces deux chevaux. Ils furent placés dans l'écurie de la ferme, à côté des autres qui continuèrent toujours de se bien porter.

Un voiturier de Château-Thierry achète un cheval à un marchand des environs, avec une telle confiance, qu'il ne prend seulement pas la peine de l'examiner. Le lendemain de l'acquisition, le nouveau propriétaire s'aperçoit que le cheval en question jette par les deux naseaux, et qu'il est glandé. Il va se plaindre au marchand qui lui fait espérer que le jetage est l'effet d'une gourme rentrée. Pendant ce temps-là le délai de la garantie s'écoule ; le cheval devient définitivement morveux. Je fus appelé lorsqu'il rendait le dernier soupir. Je trouvai alors l'animal étendu sur la litière, ne pouvant faire aucun mouvement. Il était amaigri considérablement ; on remarquait un grand nombre d'ulcérations et de tubercules miliaires sur la membrane nasale. L'ayant fait abattre sur-le-champ, je trouvai, à l'ouverture, des millions de tubercules creux et ramollis dans le poumon et le foie, ainsi que des abcès énormes contenant un pus blanc homogène. Ce cheval a travaillé, mangé, etc., avec deux autres chevaux pendant l'espace de six à huit mois sans aucun accident.

Une écurie d'une exploitation rurale nous donna le spectacle affligeant de la morve chronique. Quoique les chevaux morveux n'eussent pas été isolés à temps des chevaux sains, il n'en survint pas d'inconvénient. Cependant un cheval récemment acheté, présenta au bout de quinze mois de cohabitation quelques caractères de morve, mais n'est-ce pas plutôt à l'action des causes productrices de cette maladie qui n'ont jamais entièrement disparu de la ferme (l'abondante nourriture et les travaux excessifs) qu'il faut l'attribuer? Dans la même ferme, une jument de selle, qui n'avait jamais été en communication directe avec les morveux et qui avait été complétement isolée à temps, a ressenti de fortes atteintes de la maladie. On a employé sur cette bête les saignées générales avec succès.

Un beau cheval de trait, appartenant à M. Latierce, messager à Fère-en-Tardenois, atteint de morve chronique tuberculeuse, resta en cohabitation directe pendant l'espace de sept à huit mois avec deux autres chevaux, sans que ceux-ci éprouvassent jamais cette maladie. Mon confrère,

M. Hugues, médecin vétérinaire à Fère, a connaissance de ce fait, ainsi que d'autres à peu près semblables, que nous pourrions publier, s'il était nécessaire.

Par suite de travaux excessifs et d'une nourriture abondante, surtout en avoine, une jument appartenant à un plâtrier des environs de Château-Thierry, après avoir été en proie pendant longtemps à une affection psorique, jeta tout à coup par le nez, et présenta ensuite une ulcération à l'entrée de la narine gauche. Deux mois après, il se développa sur la surface du corps un grand nombre de petites tumeurs farcineuses (boutons de farcin). Pendant tout ce laps de temps, trois chevaux cohabitèrent impunément avec ce cheval. On le plaça ensuite, après avoir été saigné, sétonné, etc., dans une pâture où il guérit radicalement avec l'aide des purgatifs dits dépuratifs.

Une jument de selle, appartenant à un loueur de chevaux de Château-Thierry, devint morveuse vers la fin de l'hiver de 1838. Cette bête présenta un grand nombre de tubercules amoncelés les uns sur les autres vers le fond de l'orifice nasal; ces tubercules s'ulcérèrent, et firent une plaie assez large qui rongea la cloison cartilagineuse jusqu'à la perforer. Eh bien! cette jument resta pendant quelque temps avec plusieurs chevaux sans inconvénient.

Un boucher de Château-Thierry plaça un cheval morveux et farcineux auprès de deux autres chevaux bien sains, qui ne cessèrent point d'être bien portants; le cheval malade n'ayant présenté aucune chance de guérison, fut abattu sur-le-champ.

Je produirais un plus grand nombre de faits sur la non-contagion de la morve, si ceux qui viennent d'être exposés ne suffisaient pas pour prouver qu'elle ne se transmet pas aussi facilement qu'on l'a prétendu, par contagion médiate, c'est à dire par suite d'une cohabitation indirecte avec des chevaux morveux. Au surplus, s'il fallait rapporter toutes les preuves sur la contagion et la non-contagion de la morve chronique, cette matière seule ferait l'objet d'un fort volume. Je me bornerai donc à dire que beaucoup de vétérinaires français ou étrangers la regardent comme non contagieuse.

Mais il existe aussi, comme nous l'avons vu, un certain nombre de faits positifs qui démontrent que cette maladie s'est communiquée par voie de contagion. Toutefois, à ces quelques faits démonstratifs, il suffirait sans doute d'opposer toutes les observations qui ont été rapportées contradictoirement, et dont le nombre est assurément bien plus grand, pour voir tout à coup le prestige de la contagion s'évanouir, et dans cette balance inégale de preuves pour et contre, la question demeurer en faveur des non-contagionistes.

Cependant, d'après tout ce qui précède, et d'après les observations et expériences que nous avons recueillies, nous croyons pouvoir avancer que la morve chronique, tuberculeuse, calcaire, phthisique, n'est point aussi contagieuse qu'on l'a cru généralement, et qu'elle ne se transmet que dans certaines circonstances; nous croyons pouvoir avancer, disons-nous, qu'elle ne se communique que par l'insertion du virus lui-même dans les cavités nasales, ou par l'effet de miasmes volatils provenant directement d'un cheval morveux dans une cohabitation immédiate; que hors ces conditions, point de contagion : encore faut-il de la part de l'individu ainsi exposé à l'infection morveuse, une prédisposition particulière qui le rende apte à contracter la morve. Cette prédisposition ne pourrait-on pas l'attribuer à un état chimique spécial du sang, à cette hémite elle-même parvenue à un certain degré d'intensité, que l'on rencontre chez tous les chevaux morveux, même longtemps avant l'apparition des symptômes de morve, et n'accorder au virus qu'une propriété simplement stimulante qui agirait sur la pituitaire en provoquant le jetage, comme le feraient certaines substances médicamenteuses, lequel jetage serait entretenu ensuite par l'altération sanguine en question ? n'est-ce pas du moins ce qu'il est permis de penser, d'après l'observation des faits suivants?

Un cultivateur des environs de Château-Thierry, craignant l'invasion de la morve dans ses écuries, fit administrer tous les jours à ses chevaux, dans un but préservatif, des injections stimulantes, composées d'eau de chlorure de chaux assez concentrée, de la même façon qu'on le faisait à des chevaux morveux d'une ferme voisine. Huit ou dix jours après, un léger jetage se manifesta chez tous les chevaux de ce cultivateur, et quelques-uns présentèrent enfin des signes non équivoques de morve. Il est bien avéré qu'il n'y eut aucune communication entre ces chevaux et ceux de la ferme où la morve régnait. Non-seulement les chevaux morveux, mais encore les chevaux sains furent phlébotomisés; ils offrirent tous l'altération du sang en question qui parut plus profonde chez les chevaux malades.

Un fort cheval de trait, âgé de huit ans, et chargé d'embonpoint, se laissa tomber en descendant une côte rapide. Il y eut une plaie très étendue sur le côté gauche du nez. Le lendemain la pituitaire de ce côté était très rouge. On laissa le cheval au régime du barbotage et de la paille. Six ou huit jours après l'accident, le cheval jeta un peu, les ganglions de l'auge s'engorgèrent ; et la membrane nasale, de rouge qu'elle était, devint pâle, comme glacée. Je n'attribuai d'abord aucune importance à cet accident ; mais la matière du jetage étant devenue plus épaisse et plus abondante, s'attacha au pourtour des narines, et le cheval fut définitivement morveux. Cependant des saignées répétées, le régime, et un sinapisme très étendu sous le ventre triomphèrent de cet accident.

Un cheval appartenant à M. H...., cultivateur, présenta tous les symptômes de morve à la suite de coups réitérés sur un côté du nez. Il y eut une plaie assez large qui pénétrait dans la cavité nasale. Au moment de l'accident, cette cavité devint très étroite, la pituitaire se tuméfia considérablement. Ensuite la tuméfaction se dissipa, et c'est alors qu'on vit quelques tubercules à l'orifice de la narine. Trois phlébotomies, le régime du vert, plusieurs sétons, des purgatifs dépuratifs, et enfin l'aplication de la cautérisation transcurrente sur la région du chanfrein furent opposés avec succès à cet accident.

Le cheval resta longtemps en rapport avec des chevaux sains, dont l'état sanitaire ne changea point malgré cette circonstance.

Observations analogues de quelques cas de morve survenus à la suite de violentes contusions sur les cavités nasales, rapportées par M. Riss, vétérinaire en chef au 1ᵉʳ régiment de hussards.

1ʳᵉ *Observation.* Une jument de race anglaise, appartenant à un capitaine, est lancée à un galop rapide, et fait une chute sur les parties antérieures de la tête. Une heure après, la membrane pituitaire du côté droit est rouge, le pouls est plein et dur. La saignée, des ablutions d'eau froide sur le chanfrein et la diète sont aussitôt mis en usage. Au bout de huit jours d'un mieux marqué, il s'écoule par la narine droite une humeur limpide, blanchâtre, mêlée de stries de sang, les ganglions sous-maxillaires droits sont légèrement engorgés et douloureux au toucher; la pituitaire de ce côté est très pâle. Enfin le jetage continue, devient permanent, et, malgré le traitement suivi, la morve se déclare définitivement; l'animal est sacrifié.

2ᵉ *Observation.* Un cheval à la manœuvre fit, dans une charge, une chute violente sur la partie antérieure de la tête. Aussitôt une hémorragie de peu de durée se manifesta. Quatorze jours après, un jetage s'établit, ainsi que les autres signes de la morve, et on ne parvint pas à sauver le cheval ; il fut abattu.

3e *Observation*. Deux juments étant à la manœuvre, et lancées à un galop rapide dans des directions opposées, se rencontrèrent au milieu de leurs courses, et se heurtèrent tête contre tête avec tant de violence qu'elles furent toutes deux renversées, et restèrent pendant quelque temps sans mouvement. Toutes deux eurent une hémorragie nasale assez forte qui s'arrêta d'elle-même. (Saignées , ablutions, etc.)

Des deux juments, l'une devint morveuse au bout de 22 jours et fut abattue ; l'autre ne présenta aucun symptôme de cette maladie.

4e *Observation*. Le 7 septembre 1833, un cheval du troisième escadron reçut un coup de pied sur le front, qui occasionna une plaie transversale de deux pouces de longueur, et un léger enfoncement de l'os frontal. Il y eut aussitôt une légère hémorragie par la narine droite. (Diète, saignées, ablutions.) La morve confirmée se déclara 18 jours après l'accident, et nécessita l'abatage de l'animal.

M. Adorne, chirurgien militaire, raconte qu'en Espagne il reçut un superbe cheval du roi Joseph ; mais ce cheval avait l'habitude d'aller flairer toutes les juments. Pour le corriger, M. Adorne attacha à la queue d'une jument une éponge imbibée d'ammoniaque. Le cheval ne manqua point de tomber dans le piége, et en fut puni précisément par les symptômes qui caractérisent la morve. Je ne sais si ce cheval de M. Adorne était sous l'influence de l'hémite, ainsi que les chevaux qui font l'objet des observations précédentes ; mais, en raisonnant par analogie, je suis disposé à le croire.

Du reste, le bon sens admet facilement qu'il y avait dans tous ces cas, pour faire naître la morve, autre chose que des coups, des chutes, l'inspiration de gaz irritants, ou des injections stimulantes dans les naseaux. Toutes ces causes que je viens d'énumérer n'ont agi qu'en provoquant le développement de cette maladie, qui, sans elles, ne se serait peut-être pas déclarée ; de même qu'elles n'auraient rien produit si les chevaux en question n'eussent eu une disposition prononcée à la contracter.

Nous revenons à notre première proposition, et nous concluons, d'après tous ces faits et ces principes, que la morve chronique ne peut se propager que par suite du contact immédiat de la matière du jetage dans les naseaux d'un cheval prédisposé, ou des miasmes exhalés du nez d'un cheval morveux, ou des matières en provenant. Sans cette prédisposition, les effets de la matière morveuse seraient, sinon inapercevables, du moins très peu marqués.

Or, d'après cette théorie que nous venons d'appliquer à la contagion de la morve chronique, nous pensons qu'il est toujours utile, lors de l'existence de cette maladie, de suivre exactement la prescription rigoureuse de l'ordonnance royale du 16 juillet 1784, qui prescrit la séquestration des chevaux morveux. Il nous semble, par conséquent, qu'on ne pourrait pas sans inconvénient, laisser circuler librement les chevaux sur les routes, etc., à moins qu'on ne prît de grandes précautions (1).

Le seul inconvénient des mesures prescrites par cette ordonnance, est, sans contredit, celui qui se rattache à la séquestration des chevaux. Combien de chevaux morveux qui guériraient, et qui rendraient de bons et utiles services, s'il était possible de les soustraire à cette mesure! Car nous posons en fait que la stabulation du cheval est une des causes les plus défavorables à la guérison de la morve.

Voici au reste des faits qui portent à faire croire

----

(1) Il faudrait, dans ce cas, leur adapter au nez une sorte de panier d'osier garni d'une toile épaisse en dedans, afin que l'humeur du jetage ne s'échappât point. Il faudrait aussi que ces chevaux fussent marqués de manière à être reconnus, et qu'ils n'entrassent point dans les auberges.

qu'on pourrait impunément utiliser ces chevaux, et, par conséquent, les laisser circuler librement partout. En 1789, rapporte M. Delafond, six cents chevaux morveux, tirés des armées, occupaient les écuries et le parc de l'école d'Alfort; ces chevaux y étaient amenés par les militaires; ils s'arrêtaient pour les repas, pour le repos, le long des routes. Or, ces animaux devaient rencontrer dans le trajet qu'ils parcouraient beaucoup de chevaux sains; l'école d'Alfort pouvait pouvait être regardée comme un vaste foyer de contagion, et cependant aucune réclamation ne s'éleva aux environs de l'école; personne n'accusa le gouvernement d'avoir propagé la morve.

Dans la campagne des Polonais contre les puissances réunies du Nord (rapporte Godine), on rend compte au général en chef Kosciusko que cinq cents chevaux d'artillerie, reconnus morveux; vont propager la contagion, et que leur sacrifice est indispensable à la conservation de ceux qui sont restés sains jusqu'alors; mais le temps nécessaire pour remplacer les chevaux sacrifiés, mais le mauvais état de la caisse de l'armée, sont des motifs puissants pour le général qui lui font rejeter cette mesure. La campagne ne fut pas décisive, et Kosciusko vit avec plaisir, et non sans surprise, dans les revues qu'il passa, que les chevaux morveux de son artillerie n'avaient point propagé la morve, qu'elle se bornait toujours aux premiers animaux attaqués.

En 1832, à Pomponne, puis en 1835 à Betz (Seine-et-Marne), le gouvernement établit des infirmeries vétérinaires, dans le but de faire des essais sur le traitement de la morve. Cinq à six cents chevaux morveux, pris dans la division militaire de Paris, y étaient amenés en suivant les grandes routes. A Betz, les chevaux morveux travaillaient à la culture des champs, et aucun des propriétaires, aucun des fermiers environnants ne s'est plaint que la morve se soit échappée de ces foyers d'infection et de contagion.

Depuis soixante-douze ans que l'école d'Alfort a été fondée, on a toujours sacrifié à cette école de 3oo à 5oo chevaux par an, pour l'instruction des élèves. Ces chevaux, vieux et ruinés, la plupart morveux, sont amenés des clos d'équarrissage de Montfaucon, en suivant les boulevards extérieurs de la capitale. Dans le trajet d'une lieue et demie, ils traversent trois communes, et jamais on ne s'est plaint que ces chevaux eussent répandu la morve.

M. Labbé, maître de poste à Alfort, a, depuis quatre ans, des chevaux atteints de la morve chronique dans ses attelages ; ces chevaux travaillent avec des chevaux sains ; ils traversent la commune d'Alfort, ils suivent la grande route très fréquentée de Paris à Lyon, pour aller à la culture des champs; aucune plainte ne s'est élevée jusqu'à ce jour.

M. Matar, maître de poste à Villeneuve-Saint-Georges, possédait, en 1834, un très beau cheval atteint de morve chronique incurable; cet animal fut logé à part des autres chevaux; pendant six mois, il travailla dans la cour de la poste et à la culture des champs, dans le voisinage des chevaux de la poste et de labour, et il ne répandit pas cette maladie.

Ces observations rapportées par M. Delafond sont sans doute très concluantes; mais il suffirait de placer en regard un fait bien intéressant produit par M. Hurtrel d'Arboval, pour induire le lecteur dans une incertitude pénible touchant la détermination à prendre dans ce labyrinthe de faits, soit en faveur de la mesure qui adopte la séquestration, soit pour celle qui la rejette. Ce fait de M. Hurtrel est relatif à des chevaux morveux d'un entrepreneur de charrois militaires à Boulogne et à Montreuil-sur-Mer. Une vingtaine de ces chevaux furent colportés par des maquignons dans les arrondissements de Montreuil et de Saint-Omer, et même dans les départements voisins du Pas-de-Calais, et bientôt on vit la morve exercer ses ravages dans cette étendue immense de pays. (*Voyez* les Faits rapportés par M. Hurtrel.) C'est probablement parce que ces chevaux séjournaient dans les auberges et qu'ils se sont trouvés en rapport direct avec beaucoup de chevaux sains qu'ils ont propagé la morve.

Ainsi, nous concluons d'après les faits rapportés par M. Delafond, et d'après les remarques générales qui ont été faites, desquelles il résulte que la morve s'est rarement communiquée par des chevaux morveux circulant sur les routes, ou travaillant à la culture des champs, qu'on est en droit de demander la tolérance d'une mesure qui permette d'utiliser les chevaux morveux, en se conformant (j'insiste sur ce point) aux précautions que j'ai recommandées plus haut. Ce moyen donnerait plus de latitude pour traiter les chevaux atteints de la morve; car les propriétaires trouveraient par là l'avantage d'utiliser des animaux que la loi force de faire abattre, par suite de ses prescriptions trop rigoureuses, et ils seraient encouragés à faire des sacrifices pour les guérir. Je ne doute point qu'on n'en guérisse beaucoup en les soumettant aux médications que je propose dans cet ouvrage.

Nous ne quitterons pas ce chapitre sans parler du parti qu'on peut tirer des débris des chevaux qui ont été abattus pour cause de morve chronique, ou qui en sont morts; car cette matière, comme nous l'envisageons, présente une importance qui touche de trop près l'intérêt du gouvernement, du commerce, et de l'agriculture; pour que nous ne prenions pas à cœur de propager les avantages qui en résultent nécessairement. Nous pensons qu'à l'égard de la morve chronique, il est déraisonnable de faire l'application de l'article 5 de l'arrêt déjà cité. Ainsi nous pensons qu'on peut tirer profit des débris qui proviennent des chevaux morveux (peau, chaire et ossements); ils sont employés avec avantage dans l'industrie manufacturière.

Dans les campagnes, cet article est déjà tombé en désuétude; on vend les cuirs des chevaux morveux, leurs graisses, etc.; on fait manger la chair aux volailles, aux chiens et aux porcs; on calcine les os pour les transformer en noir animal; et cependant, jamais on n'a vu d'accidents résulter de tous ces faits. A Montfaucon, où depuis trente années on tolère cette espèce d'industrie, jamais on ne s'est plaint dans les environs que cette sorte d'établissement fût nuisible à la santé des hommes, pas plus qu'à celle des bêtes. Au rapport de MM. Dusaussois et Macquart, exploitateurs du clos d'équarrissage de Montfaucon, il paraît même que les chevaux de cet établissement, qui transportent continuellement des cadavres de chevaux morveux, n'en ont jamais contracté aucune maladie. Dans les régiments de cavalerie, on envoie les chevaux morveux aux équarrisseurs; dans toute la France, on agit ainsi. Enfin l'Académie royale de médecine a décidé, par l'organe d'une commission nommée à cet effet, dont M. Parent-Duchâtelet était rapporteur, qu'on pouvait tolérer impunément les clos d'équarrissage au voisinage des grandes villes, et que l'on pouvait sans inconvénient faire usage de la peau, des chairs, etc., provenant des chevaux morveux.

Contagion de la morve chronique passée à l'état aigu.

A l'école de Turin, on inséra plusieurs fois du mucus provenant de la morve chronique passée à l'état aigu sur la pituitaire d'un cheval sain. Au bout de quatre jours, les ganglions lymphatiques de l'auge s'engorgèrent et devinrent très sensibles, la membrane du nez acquit une rougeur marquée, mais ces symptômes disparurent promptement.

Dans le courant de juillet 1827, M. Renault plaça un cheval atteint de morve chronique passée à l'état aigu, entre deux vieux chevaux en mauvais état; la cohabitation dura un mois; ils ne contractèrent point la morve ni d'autres maladies.

M. Vatel a produit dans le recueil de médecine vétérinaire (année 1829) un exemple de contagion de cette terminaison de la morve chronique à un cheval qui fut tué pour cause d'incurabilité. M. Vatel a injecté la matière du jetage de cette sorte de morve dans le nez de plusieurs chevaux avec des résultats semblables.

M. Delafond a obtenu à peu près les mêmes effets. Deux chevaux, sur neuf inoculés avec la même matière provenant de la morve aiguë entée sur la morve chronique, présentèrent les symptômes affectés à cette maladie.

Faits relatifs à la contagion et à la non-contagion de la morve aiguë.

1° *Faits de contagion.*

Voici, nonobstant les faits péremptoires rapportés à ce sujet par MM. Gohier et Hurtrel d'Arboval, des observations qui portent à faire croire que la morve aiguë se propage par voie de contagion médiate ou immédiate.

Premier fait. En 1819, M. Cosson, vétérinaire, voit un cheval offrant les symptômes suivants : pituitaire d'un rouge violet, ulcérations entourées d'une tache noirâtre, jetage jaunâtre, respiration laborieuse et bruyante, etc.; ce cheval est en communication vingt-quatre heures avec trois chevaux bien portants; peu de temps après

les deux voisins contractent la morve aiguë,
l'autre tombe malade ensuite; tous les trois sont
sacrifiés, et offrent les lésions morbides de la
morve aiguë.

Deuxième fait. Le premier octobre 1827,
M. Gaullet, déjà cité, fut appelé par M. le comte
de Nogent, pour voir un poulain provenant du
haras de M. Marmont (duc de Raguse). Ce poulain,
après avoir été guéri d'œdèmes qui s'étaient manifestés sur plusieurs parties du corps, tomba atteint
d'une morve aiguë à la suite de courses qui avaient
excédé considérablement ses forces (jetage par les
deux naseaux d'une matière purulente, verdâtre,
sanguinolente; pituitaire boursouflée également
des deux côtés, et recouverte de chancres sur
presque toute son étendue, respiration difficile,
sifflante, tuméfaction et sensibilité des ganglions
de l'auge). Ce poulain, ainsi affecté, demeura
pendant la durée de la maladie avec un autre
poulain du même âge, qui était vigoureux et très
gras; malgré l'isolement qu'on mit en pratique,
trop tardivement sans doute, celui-ci présenta, au
bout de vingt jours de cohabitation, tous les signes
de la morve aiguë. L'état complet d'incurabilité
où se trouva ensuite cet animal obligea de le
faire abattre.

Il est non moins utile de noter que ces deux
poulains ainsi affectés, allèrent plusieurs fois dans

l'écurie des chevaux de labour. Ce contact fut si funeste à trois de ces chevaux (sur onze que contenait l'écurie), qu'on fut obligé de les sacrifier. Quant aux huit autres, on parvint, à force de moyens désinfectants, habilement employés, et par une hygiène bien entendue, à les préserver de cette redoutable maladie.

M. Gaullet conclut, d'après cette observation, et d'autres aussi positives, que la morve aiguë peut, dans certains cas, se transmettre par contagion.

Troisième fait. M. Patron a publié dans le recueil de médecine vétérinaire (année 1828), un exemple de contagion de la morve aiguë. Un poulain âgé de trois mois, d'une belle venue, et d'une santé robuste, fut placé à côté d'une jument morveuse au deuxième degré, et fut pansé avec les mêmes objets que ceux destinés à cette jument. Voici ce qui arriva à ce poulain le onzième jour de la cohabitation; rougeur de la pituitaire du côté gauche, avec une glande dure du même côté, qui devient de plus en plus foncée; ulcérations nombreuses, à bords relevés et irréguliers; éruption boutonneuse sur tout le corps, ressemblant à des boutons de farcin; enfin, tuméfaction considérable des ailes du nez, qui intercepte tellement le passage de l'air, que l'animal meurt suffoqué.

Il est fâcheux que M. Patron n'ait point spécifié le cas de morve dont fut atteinte la jument en question ; car on peut comprendre par morve au deuxième degré, la morve chronique aussi bien que la morve aiguë. Cependant, d'après les caractères que présenta le poulain, on peut présumer que c'est de la morve aiguë que ce vétérinaire a voulu parler.

Quatrième fait, rapporté par M. Alibran, vétérinaire.

Six chevaux appartenant à un cultivateur de la Sologne, sont frappés presque simultanément de morve aiguë. Un poulain de quatre ans, qui avait été en contact avec eux, est vendu à un autre cultivateur des environs. Ce poulain est placé au milieu de quatre chevaux en bon état ; cinq jours après, il contracte la morve aiguë, et meurt en huit jours. Ensuite, les quatre autres chevaux du malheureux acheteur deviennent également morveux, et succombent aussi promptement. M. Alibran a fait voir ces chevaux à l'école d'Alfort; ils avaient véritablement la morve aiguë.

Cinquième fait. Un propriétaire vint loger avec son âne et son mulet chez le maître de poste de Neuvy-sur-Loire (Nièvre). Ces animaux séjournèrent pendant une nuit dans une petite écurie où l'on avait placé tout récemment des chevanx affectés de morve chronique et de morve aiguë. Huit jours après, ce propriétaire, de retour à sa maison, s'aperçut que son âne et son mulet étaient morveux ; ils en moururent. Ce fait intéressant a été recueilli par le frère de M. Delafond, qui a vu d'abord les chevaux du maître de poste, puis l'âne et le mulet atteints de morve communiquée.

Sixième fait. Voici un exemple de contagion de morve aiguë que l'on doit à M. Rigot, professeur à l'école d'Alfort. En 1832, trois chevaux appartenant à M. Coulon, fermier à Sucy, habitaient la même écurie; l'un d'eux est atteint subitement par la morve aiguë ; cet animal est immédiatement sacrifié, et ses deux voisins sont isolés dans une autre écurie. Cinq jours après cet isolement, ces deux derniers chevaux sont atteints de la même maladie ; ils sont aussi sacrifiés. Quatre chevaux jouissant de la meilleure santé, étaient logés dans une autre écurie, distante de plusieurs mètres de celle dans laquelle la morve s'est déclarée ; ensuite, un charretier place un de ces quatre chevaux, pendant plusieurs heures, dans l'écurie infectée par les deux chevaux atteints en second lieu; deux jours après, les symptômes de la morve aiguë se déclarent sur ce cheval, qui est sacrifié immédiatement. La maladie a épargné les trois autres chevaux, à l'égard desquels l'isolement complet a été rigoureusement observé.

Septième fait. Dans son ouvrage sur la morve des solipèdes, M. Delafond, rapporte, qu'au 15 octobre 1829, un cheval de trait de six ans est acheté au marché aux chevaux de Paris par un propriétaire de St-Mandé. En arrivant du marché, le cheval est placé dans une écurie avec deux autres chevaux; et, deux jours s'étant écoulés, le cheval nouvellement acheté, présente tous les symptômes de morve aiguë; on le conduit à l'école vétérinaire. Au bout de dix jours, deux chevaux qui avaient demeuré quarante-huit heures seulement avec le cheval affecté, sont atteints de la morve aiguë. Ils sont tous sacrifiés. Le propriétaire revendit ensuite le cheval, qui avait communiqué la morve, à un voiturier du Pont-St-Maur, qui possédait deux chevaux en assez bon état. Ceux-ci, après une cohabitation directe de deux jours, contractèrent la morve aiguë et furent vendus aussi à l'équarisseur.

Faits de non-contagion.

Je ne possède qu'un seul fait de non-contagion de la morve aiguë; le voici :

Cette espèce de morve s'est manifestée en 1833 sur un cheval nouvellement acheté, appartenant à M. Gosse, messager à Château-Thierry. Elle s'est déclarée sous la forme d'une angine laryngée, très intense; le cheval cornait au point de perdre haleine, avait beaucoup de fièvre, et il existait une petite glande dure, adhérente au côté droit du maxillaire, qui avait précédé d'un mois les phénomènes ci-dessus. Après d'abondantes saignées générales, dans lesquelles l'altération sanguine fut notable, tous ces phénomènes de l'angine disparurent pour faire place aux caractères distinctifs de la morve. En effet, le troisième jour, un groupe de tubercules non calcaires, entourés d'un cercle rouge, vinrent s'établir à l'orifice du naseau droit. Le septième jour, la prostration devint très grande, les plaies des sétons prirent un mauvais aspect, le pus qui s'en écoula fut sanieux ; le fourreau s'infiltra le neuvième jour; on le fit abattre. Eh bien, malgré mes conseils, le malade resta neuf jours dans un coin, en communication directe avec un autre cheval, dans une écurie contenant quatre individus de la même espèce, et il n'est résulté aucun inconvénient de cette imprudence.

D'après l'énoncé des faits que nous venons de rassembler touchant la morve aiguë, il est naturel de conclure que cette maladie est contagieuse; sur quarante faits que la science possède, y compris les observations de Gohier et de M. Hurtrel, il n'existe qu'un seul fait contradictoire.

Par conséquent, on ne saurait trop recommander d'être sévère dans l'application des mesures que prescrit l'arrêt du conseil d'Etat du 16 juillet 1784 contre cette funeste maladie. Du reste, on devra suivre, dans ce cas, le système de désinfection adopté généralement.

Contagion de la morve sur-aiguë, dite gangréneuse.

La morve typhoïde, d'après sa ressemblance avec les affections charbonneuses, a fait longtemps penser qu'elle pouvait, comme celles-ci, se transmettre par contagion fixe et volatile. Cependant nous ignorons encore aujourd'hui jusqu'à quel point cette maladie est susceptible de se propager. Et quoique beaucoup de vétérinaires, à l'instar de Laguérinière, lui aient donné le nom de mal de tête de contagion, nous ne sachions pas qu'aucun exemple de contagion médiate et immédiate de cette affection ait été bien constaté.

Nous avons par devers nous quelques faits qui témoignent, au contraire, de la non–contagion de la morve gangréneuse. Voici, avant tout, d'autres faits du même genre, tirés de la pratique de MM. Delafond, et Renault, directeur-professeur à l'école d'Alfort.

En 1828, dit M. Delafond, attaché à cette époque aux hôpitaux de l'école d'Alfort, en qualité de chef de service, nous avons fait cohabiter dans la même écurie, manger et barboter ensemble, respirer naseaux contre naseaux, pendant huit jours, trois chevaux italiens affectés de morve gangréneuse et trois chevaux bien portants; ces animaux se sont conservés sains pendant un mois qu'ils sont restés à l'école. Plus tard, en 1830, nous avons fait cohabiter dans la même écurie deux chevaux sains, pendant dix jours, avec deux chevaux affectés du mal de tête de contagion; ils sont restés en parfaite santé durant quinze jours qu'ils séjournèrent dans nos hôpitaux.

M. Renault, alors qu'il occupait la chaire de pathologie, a fait cohabiter et manger ensemble trois chevaux affectés de la morve dite gangréneuse; le résultat a été aussi négatif.

Un cheval de la ferme de Champ-Luisant (arrondissement de Château-Thierry), fut frappé de la morve sur-aiguë, dite gangréneuse, qui se manifesta avec les caractères les plus violents: gangrène profonde; ulcération de la pituitaire; développement de tumeurs dites farcineuses sur le corps; odeur infecte, particulière à la morve sur-aiguë, etc. Ce cheval ainsi affecté, a vécu trois jours pleins, au milieu de plusieurs chevaux sains qui n'ont éprouvé, depuis dix-huit mois que l'accident est arrivé, aucun dérangement dans leur santé.

Avant que la sollicitude de l'administration fût éveillée, trois chevaux à Beuvardes (Aisne) tombèrent frappés de morve sur-aiguë, et moururent dans une écurie où beaucoup d'autres chevaux furent exposés à l'infection la plus grande ; cependant pas un de ces derniers ne fut victime de l'absorption des miasmes infects et contagieux émanés des malades.

Un cheval de la plâtrière des Brûlis, près de Vendret (Seine-et-Marne), fut atteint subitement du mal de tête de contagion. Tout à coup le bout du nez se tuméfia jusqu'aux yeux, et tellement que l'animal ne pouvait respirer. Il mourut asphyxié au bout de trois jours. Il demeura pendant tout ce temps, jour et nuit, au milieu de deux autres chevaux qui le touchaient presque, et d'un mulet. Cependant pas un de ces animaux ne contracta la morve. L'ouverture fit voir une altération générale des liquides circulatoires, des taches brunes sur la pituitaire qui était considérablement épaissie. Il y avait dans le corps de la peau et dans le tissu cellulaire sous-cutané des boutons de farcin à l'état d'induration.

Les poumons et le cœur étaient fortement congestionnés, les membranes internes des bronches, du cœur et des gros vaisseaux qui l'entourent, présentaient une rougeur fortement prononcée.

Ces expériences, ainsi que les observations qui

m'appartiennent , s'accordent à prouver que la morve sur-aiguë ne se transmet pas par contagion médiate ; reste à savoir si elle se communiquerait, dans certaines circonstances , par suite de l'inoculation du virus morveux, sur la membrane nasale , comme je suis disposé à le croire ; mais , avant de porter un jugement définitif à ce sujet , attendons que des faits exacts et des expériences bien faites soient venues confirmer cette conjecture et recommandons de continuer de prendre toujours les mêmes mesures de police en vigueur contre cette maladie.

Transmission de la morve à l'homme.

Schilling , Thomas Tarrozzi , Travers , Hertwig , Crub , Andrew , Brown , Elliotson , Williams , Wolf , Alexander , Graves , et enfin le docteur Rayer, ont publié des observations qui tendent à faire croire à cette malheureuse contagion de la morve à l'homme. Pour résoudre cette grave question , les faits rapportés par ces divers auteurs nous paraissent déjà assez concluants , et en assez grand nombre pour inspirer des craintes à cet égard. L'Académie royale de médecine, après avoir discuté ce problème dans son sein, par l'organe de quelques médecins et de quelques vétérinaires, notamment par MM. Rayer et Barthélemy, s'est renfermée dans un doute modeste, en attendant que de nouveaux faits se présentent pour confirmer la possibilité de cette transmission.

Des causes de la morve.

M. Dupuy a produit des observations relatives à des juments et à des poulains morveux du haras de l'école d'Alfort, par lesquelles il cherche à prouver que la morve est héréditaire ; mais cette opinion a été révoquée en doute, et depuis, plusieurs vétérinaires ont proclamé qu'elle était inexacte. En effet, il en est de l'hérédité de cette maladie comme de l'hérédité de la pousse ; c'est à dire que les poulains héritent de leurs parents leurs idiosyncrasies, leurs prédominances organiques ; par là conséquemment, la prédisposition à contracter la morve ; mais ceux-ci ne transmettent point directement, comme on l'a prétendu, le germe de cette maladie.

M. Dupuy rapporte à ce sujet quelques exemples qu'il regarde comme décisifs. Une jument abattue pour cause de morve présenta à l'autopsie cadavérique toutes les altérations attribuées à cette maladie ; sa fille, qui lui ressemblait dans ses formes et dans ses prédispositions vicieuses, mourut morveuse à l'âge de quatre ans et demi. Deux autres poulains provenant de juments atteintes de la morve, présentèrent les mêmes preuves de prédispositions héréditaires et moururent également de cette affection.

On remarque que la morve survient ordinairement aux chevaux les plus robustes, à ceux qui sont caractérisés par un tempérament sanguin, et surtout ceux chez lesquels les organes assimilateurs sont doués d'une force particulière. On l'observe sur les chevaux riches d'une constitution et d'une santé parfaites, auxquels on donne une nourriture constamment sèche, stimulante, très succulente, et principalement sur ceux qui sortent des mains des éleveurs, qui reçoivent l'effet de la transition trop subite d'une nourriture verte, délayante, à une alimentation tout opposée, toujours sèche.

Quelques vétérinaires ont imputé la morve aux fatigues excessives qui usent profondément les ressorts de l'organisation, tout en épuisant les ressources destinées à l'entretien de la vie, ainsi qu'à l'alimentation prolongée d'aliments peu succulents, incapables de nourrir convenablement les organes, et d'équilibrer les pertes qu'ils éprouvent dans l'exercice de leurs fonctions. Les animaux débiles, faibles, ont été aussi considérés par ces praticiens, comme prédisposés, en quelque sorte, à cette affection; les animaux atteints de maladies chroniques, externes, ou internes, ou qui ont éprouvé de longues souffrances, on téte placés dans la même catégorie.

Mais qu'on se désabuse relativement au défaut d'alimentation suffisante que l'on regarde comme une des causes de la morve ; c'est marcher dans la voie de l'erreur que d'envisager ainsi la cause de cette maladie ; car elle est occasionnée, au contraire, par une nourriture trop abondante ou composée d'aliments avariés.

Ce n'est point parce que les fatigues excessives amoindrissent la vitalité organique, en épuisant les matériaux nutritifs, qu'elles deviennent ainsi la cause de la morve, mais bien plutôt parce qu'elles aggravent singulièrement l'état morbide de la masse sanguine, sous l'influence duquel l'assimilation nutritive se fait imparfaitement, en contribuant à l'excitation générale de l'économie. La morve enfin ne me paraît pas non plus être déterminée par des maladies chroniques préexistantes ; seulement elle vient quelquefois les compliquer. Ainsi, l'altération du sang, qui produit ces maladies chroniques, produit aussi la morve dans certaines circonstances. Je m'explique : Un cheval peut, par exemple, être atteint d'abord d'une simple inflammation du sang (hémite poly-hyperhémique ou anhydrohémique), qui détermine la pousse, la gale, les eaux aux jambes, etc. ; cette altération simple du sang peut bien, par suite de causes qui se succèdent sans cesse, devenir plus profonde, plus grave, et déterminer ensuite la morve. Cette vérité n'a pas besoin, selon moi, d'autre explication plus démonstrative.

Il y a plus : l'hémite, toujours sous l'action incessante des mêmes causes, acquiert un degré d'intensité beaucoup plus élevé, et devient enfin l'inflammation du sang que j'ai appelée typhoémie; celle-ci, la plus dangereuse de toutes les lésions morbides du sang, détermine ordinairement, comme nous le verrons plus tard, des affections typhoïdes, le charbon, les fièvres ataxiques, adynamiques, la morve dite gangréneuse, etc.

On sait que ce n'est pas pendant les campagnes, lorsque les chevaux de troupes sont harassés par les fatigues de la guerre, et exposés à toutes les privations, lorsqu'ils se nourrissent d'aliments peu substantiels, que la morve étend ses ravages; c'est, au contraire, lorsque l'abondance succède à la disette, le repos à la fatigue, que les chevaux se trouvent dans les circonstances particulièrement favorables au développement de cette maladie.

De ce que la morve se remarque peu ou point dans les pays chauds, en Espagne, en Afrique, etc., et de ce qu'on la rencontre communément dans les pays froids et humides, on en a déduit que les chevaux, qui y étaient les plus exposés, sont ceux qui sont élevés dans les pays bas, ombragés, situés sur des rivières et sur des prairies marécageuses, froides et humides, dont les logements sont obscurs, bas, traversés par des courants d'air, chargés d'émanations de matières végétales décomposées, ou de matières animales accumulées près de ces logements. L'influence de toutes ces causes peut, sans doute, selon nous, contribuer au développement de la morve; car les chevaux, qui vivent dans de telles localités, surtout s'ils y sont en grand nombre, n'y respirent point un air pur, qui favorise l'hématose, comme l'air sain souvent renouvelé des montagnes; ensuite les plantes alimentaires qui croissent dans les lieux bas et humides où le soleil pénètre rarement, ne doivent point offrir les mêmes vertus nutritives et salutaires que celles qui proviennent du sommet des hautes montagnes. Alors on conçoit que, sous l'action de ces causes et de celles énumérées ci-dessus, l'hémite ou pléthore couenneuse puisse s'établir d'abord, et consécutivement la morve.

On a accusé aussi, pour cause de cette maladie, la négligence des soins que l'on doit accorder aux animaux, le mauvais régime, le défaut de pansement de la main, les vicissitudes atmosphériques, et en général tout ce qui peut troubler ou suspendre les fonctions perspiratoires de la peau. Mais il suffit de rappeler, pour prouver l'insuffisance de ces causes dans la production de la morve, que, dans les régiments de cavalerie, tous les soins hygiéniques sont strictement observés; et que, nonobstant cela, la morve y règne presque toujours (1). Il faut croire que, dans les

---

(1) Je pose en thèse générale que la suppression de la sueur seulement ne peut jamais déterminer directement la morve, plus que toute autre maladie.

Un arrêt de transpiration, d'après l'idée que je me suis faite de la cause originelle des maladies, surtout des maladies inflammatoires, ne peut être considéré tout au plus que comme cause provocatrice, c'est-à-dire que si un individu est sous l'influence d'une prédisposition morbifique (l'altération des liquides circulatoires, par exemple, qui est, sans doute, la plus fréquente) ; la suppression subite de la transpiration ne peut agir alors qu'en provoquant, qu'en hâtant, pour ainsi dire, l'apparition, le développement de la maladie. Mais, sans cette cause préexistante, il m'est impossible de m'expliquer comment un arrêt de transpiration puisse occasionner une affection inflammatoire quelconque.

L'observation démontre tous les jours l'exactitude de cette assertion. On voit fréquemment des chevaux sur le corps desquels la sueur ruisselle en abondance, être exposés en cet état à un courant d'air froid, sans en être nullement incommodés. Combien de postillons, de charretiers et autres qui font boire leurs chevaux quand ils ont chaud, ou qui les conduisent à la rivière, lorsqu'ils sont en sueur, sans aucun inconvénient !

J'ai souvent vu des chevaux de poste, pendant les grandes gelées de l'hiver, à la suite d'une course très rapide, qui avait provoqué une transpiration abondante, être exposés à tous vents à la porte d'une auberge, sans pour cela en être malades. La sueur était congelée en petits glaçons qui couvraient toute la surface de leur corps.

Je connais même beaucoup de personnes qui ont l'habitude, lorsque leurs chevaux arrivent de faire une course, et qu'ils ont chaud, de leur jeter de l'eau froide sur le corps afin de les fortifier. Nous n'approuvons pas certainement ce moyen, ni ne conseillons de suspendre à plaisir la transpiration cutanée ; ce que nous en disons, c'est pour faire bien remarquer l'exagération de ceux qui attribuent exclusivement toutes les maladies à des arrêts de transpiration.

En vérité, cette cause considérée sous ce point de vue, est absurde. Cependant il y a peu de maladies, si graves qu'elles soient, que les aucorps militaires, les causes de la morve sont plutôt dues généralement, 1° au défaut d'air pur, souvent renouvelé dans des écuries où les che-

---

teurs ne lui attribuent, jusqu'à l'ophthalmie périodique qu'on regarde comme déterminée par la suppression de la sueur.

Si cette assertion avancée par tous les auteurs était vraie, pourquoi les animaux qui vivent à l'état sauvage ne seraient-ils jamais malades? Car ils doivent éprouver probablement aussi, de temps en temps, des arrêts de transpiration. Il faut donc rapporter les maladies à d'autres causes ou n'envisager la première que comme provocative, et ne fixer sérieusement l'attention que sur les causes déterminantes qu'on rencontre exclusivement dans l'état de domesticité.

On a accusé le passage subit du chaud au froid comme devant déterminer la suppression de la sueur; ceci est sans doute très exact; mais il faut dire aussi que l'effet d'une transition du chaud au froid est rendu plus sensible dans le cas d'une prédisposition morbide. Il faut dire aussi qu'on peut éprouver un arrêt de transpiration ou un phénomène presque analogue, sans être exposé à un courant d'air froid, etc.; que presque toutes les maladies qui passent pour être occasionnées chez les hommes par cette cause prétendue, surviennent à ceux qui ne quittent point le coin de leur feu; qu'elles arrivent aux chevaux et autres animaux qui ne sortent pas de leurs habitations.

Cette proposition, du reste, n'a pas besoin d'autre explication, car tout le monde a pu faire les mêmes remarques que moi, et je ne doute pas qu'il y ait quelqu'un qui ne se range à mon avis. En effet, qui n'a éprouvé, pendant les grandes chaleurs de l'été, un refroidissement général avec répercussion à l'intérieur des fluides qui occupent la périphérie de la peau, sans se ressentir pour cela de la moindre indisposition? Qui n'a observé le même effet lorsqu'un orage est venu tout-à-coup abaisser la température atmosphérique, ou à la suite d'une averse très froide, ou bien encore en sortant d'un lieu bien chaud pour entrer dans un lieu froid? Pourquoi donc, dans les mêmes circonstances, ce phénomène est-il, au contraire, quelquefois suivi d'une affection quelconque? C'est, sans doute, parce que dans le premier cas, l'individu qui essuie la transition subite de la température est parfaitement sain, que, dans le second, le même individu se trouve sous l'influence d'une cause morbifique.

22.

vaux sont amoncelés les uns sur les autres ; 2° au défaut de lumière suffisante ; 3° au manque d'exercice, et en général au peu de déperdition que font les chevaux, surtout en temps de paix ; 4° enfin à une nourriture constamment sèche, stimulante et trop abondante.

Des symptômes de la morve.

La division communément admise dans la symptomatologie affectée à cette maladie est celle qui nous vient de Chabert, qui divisait la morve en trois périodes. Cependant comme le groupe de symptômes qui la constituent doit nécessairement varier, suivant qu'elle se présente sous la forme catarrhale, tuberculeuse, ou phtisique, ou qu'elle revêt le caractère typhoïde ou gangréneux, nous renfermerons dans un seul cadre tous les signes qui appartiennent à la morve catarrhale et tuberculeuse (morve proprement dite), et nous traiterons à part de la morve typhoïde gangréneuse (morve suraiguë).

Symptômes de la morve proprement dite.
(Morve aiguë.)

1re *période.* La morve aiguë débute souvent tout-à-coup sous l'apparence d'une rhinite, ou d'une laryngite aiguë, accompagnée des signes de réaction fébrile qui lui donnent un caractère véritablement inflammatoire. L'irritation de la membrane nasale se reconnaît à la rougeur foncée et à l'engorgement qu'on y observe, au développement et à l'injection des capillaires qui se répandent et se dessinent sur cette membrane. L'angine laryngée s'annonce par le cornage, par la difficulté de respirer, etc. Le pouls est plein et fort, la respiration accélérée ; l'animal est triste et refuse toute espèce d'aliments. Ces signes sont précédés ou suivis de la tuméfaction des glandes lymphatiques de l'auge, qui deviennent très sensibles. Il s'établit, en même temps, par les deux naseaux, quelquefois par un seul, le naseau gauche, un écoulement de matière visqueuse, inodore, jaunâtre, plus ou moins abondante ; enfin on remarque parfois, vers la fin de cette période, l'engorgement d'un ou plusieurs membres et des enveloppes testiculaires.

Nota. Dans la saignée qu'on pratique au début de la morve aiguë, on observe la présence de la couenne inflammatoire et souvent l'absence totale du sérum ; la couenne est d'un rouge foncé ; en général, la matière colorante abonde dans tous les principes constitutifs du sang (hémite aiguë).

2e *période.* (*Augmentum.*) Le jetage est plus abondant, les ailes du nez sont retroussées, tuméfiées, douloureuses. Il survient sur la pituitaire

plusieurs groupes de tubercules, souvent circon-
scrits par une auréole rouge. Quelquefois on aperçoit sur la peau un certain nombre de boutons de
farcin, lenticulaires, douloureux, disséminés inégalement sur les diverses régions du corps ; alors
la faiblesse est grande, et le cœur bat d'une manière insolite. Du reste, ce degré de la morve aiguë
est caractérisé par l'aggravation des symptômes
de la première période.

   3ᵉ *période*. (*Status*.) L'occlusion presque complète des naseaux et le boursouflement des os de
la face, l'ulcération de la pituitaire, qui va jusqu'à ronger la cloison cartilagineuse ; l'haleine
fétide ; les râles muqueux et crépitant ; la suppuration des boutons cutanés ou sous-cutanés ; le
mauvais état des plaies, des sétons, etc. ; des signes d'adynamie ; tels sont les symptômes principaux de la troisième période qui se termine par
la mort, ou le passage à l'état chronique. La rapidité avec laquelle ces trois périodes se succèdent, varie suivant que la morve est plus ou moins
intense ; le plus ordinairement les animaux succombent à cette maladie au bout de huit à dix
jours, et même plus tôt lorsque les sujets sont très
irritables.

Nota. Dans les saignées faites vers la terminaison de la morve aiguë, on voit le sang tiré de
la jugulaire se coaguler lentement. La couenne

inflammatoire moins épaisse qu'au commencement, est plus molle, ainsi que le caillot ; le cruor et surtout la partie séreuse, qui est rouge, sont considérablement augmentés (hémite typhoémique) ; c'est l'état intermédiaire entre l'hémite aiguë et la typhoémie.

Morve chronique.

1er *degré.* (*Suspicion.*) La morve chronique, la plus commune des morves, se montre sans inflammation, et sans fièvre, et, abstraction faite des trois symptômes qui la caractérisent (jetage, chancrage et glandage), le cheval qui en est atteint, présente souvent tous les attributs d'une santé florissante ; il conserve longtemps, et même pendant plusieurs années son appétit, son embonpoint, sa gaieté, sa vigueur, et peut être aussi propre au service que tout autre cheval, au moins dans les commencements de la maladie. Ce premier degré de la morve chronique est marqué par un écoulement de matière comme glaireuse, d'abord transparente, qui devient ensuite opaque, plus consistante, purulente (1) ; tantôt ce mucus

____

(1) Suivant l'analyse faite de cette matière par M. Lassaigne, professeur de chimie, de physique et de pharmacie à l'école royale d'Alfort, elle est composée d'albumine, de sous-carbonate de soude, de muriate de soude

est homogène, tantôt cailleboté, et ressemble à un détritus de matières animales, mêlé à une matière plus fluide, comme séreuse. On remarque aussi dans ce cas une légère intumescence des ganglions sous-linguaux, l'épistaxis, et une claudication intermittente. Cet état peut durer un ou plusieurs mois. C'est à ce degré peu intense que la morve chronique, prise à temps, et combattue par des moyens judicieux, est susceptible de guérison.

2e *degré.* (*Augmentum.*) Le flux nasal devient jaunâtre, verdâtre, de blanc qu'il était; il s'attache au pourtour des naseaux. La membrane nasale est souvent pâle, comme glacée, offrant çà et là quelques érosions superficielles; on aperçoit quelquefois dans son épaisseur de petits renflements allongés, étoilés. Les ganglions de l'auge sont tuméfiés, sensibles, rémittents, disposés en paquet, et adhérents à la peau et aux os de la mâchoire postérieure. Il y a de la toux, les yeux sont chassieux, et souvent, vers la fin de cette période, on observe un peu d'amaigrissement.

(hydrochlorate de soude), de mucus, de phosphate de chaux, et d'eau qui donne de la viscosité aux deux matières animales; elle diffère du mucus nasal qui découle dans l'état de santé, en ce qu'elle présente une plus grande quantité d'albumine, et se rapproche, par ce principe, de la matière de pus.

3e *degré*. (*Morve confirmée*.) A cette époque, l'écoulement a lieu par les deux naseaux, la matière du jetage est très abondante, mais conserve toujours les mêmes caractères ; la membrane nasale est encore pâle, comme glacée ; les glandes tuméfiées sont excessivement sensibles ; il y a boursouflement, soulèvement et sensibilité de la table de l'os frontal, des os sus-naseaux, lacrymaux, zygomatiques, précédés probablement de l'irritation du périoste, des hémorragies nasales, fréquentes, de l'apparition d'ulcères chancreux, à bords frangés, renflés, baveux, à fonds blanchâtres, ou d'ulcérations à bords échancrés, dentelés à pic, non entourés d'auréole rouge, comme dans le cas de morve aiguë ; quelquefois des tubercules calcaires, ou non calcaires, dégénérés ou non dégénérés ; l'absence du murmure respiratoire, ou râle muqueux et caverneux ; l'infiltration des paupières, l'œdème du nez, du fourreau, etc. ; la chassie aux yeux ; vers la fin, le dégoût, la perte complète de l'appétit, l'abattement, la prostration, la maigreur ; quelquefois claudication tantôt d'une jambe, tantôt d'une autre, sans cause apparente. Enfin la fièvre hectique, le marasme, et la mort, ou la morve aiguë ou suraiguë, telles sont les terminaisons de la morve dite chronique.

Nota. L'altération du sang est toujours à peu près la même dans les trois périodes de la morve chronique ; seulement, vers la fin de la seconde , et dans la troisième, le sang devient plus séreux, et le principe cruorique paraît augmenter. La couenne et le sérum ont une couleur jaune doré, et l'on remarque souvent à la surface de la première une matière albumineuse , en tout identique à celle qu'on rencontre quelquefois dans les tissus malades. J'ai rencontré plusieurs fois cette particularité chez des chevaux fortement glandés, mais qui ne jetaient pas ; cependant ils devinrent ensuite morveux. Au reste , l'altération sanguine est moins profonde dans ce cas que dans la morve aiguë (hémite chronique).

Symptômes de la morve suraiguë.

La morve suraiguë, dite gangréneuse , la plus redoutable de toutes les morves, s'annonce ordinairement par les symptômes les plus alarmants, et ne doit pas être confondue avec la morve proprement dite, dont elle diffère essentiellement par le caractère typhoïde et gangréneux dont elle est revêtue; elle a plutôt de l'analogie avec le typhus du gros bétail, ou avec les grandes épizooties qui, à diverses époques, ont ravagé toute l'Europe. Sous ce dernier rapport , elle devrait, sans doute, être placée dans un cadre nosologique différent; mais, attendu qu'elle offre quelques points de ressemblance avec la morve proprement dite, qu'elle en est même très souvent la terminaison, nous allons tracer aussi les signes au moyen desquels on peut la reconnaître.

Le cheval, l'âne et le mulet qui en sont affectés, sont tristes, abattus, ont la marche chancelante, les yeux chassieux et larmoyants. La conjonctive, d'abord enflammée, est bientôt recouverte d'ecchymoses noires. La membrane nasale est très rouge, violacée, également recouverte d'ecchymoses noirâtres, dont la couleur au reste imite parfaitement celle de la matière colorante du sang, provenant des animaux ainsi affectés ; au début, on aperçoit sur cette membrane de petites érosions qui doivent bientôt dégénérer en ulcérations, dont les bords sont plus gros, plus élevés, que les ulcères chancreux que l'on remarque dans le cas de morve ordinaire : cette membrane devient épaisse, prend une teinte brune, et l'aspect de la gangrène. Il survient de l'intumescence aux paupières, aux lèvres, ainsi qu'aux ailes du nez qui s'engorgent quelquefois extraordinairement ; la matière puriforme, qui constitue le jetage, et celle qui découle des ulcères, est sanieuse, très fétide, souvent sanguinolente, mousseuse ; la respiration est accélérée, gênée, bruyante, sifflante ; l'air expiré est chaud et fétide ; le pouls est serré, intermittent, petit et insensible ; on remarque des battements anormaux du cœur; la peau est chaude, sèche et brûlante. Autour des articulations, et sur d'autres parties du corps on voit apparaître des tuméfactions farcineuses qui s'ulcèrent; d'autres fois, ce sont des tumeurs charbonneuses peu étendues, qui se distribuent sur toutes les parties du corps indistinctement. Enfin, les ganglions lymphatiques engorgés, sont très gros et plus douloureux que dans le cas de morve simple. Dans cette maladie, la mort peut arriver en vingt-quatre ou trente-six heures, ou du troisième au septième jour; ordinairement, elle est précédée d'une grande prostration.

Nota. Le sang dans cette maladie abonde en principes cruoriques altérés; la fibrine et l'albumine ont éprouvé une modification particulière; ces substances élémentaires ont perdu leur consistance naturelle (typhoémie).

Tableau général des lésions morbides de la morve proprement dite et de la morve suraiguë.

Les altérations pathologiques qu'on rencontre à l'ouverture des chevaux qui ont succombé à la morve proprement dite, dépendent nécessairement de la gravité de la maladie, de la période où elle était parvenue, de sa terminaison, et varient

suivant la forme inflammatoire, chronique, tuberculeuse, cancéreuse ou gangréneuse dont elle
s'est revêtue pendant la vie de l'animal. A l'ouverture d'un cheval atteint de morve chronique commençante, qu'on a sacrifié intentionnellement, on
ne trouve rien, ou fort peu de chose dans la trame
organique ; seulement le sang contient les lésions morbides qui constituent l'hémite, dont
nous avons déjà parlé. Dans le cas de morve
aiguë, on trouve non-seulement des traces d'inflammation sur la membrane nasale, sur celles du
larynx, de la trachée, des bronches, dans le tissu
pulmonaire, etc. ; mais encore dans diverses parties du système séreux circulatoire, surtout sur
l'endocarde et la membrane interne des vaisseaux
qui entourent la base du cœur ; des ecchymoses
nombreuses d'un rouge livide, sur les poumons,
et sur la rate, et au pourtour des ulcérations qu'on
rencontre dans les cavités nasales ; les boutons
de la peau en suppuration, ou formés d'une matière ressemblant à du tissu squirrheux très organisé. En définitive, les autres altérations qu'on
trouve dans ce cas, sont confondues en raison de
leur ressemblance avec celles qui appartiennent
à la morve chronique. Sur des chevaux morts ou
sacrifiés vers la fin de la seconde période, ou au
commencement de la troisième, on rencontre dans
les cavités nasales une matière mucoso-puriforme,

qui varie par sa couleur, épaisse, ressemblant quel
quefois à la pulpe cérébrale dans les sinus et les
volutes de l'ethmoïde, grumeleuse, comme caséi-
forme dans les poches gutturales ; des tubercules
non dégénérés, formés d'une matière albumino-
fibrineuse, contenant quelquefois le phosphate et
le carbonate de chaux (tubercules calcaires de
M. Dupuy), sous la forme miliaire, des tumeurs
pisiformes, blanchâtres, grisâtres, sur la cloison
médiane du nez, les volutes ethmoïdales, quelquefois dans le tissu des poumons et dans les glandes
lymphatiques tuméfiées ; des tubercules dégénérés,
à bords frangés, denticulés irrégulièrement, baveux, et à surface blafarde (tubercules ramollis
de M. Dupuy), ou des tumeurs également dégéné-
rées, contenant une matière blanchâtre, inodore,
puriforme, caillebotée sur les mêmes organes ;
des hépatisations blanches ou grises, plus ou
moins étendues sur les poumons, surtout vers
l'extrémité des lobes pulmonaires ; des collections
miliaires de pus qui paraissent être le résultat
d'une sécrétion, ou d'une transformation particulière du sang épanché dans les aréoles pulmonaires, ainsi que dans le corps des ganglions gut-
turaux et bronchiques. Enfin, sur les chevaux
morts ou abattus vers la fin de la troisième période, on trouve, outre l'altération marquée des
liquides circulatoires, des traces d'inflammation

sur la membrane interne vasculaire, principalement sur celle du cœur et des gros vaisseaux; cette membrane est quelquefois d'un rouge pourpre, mais moins foncée cependant que chez les chevaux qui ont succombé à la morve aiguë et à la morve gangréneuse. La membrane pituitaire est recouverte d'ulcères qui l'ont en partie désorganisée, détruite; vers les sinus et les cornets, elle est couverte de pus sanieux, grisâtre, ou noirâtre, épaissi. On aperçoit quelquefois à la surface des cornets des ossifications par plaques; la table des os qui environnent toutes ces parties, est tuméfiée, et paraît souvent avoir éprouvé la dégénérescence cancéreuse; les cornets sont épaissis, spongieux, comme carnifiés; les ganglions lymphatiques de l'auge, très durs, squirreux, rouges, entourés d'infiltration séro-sanguinolente, surtout dans le cas de morve aiguë, et sont remplis d'ulcérations et d'abcès miliaires; les bronchiques présentent souvent les mêmes altérations morbides, ainsi que les axillaires, les inguinaux, les sous-scapulaires, les mésentériques, les soulombaires. Le foie présente aussi des abcès plus ou moins étendus, son tissu est ramolli. Le cerveau, la moëlle épinière, sont aussi plus mous, plus flasques, que dans l'état normal; le plexus choroïde est engorgé et contient quelquefois des concrétions qui varient en nature. Le cœur, de même

que toute la substance musculaire, est décoloré,
moins ferme, surtout dans le cas de morveaiguë
et de morve sur-aiguë; les viscères abdominaux
présentent souvent des traces de phlegmasies.

Dans le cas de morve suraiguë, quelques parties du tissu cellulaire sont infiltrées de sang noir,
et contiennent des tumeurs noirâtres, dures,
comme squirreuses, quelquefois des engorgements charbonneux, ou des tumeurs farcineuses
suppurées ou non suppurées, entourées d'ecchymoses noires; les ganglions de l'auge, des bronches, de la poitrine, des aînes, etc., sont engorgés
par un sang noir extravasé; la pituitaire est épaissie, parsemée de taches brunes, et couverte d'ulcères vastes, profonds, et à bords resserrés, inégaux, qui ont désorganisé ou détruit son tissu; de
pareilles ulcérations s'observent dans l'intérieur
de la trachée et des bronches, qui ont altéré jusqu'aux cartilages; les cornets, rongés par des ulcérations noirâtres, ne forment plus qu'un corps
avec la membrane nasale; les poumons sont parsemés de taches brunes, noires, verdâtres, ou plom-
bées, sous lesquelles son tissu paraît être comme
brûlé; le parenchyme pulmonaire se déchire facilement, est ramolli en certains endroits, et forme
une bouillie noirâtre, ayant l'odeur de la gangrène; le foie, jaune-pâle, verdâtre, ou sillonné de
taches brunes ou noires, est friable, et augmenté

considérablement de volume ; le cœur et les reins
sont ramollis, parsemés d'ecchymoses; l'endocarde
et la séreuse de l'aorte, des veines caves, etc., sont
épaissies, ortementrougies, tuméfiées, et s'enlèvent facilement ; les muscles sont blafards, tachés
d'ecchymoses, et se déchirent avec facilité; enfin,
le cerveau, en divers endroits, est jaunâtre , infiltré , rouge , quelquefois pâle et mou.

Pour expliquer la cause d'altérations si étendues,
si variées, si nombreuses , le solidisme actuel est
assurément en défaut. On avait imaginé la voie
des sympathies qui existent entre tous les organes,
pour donner raison de la facilité avec laquelle une
maladie est transmise d'un organe à un autre. Mais
cette théorie, quoique vraie pour beaucoup de circonstances, trouve trop de contradictions dans le
cas dont il s'agit ici pour lui être applicable ; tandis que la doctrine de l'hémite, comme nous l'avons
vu, explique heureusement toutes les diverses questions qui se rattachent à la morve ; ou, du moins,
elle les explique mieux que ne l'ont fait les autres
doctrines connues jusqu'à ce jour, qui au contraire
les avaient laissées toutes irrésolues. D'un autre
côté, elle paraît concilier la plupart des opinions
divergentes qui ont été émises sur ce sujet. Quels
avantages la pathologie ne recueillerait-elle pas de
l'étude du sang, et des recherches suivies, bien dirigées, sur les diverses altérations que ce liquide pré-

sente dans les maladies en général, lors des grandes épizooties, les typhoïdes surtout, où ces altérations jouent un si grand rôle dans leur production! Que de préceptes lumineux n'en découleraient-ils pas, qu'on pourrait appliquer à la thérapeutique si peu connue de ces affections!... Le temps est venu où les médecins et les vétérinaires doivent s'occuper sérieusement de la physiologie pathologique des humeurs, et particulièrement du sang. Oui, assurément, le temps est venu où, sans redouter les préjugés ridicules, dont les sciences ni les savants ne sont pas à l'abri, et sans s'effrayer des conséquence sauxquelles on peut être entraîné, il faut aborder franchement la grande question de l'influence exercée par les liquides nourriciers sur les mouvements organiques, et des causes de la nature, ainsi que des effets des altérations dont ces éléments du corps peuvent incontestablement devenir le siége. Que l'on se garde bien dorénavant de flétrir, de je ne sais quel mépris, les travaux susceptibles de lever le voile ténébreux qui couvre encore cette partie si essentielle et si intéressante de la science médicale !

Généralités du traitement de la morve.

Le traitement de la morve a dû nécessairement varier autant que les différentes idées que les au-

teurs se sont faites de sa nature et de son siége.
Je ne surchargerai point cet article des diverses méthodes qui ont été proposées, employées, essayées,
que chacun a préconisées à son avantage; parce
que tout ce qui a été dit à cet égard, au lieu d'être
propre à jeter quelque jour sur la thérapeutique
de cette maladie, serait plutôt capable d'y apporter de la confusion. Nous exposerons seulement
quelques unes de ces méthodes, les plus essentielles,
ainsi que quelques recettes et plusieurs spécifiques,
trop vantés par ceux qui ont cru en obtenir quelques succès; car s'ils comptent de rares exemples de
guérisons complètes, n'est-ce pas plutôt à la nature seule, qu'au traitement employé, qu'on doit
les attribuer pour la plupart? du moins, c'est ce
qu'il est permis de croire quand on sait que beaucoup de guérisons se sont effectuées spontanément.
Le vétérinaire Cardot, par exemple, a possédé un
cheval morveux qui s'est guéri après avoir été
abandonné dans une prairie. Un cheval de la poste
d'Avallon, que plusieurs vétérinaires avaient jugé
morveux, fut placé au milieu des bois, où l'on
avait établi une espèce de hutte pour le garantir
des pluies; ce cheval s'est guéri lui seul, dans l'espace de deux mois. Enfin M. Hurtrel d'Arboval
possède trois faits qui prouvent la possibilité de
ces guérisons spontanées. Il cite, entre autres, un
cheval que beaucoup de vétérinaires avaient con-

damné, et qu'il avait condamné lui-même, tout
en conseillant de l'abandonner dans une pâture,
sur un terrain sec et élevé : ce cheval, au bout de
dix-huit mois, ne présenta plus les symptômes de
morve. Et combien d'autres exemples semblables
qui sont perdus faute d'avoir été constatés!

Pour guérir la morve, une multitude infinie de
médicaments ont été administrés, tantôt avec
méthode, tantôt avec la témérité de l'empirisme le
plus grossier. Les opinions les plus dissidentes ont
toujours divisé les vétérinaires : les uns ont proclamé l'excellence de leurs moyens, de leurs vues,
de leurs manières, quoiqu'en employant des traitements divers et souvent opposés entre eux; les
autres plus francs peut-être, ont confessé de
bonne foi qu'ils avaient échoué dans leurs tentatives hasardeuses, et ont reconnu le peu de confiance que leur inspiraient tant de remèdes contre
une seule maladie; d'autres encore, embrassant
un scepticisme décourageant, ont prononcé en dernier ressort l'inefficacité de tout traitement. Toutefois, quelques praticiens, ne désespérant pas des
ressources de l'art, ont appelé de ce jugement dé-
cisif, mais malheureusement leurs efforts n'ont pas
été couronnés de résultats plus satisfaisants. Cependant, nous nous rallions volontiers à leur avis
raisonnable, car nous savons par notre propre
expérience, dont nous donnerons plus tard les ré-

sultats qui nous sont acquis , qu'on a beaucoup trop insisté sur l'incurabilité de cette funeste maladie. Si tous les traitements qu'on a rejetés ou dont on a proclamé les succès, se sont montrés insuffisants, c'est qu'on n'était pas dans la bonne voie, c'est qu'on ne s'était pas étayé par des principes exacts. Dans tous les cas, nous désapprouvons ces tâtonnements, ces essais, ces traitements généraux appliqués, par une main routinière, de la même façon, dans toutes les circonstances, sans modifications comme sans discernement. Ensuite, nous ne saurions trop nous récrier contre cette foule de recettes, de breuvages composés de substances excitantes portées à des doses très élevées, qui n'ont jamais produit que les accidents les plus déplorables, et, par-dessus tout, contre cette classe déhontée de charlatans ou de guérisseurs qui pullulent dans la médecine vétérinaire encore plus que dans la médecine humaine , qui marchent audacieusement de malheur en malheur, sans reprocher à leur conscience flétrie le nombre considérable de revers dont leurs moyens barbares sont suivis. Leurs horribles résultats ne leur démontrent donc pas que, par leurs agents destructifs ils portent une atteinte grave à la vie des chevaux, et qu'ils achèvent de la consumer par l'incendie qu'ils allument. Hélas ! combien de fois la morve s'aggrave-t-elle dans les mains de ces gens-là , lors même que des choses fort simples, ou les seuls efforts de la nature auraient suffi pour sauver les malades ! Mais, quittons cette matière et revenons à notre sujet : affirmons qu'il est possible de guérir la morve, et qu'on doit en entreprendre la curation, toutes les fois qu'elle ne sera pas arrivée à son apogée, et que les animaux en mériteront la peine. Par là nous ne voulons pas dire qu'il soit facile d'en triompher ; car nous savons par expérience, comme tout le monde , qu'elle peut résister aux médications les plus heureuses et les plus rationnelles qu'on puisse mettre en usage ; seulement nous prétendons et soutenons qu'on peut guérir la morve chronique dans l'immense majorité des circonstances.

La plupart des systèmes adoptés jusqu'à ce jour par les vétérinaires pour expliquer les diverses questions qui se rattachent à la morve, les ont éloignés, comme je crois l'avoir déjà dit, de la bonne direction à suivre dans le traitement de cette maladie. Aussi ne trouve-t-on dans leurs ouvrages sur cette partie qu'incertitude, incohérence et contradiction ; des conjectures, des observations incomplètes, des indications mal saisies, des effets pris pour des causes. Mais avant d'établir le fondement d'une méthode curative, avant d'ouvrir à cet égard une nouvelle carrière, examinons les divers moyens employés contre cette maladie par les praticiens qui nous ont précédé, pour les soumettre ensuite au creuset du raisonnement et de l'expérience.

Garsault, de Soleysel, Bourgelat, Chabert, etc., qui admettaient la dyscrasie, la corruption du sang et des humeurs comme cause de la morve, ne voyaient le salut des chevaux morveux que dans certaines substances stimulantes qui doivent chasser le prétendu venin, l'acrimonie qui circule dans le sang, et débarrasser l'économie de toutes les humeurs gâtées. Et, dans le but de renouveler la masse sanguine par des principes nutritifs de meilleure qualité; ils donnaient aux chevaux malades une nourriture saine, corroborante, afin de maintenir les forces qui, disaient-ils, paraissent s'épuiser dans ce cas. De Soleysel prétendait même que les échauffants ont de l'affinité avec le tempérament des chevaux; ils n'enflamment point, dit-il, ils n'échauffent que ce qu'il est nécessaire de fortifier; maxime pernicieuse qui a fait un mal incalculable. Les mauvais succès de l'administration des substances échauffantes, dans ce cas, auraient dû inspirer à ces auteurs quelque défiance; car une pratique constamment malheureuse avertit du moins des écarts dans lesquels on tombe, si elle n'éclaire sur les moyens de s'en garantir. Ces différents hippiatres n'auraient peut-être pas commis cette erreur, et beaucoup d'autres, s'ils eussent approfondi les lois qui régissent l'économie animale soit dans l'état de santé, soit dans l'état de maladie.

M. Dupuy, qui envisageait la morve comme une affection tuberculeuse, prescrit dans cette maladie un régime fortifiant. D'après lui, les aliments seront de bonne qualité, bien récoltés (avoine, paille et foin). Parmi le grand nombre de médicaments qu'il recommande contre l'affection tuberculeuse, les meilleurs sont les toniques, tels que la gentiane, l'aunée, la tanaisie, le sel ammoniac, le carbonate d'ammoniaque, etc.

Les vétérinaires qui prétendent que la morve est une affection pure et simple du système lymphatique (et le nombre en est grand), admettent également comme M. Dupuy, un traitement analeptique capable de relever les forces vitales et de faire prédominer le système sanguin.

Quant à M. Gally, il ne voit dans la morve que du phosphate et du carbonate de chaux, aussi prescrit-il en conséquence un régime fortifiant, de bonne nature, et des stimulants particuliers qui doivent annuler les effets qu'occasionne la présence de ces sels dans l'économie, ou les éliminer.

M. Youatt, attribuant la morve exclusivement à la stabulation du cheval, ne voit la guérison des chevaux que dans les moyens propres à purifier l'air des écuries, sans penser à modifier le

mode ordinaire d'alimentation qui est la cause
essentielle de cette maladie. Enfin , MM. Vatel,
Rodet, etc., etc., n'ont rien appris sur le traitement de cette maladie ; le premier la considérant
comme une maladie de faiblesse , d'épuisement,
doit nécessairement recommander une nourriture
corroborante (1).

Ainsi, malgré l'excellence des moyens que pré-
conisent quelques-uns de ces différents auteurs, il
leur était impossible de triompher de la morve ,

---

(1) Des injections et des fumigations de tous genres ont été faites dans
les cavités nasales, dans le but d'arrêter l'écoulement : l'infusion d'absin-
the, de peucédan ou de coloquinte dans le vin (Massé) ; des œufs, de la
saumure de poisson, du miel, de l'huile vieille, du poivre et de la poudre
d'iris, le tout bien pilé et bien amalgamé (Jourdain) ; trois jaunes d'œufs
dans de l'acide acétique, du gingembre, des clous de girofle, de la graine
de paradis, de la guimauve, de la sarcocolle, de l'ellébore blanc, áá, ʒ j,
soir et matin ; le vin émétique avec la poudre cordiale (de Soleysel) ; des
décoctions de feuilles d'aristoloche, de gentiane, de centaurée (Lafosse
fils) ; l'eau de chaux, le vinaigre, les décoctions de baies de genièvre, le
camphre (Dupuy); les fumigations d'orpiment, l'insufflation de poudre de
charbon, d'asarum, etc.

Enfin on a administré à l'intérieur, toujours dans l'intention de guérir
la morve : le breuvage d'eau nitrée de concombre sauvage, la gentiane
en poudre et l'aristoloche infusée dans l'hydromel (Massé) ; l'infusion de
cresson et la poudre aromatique dans le vin (Végèce) ; le gargarisme de
verjus, de miel et de sel, avec six poignées de pervenche hachée menue
et d'antimoine (Garsault) ; l'éthiops antimonial, la pervenche et les purgatifs (Maloin) ; les sudorifiques, les purgatifs mercuriaux et les humec-
tants (Dutz) ; l'eau de chaux, l'alcali volatil (ammoniaque liquide), joints
aux délayants, aux adoucissants, aux béchiques et aux incisifs (Chabert);
le soufre, le sulfure d'antimoine, l'oxyde d'antimoine demi-vitreux (Col-

non-seulement parce que leur doctrine reposait sur de faux principes, mais parce qu'ils omettaient, dans le traitement de cette maladie, la condition la plus essentielle au succès, un régime alimentaire approprié.

La morve est une maladie dont la cure est sans doute difficile à obtenir, en raison de l'altération profonde de la masse sanguine. C'est sans doute avec le temps, par des soins assidus dans le traitement, et par la persévérance dans le régime hygiénique, que l'on peut parvenir à guérir cette cruelle affection, dont la curabilité a été généralement regardée comme impossible par tous ceux qui ont fait des tentatives pour arriver à cet heureux résultat.

D'après le système que nous avons établi touchant la nature et le siége de cette maladie, il est

---

laine, Cadet de Vaux, Tabarre, Gangain); l'école de Lyon et M. Hurtrel ont aussi employé le soufre; le muriate de baryte, les diurétiques combinés avec les diaphorétiques ou les purgatifs, la liqueur de Van-Swieten, un litre par jour, le muriate suroxygéné de mercure, en opiat, joint au sulfure noir de mercure et au sulfure d'antimoine (école de Lyon); la teinture d'aloës très concentrée donnée le matin à jeun, les décoctions de genièvre (Corriol); la ciguë à fortes doses jointe aux purgatifs (Poucet); l'oxyde d'antimoine hydro-sulfuré et la liqueur aurifique de Rotrou (Barthélemi et Poincelot); le sulfure noir de mercure (Volpi); la dissolution d'arsenic, de potasse et de gomme arabique, la semence de fenouil, le roseau aromatique et la myrrhe en poudre, administrés en pilules (Naumann de Berlin); l'hydrochlorate de soude porté à la dose de quatre à cinq onces par jour (Ré).

facile de prévoir que toutes les armes du traitement doivent d'abord être dirigées vers l'hémite, ou pléthore couenneuse, qui est la cause originelle, le point de départ de toutes les altérations organiques qui constituent la morve : en un mot, ramener le sang à son état normal, tel est le but, avant tout, vers lequel doivent tendre les efforts du vétérinaire. Pour y parvenir, il faut commencer par éloigner du sujet malade toutes les causes prédisposantes ou occasionnelles sous l'action desquelles le sang a pu s'altérer ; ensuite, renouveler pour ainsi dire la masse sanguine par des saignées générales, petites et souvent répétées, dont le nombre doit nécessairement beaucoup varier suivant certaines circonstances qui se retrouvent dans l'âge et la force de l'individu, la gravité de l'hémite, etc.; il faut ensuite redonner au sang les qualités physiques et chimiques qu'il a perdues par une nourriture légère, adoucissante, peu nutritive, rafraîchissante, et par l'emploi à l'intérieur des acides à petites doses, et des anti-scorbutiques (1). Au début, favoriser l'hématose par un exercice modéré, et en plaçant l'animal dans une écurie aérée, bien éclairée; plus tard, dépenser l'excédant des forces et des principes nutritifs

***

(1) J'ai constamment remarqué que l'usage des acides dans le cas de morve, surtout de morve suraiguë, ainsi que dans les affections typhoïdes

par un travail soutenu : tels sont en masse les moyens généraux à opposer à cette maladie.

Il ne faut pas perdre de vue que, dans l'affection qui nous occupe, le principe couenneux du sang se trouve accumulé dans les gros vaisseaux; que, conséquemment, le choix des saignées générales ou locales n'est pas indifférent : on pratiquera donc préférablement ces saignées à la jugulaire.

Il est une observation non moins importante à faire, c'est que, dans le traitement de la morve, ou immédiatement après la disparition des symptômes, si l'on remettait trop subitement l'animal à sa nourriture ordinaire, l'on s'exposerait à la voir reparaître ; aussi faut-il laisser longtemps les chevaux en voie de guérison, à une nourriture légère, adoucissante (1).

Les médicaments spéciaux stimulants, recommandés autrefois à l'intérieur, ainsi que tous autres de même nature, doivent être proscrits pendant les premières périodes de la maladie.

Si, dans la curation de la morve, l'altération

---

en général, était souvent couronné de succès. Ce moyen, du reste, avait déjà été vanté par quelques auteurs contre ces dernières affections.

(1) J'ai traité avec succès un cheval des environs de Fère-en-Tardenois, atteint de la morve chronique au troisième degré de Chabert, par la méthode que je propose, et en le soumettant à l'usage de la pulpe ou gâteaux provenant de la fabrication du sucre de betteraves.

profonde du sang, qui la détermine, doit surtout attirer l'attention des praticiens, ceux-ci ne doivent pas moins s'occuper en même temps de combattre les altérations organiques qui en sont les suites. Les fumigations émollientes dans les naseaux, lorsqu'il y a rhinite, laryngite ; les breuvages de même nature, ainsi que les applications onctueuses, émollientes sur les glandes ; les injections et fumigations astringentes dans le nez ; les applications fondantes, résolutives sur les ganglions maxillaires tuméfiés ; les purgatifs salins joints à l'aloës ; les sétons, les cautères, les vésicatoires, surtout les sinapismes sous la poitrine, lorsque tous les signes d'irritation sont effacés, seront employés avec avantage.

Pour combattre les ulcérations appelées chancres, le vétérinaire trouve à sa disposition les injections faites avec une dissolution de deuto-chlorure de mercure dans l'alcool, ou celle d'hydrate de potasse (potasse caustique) ou de chlorure d'antimoine (beurre d'antimoine), dans le même liquide, ou le nitrate d'argent.

Mais tous ces moyens, je le répète, ne doivent être mis en usage qu'en l'absence de toute irritation nasale, et lorsque l'état de l'humeur sanguine est amélioré.

Quant aux glandes de l'auge, lorsqu'elles persistent, après l'emploi des résolutifs les plus énergiques, tels que le mélange du sublimé corrosif, et de térébenthine (une partie et demie sur huit), la pommade d'hydriodate de potasse, de brôme ioduré, l'application du feu en raies ou en pointes; on les fait disparaître par l'excision.

Traitement particulier. — Une légère phlébotomie tous les huit ou quinze jours pendant quelque temps, ensuite tous les mois; vers la fin du traitement, une phlébotomie tous les trois ou quatre mois. Dans tous les cas la fréquence des phlébotomies sera subordonnée à l'âge, à la force, à l'embompoint de l'animal, et surtout à l'intensité de l'inflammation du sang. La présence d'une grande quantité de sérum dans ce liquide contre-indique la saignée; on la fera alors très légère, sauf à la répéter plus souvent, s'il est nécessaire.

Au début de la morve on administrera, par jour, à l'animal, quatre litres de breuvage composé de sucs dits antiscorbutiques, exprimés de quatre parties de cresson de fontaine, une de feuilles fraîches de cochléaria, et trois de ményanthe (*menyanthes trifoliata*), de 3 ß par litre, d'opium brut, de ℥ vj de gomme arabique pulvérisée, et de ℥ iv de miel, qu'on modifiera selon le besoin.

On fera prendre un bain tous les jours ou tous

---

(1) Les bains sont remplacés par des ablutions faites sur toute la surface du corps.

les deux jours, suivant l'indication, avec une décoction de graine de lin acidifiée par l'acide acétique, et l'on administrera des lavements de même nature.

Le régime alimentaire sera composé de paille récemment battue, dont on aura le soin d'enlever les herbes fourrageuses, et de barbottage à discrétion. A ce dernier effet, on mélangera quatre mesures de bon son avec une mesure d'orge moulue et passée au bluteau. On mettra dans chaque seau d'eau $\mathfrak{Z}$ ß de nitrate de potasse, $\mathfrak{Z}$ ij de muriate de soude et $\mathfrak{Z}$ iv de gomme pulvérisée.

Pendant la belle saison on donnera le vert; mais on aura soin que les plantes employées ne soient point avancées dans leur végétation; durant l'hiver, on suppléera au défaut de vert par l'emploi des racines telles que celles de carotte, de betterave, de raifort cultivé, etc. La quantité de ces aliments sera proportionnée à l'intensité de l'altération sanguine et de la morve.

Quand les premiers signes d'inflammation seront dissipés, on appliquera un sinapisme très étendu sous la poitrine et le ventre, de manière à produire une forte révulsion et en même temps une sécrétion dépurative plus ou moins abondante; on peut obtenir ainsi des seaux de pus. Cet expédient, comme on le conçoit bien, doit faire plus d'effet qu'un séton appliquée au poitrail ou sur les faces de l'encolure. Car quelle force d'action peut avoir un séton employé pour combattre une maladie déterminée par une altération sanguine aussi profonde que celle qu'on remarque dans le cas de morve? Il est donc incontestable que l'effet thérapeutique de ce moyen est trop faible et ne peut produire aucun avantage réel, pas plus que les vésicatoires lorsqu'ils sont peu étendus. Avec un sinapisme on obtient une plaie suppurante qui peut avoir deux pieds de long sur dix-huit pouces de large, et même davantage. Cette plaie procure une évacuation considérable de pus. Il n'est donc pas surprenant qu'on obtienne ainsi une dépuration et une révulsion capables de ramener la santé. Jamais cette médication, ainsi que les autres que je propose, telles qu'elles sont combinées, n'avaient été opposées à la morve. Chaque fois que nous avons eu affaire à des propriétaires intelligents qui ont su nous comprendre, nous avons mis ces moyens en usage et nous en avons obtenu des succès. Dans l'histoire de la maladie que nous traitons, nous avons eu déjà l'occasion de mentionner quelques faits de guérison par cette méthode; nous en exposerons plusieurs autres au chapitre des faits, qui paraîtront sans doute plus concluants.

Vers la fin du traitement on administrera des

purgatifs dits dépuratifs alliés avec l'opium. Ils doivent être employés avec une grande circonspection, et l'administration de ces substances médicamenteuses doit être suivie de la mise au bain, etc.

Les fumigations émollientes dans les naseaux seront faites avec des fleurs de mauve et du son; vers la fin, on les fera avec le chlore dissous dans l'eau, ou des injections de chlorures d'oxyde de sodium, ou de chaux, ou de sous-acétate de plomb.

Pendant toutes les périodes de la morve, le pansage sera strictement observé, deux fois par jour, une fois seulement les jours de bains; l'écurie sera nettoyée exactement tous les jours, et l'on en purifiera l'atmosphère de temps en temps par le dégagement du chlore, et par quelques aspersions de chlorure d'oxide de sodium étendu d'eau. L'air extérieur y circulera librement.

L'hiver, les chevaux seront tenus chaudement, enveloppés de bonnes couvertures de laine; l'écurie ne sera cependant pas hermétiquement fermée; on laissera un petit courant d'air. Les boissons et les breuvages médicamenteux seront donnés chauds.

Quant au traitement de la morve aiguë et suraiguë, les mêmes moyens seront mis en usage, seulement ils seront modifiés. On emploiera avec avantage, vers la seconde période de ces maladies, la gélatine animale obtenue des os qui en fournissent beaucoup. Ce moyen convient ici particulièrement, comme dans les maladies adynamiques, typhoïdes, après de grandes déperditions, et lorsque le sang a perdu sa coagulabilité ou les principes solides qui le caractérisent à l'état de santé.

Nous ne pousserons pas plus loin ces propositions nouvelles, relatives à la curation de la morve. Elles découlent nécessairement des principes systématiques auxquels nous avons soumis rigoureusement toutes les questions dont se compose l'histoire de cette maladie. Toutefois, c'est moins parce qu'elles sont la conséquence nécessaire de ce système, que parce qu'elles se trouvent en parfaite concordance avec l'observation de tous les temps, que nous les avons tracées. Nous pensons qu'avant d'adopter une doctrine pour l'explication et le traitement des maladies, il faut s'assurer si elle ne heurte point les maximes sanctionnées par le temps et l'expérience. Ainsi, les anciens hippiatres saignaient, purgeaient, sétonnaient les chevaux atteints de la morve ; tous ces moyens ont compté quelques guérisons radicales. Eh bien, un système qui excluerait l'un ou l'autre de ces moyens serait sans doute faux, puisqu'il est de fait qu'ils ont tous réussi isolément, ou appli qués ensemble. Mais ce n'est pas à dire pour cela qu'on doive les employer avec indifférence, qu'il faille les appliquer sans discernement comme sans opportunité. Il faut bien saisir, dans tous les cas, les indications individuelles, et les circonstances particulières qui peuvent se présenter; faire cesser, avant tout, les causes productrices essentielles et accessoires; car, sans cette dernière condition, on verrait échouer le traitement le mieux raisonné. Il est, en outre, une considération sur laquelle j'insiste, et qu'il faut nécessairement ne pas perdre de vue après la guérison de la morve, c'est de soumettre le cheval à un régime approprié à son état. On conçoit qu'en lui rendant son alimentation habituelle, qui est ordinairement sèche, stimulante, la morve reparaîtrait au bout d'un certain temps, puisque nous avons établi en principe, et prouvé, que cette espèce d'alimentation était la cause la plus agissante dans la production de cette maladie.

Il nous reste à parler maintenant du traitement préservatif, considéré sous le point de vue médical; cette partie de la thérapeutique présente à mon esprit une importance très grande, qui a été sentie d'ailleurs par tous ceux qui ont écrit sur la pathologie vétérinaire. Mais nous ne dirons rien des différents moyens prophylactiques qui ont été tant prônés dans diverses circonstances;

parce que tous ces remèdes banals , tous ces prétendus spécifiques ont été, comme on le sait, pour la plupart , plus nuisibles qu'utiles.

Or, s'il est essentiellement plus avantageux de chercher à prévenir les maladies , de quelque nature qu'elles soient, que de connaître les moyens de les guérir , c'est spécialement ici que cette vérité trouve son application : c'est par un emploi bien raisonné des règles que prescrit une bonne hygiène qu'on peut arriver à remplir cet important objet. Le grand secret pour éviter les circonstances favorables au développement de la morve, est de bien choisir les aliments qui conviennent au cheval. Mais avant de descendre à des considérations particulières, posons en principe que la nourriture la plus convenable à cet animal est celle qu'il rencontrerait en le supposant à l'état de nature. En effet, dans la condition opposée, c'est-à-dire dans la domesticité, le cheval trouve-t-il la même alimentation que celle qu'il choisirait, indubitablement, s'il vivait au milieu des bois ou dans l'espace immense des déserts ? Jouit-il, à l'écurie et dans l'intérieur des grandes villes , de l'atmosphère pure qu'on ne rencontre qu'au sein des plaines ou des forêts ? En serait-il pour les animaux domestiques autrement que pour ceux qui vivent à l'état sauvage, et qui ne sont jamais malades, ou excessivement rarement ?

Dans cette hypothèse où nous plaçons les chevaux, ils ne trouveraient pas certainement dans toutes les saisons de l'année une nourriture composée exclusivement de foin, de paille, et d'avoine, qui ne fournissent au sang que des principes solides. Et, quand bien même cette espèce de nourriture serait constamment à leur disposition, il est bien plus que présumable qu'ils n'en feraient pas un usage trop exclusif.

Voyez le cheval nourri au sec à l'écurie, lorsqu'il peut échapper à la main tyrannique du maître qui l'a fixé auprès du ratelier, ne se jette-t-il pas sur la première touffe d'herbes fraîches qu'il rencontre? Le cheval auquel on n'a jamais permis de jouir de ce privilége, a naturellement cette propension; c'est donc un instinct, un véritable besoin qui le porte à rechercher les végétaux frais. Pourquoi donc l'en priver, puisqu'il témoigne si évidemment le désir et le besoin d'en faire usage?

L'état de domesticité dans lequel vivent les animaux que l'homme a domptés pour ses plaisirs ou ses différents travaux, présente donc un concours de circonstances propres au développement de leurs maladies.

Or, il faut, pour conserver la santé du cheval, et des autres animaux que nous avons asservis, leur accorder, autant que possible, les précieuses conditions qu'ils se procureraient s'ils erraient sur les vastes champs de notre globe.

Dans ces raisonnements se résument les moyens généraux de prophylaxie à appliquer à la morve; il est facile, d'après cela, de les particulariser en les modifiant suivant les circonstances diverses où se trouvent placés les chevaux de guerre, et ceux qui sont employés au service du commerce et aux travaux de l'agriculture.

La morve règne constamment dans les régiments de cavalerie; on la rencontre chez les chevaux qui vivent renfermés en grand nombre sous le même toit, comme dans les postes, chez ceux qui servent aux travaux des grandes villes, et plus rarement dans les fermes, surtout chez les simples particuliers.

Nous avons fait connaître les causes qui la produisent; il est par conséquent inutile de revenir sur ce sujet; nous allons passer de suite aux moyens d'éviter toutes ces causes, ou de les annuler. Placer le cheval dans une écurie saine où l'air atmosphérique soit pur; enlever tous les jours les matières excrémentielles qui donnent lieu au développement de gaz nuisibles à la respiration; procurer au cheval une nourriture appropriée à son genre de service, et en rapport avec les causes de dépenses qui naissent du travail auquel on le soumet, etc.

Dans tous les cas, il faut que cette nourriture soit composée de végétaux frais, autant que d'aliments secs; au printemps, dans l'été, à l'automne, on donnera le vert; le pâtis des clos, par exemple, est ce qui convient le mieux à cet effet; l'hiver, l'herbe sera remplacée par des racines. La proportion de ces aliments sera d'autant plus considérable, que les différentes dépenses nerveuses et autres de l'économie seront moins grandes. Ces règles pourront sans doute éprouver encore quelques modifications, suivant qu'on les appliquera à tel ou tel tempérament, que les individus seront plus jeunes ou plus vieux. On est toujours le maître de régler, suivant le besoin, la quantité et même la qualité des matières qui doivent former l'alimentation, et d'atténuer par des moyens convevables les inconvénients attachés à certaines de ces matières. Mais, quels que soient les motifs qui donnent lieu à ces modifications, qu'on se rappelle que la nourriture verte est la plus naturelle aux herbivores; que, sans cette nourriture, ils deviennent malades, ou ne parcourent pas toute la période de leur existence. Le cheval toujours nourri au sec, est vieux avant le temps; ses mouvements ne sont plus liants, ses allures n'ont plus la même légèreté. Tous ses organes perdent leur ressort, non par faiblesse, comme on le dit, mais par suite d'une trop

grande incitation. Les organes digestifs sont peut-
être les seuls qui paraissent conserver plus longtemps leur énergie vitale ; cependant , ils finissent
aussi par se détériorer. Les muscles n'ayant plus
leur aptitude au mouvement, et ayant perdu une
partie de leur incitabilité , le cheval devient insensible à toute stimulation , par conséquent inhabile
à remplir les services qu'on exige de lui; il devient
enfin poussif, galeux, farcineux, morveux, et
toutes ces infirmités le conduisent prématurément
à l'équarisseur.

Si l'excès du travail, joint à une alimentation
peu convenable, est souvent une cause de maladie,
le repos absolu n'est pas moins préjudiciable à la
santé , en ce qu'alors les principes nutritifs augmentant continuellement, ainsi que l'énergie vitale , l'économie ne trouve plus les moyens de dépenser les différentes acquisitions ; or, des maladies deviennent, pour ainsi dire, nécessaires pour
réduire l'action vitale , et le résultat exagéré de la
nutrition aux justes conditions qu'exige la santé.

Cette vérité est très exacte, et d'autant plus
applicable à l'espèce chevaline, que le travail est la
principale cause de déperdition que ces animaux
puissent faire ; car, comme nous l'avons déjà dit ,
ils sont exclus, pour la plupart, du service de la
procréation de l'espèce.

Mais toutes ces causes, nous le répétons, ne sont

pas les plus essentielles ; il faut toujours mettre au premier rang l'alimentation constamment sèche. Voyez les étalons des haras, ne sont-ils pas presque toujours réformés avant le temps ? Dès l'âge de dix à quatorze ans, ils cessent d'être propres au service de la monte. N'est-ce point parce que la nourriture peu convenable à laquelle on les soumet, influe aussi sur les qualités prolifiques de la matière séminale ? Car le produit de cette sécrétion ne peut être de bonne nature qu'autant que les matériaux qui l'entretiennent se trouvent eux-mêmes dans les conditions qu'exige la santé ? Il en est de cette fonction sécrétoire comme de toutes les autres : si les étalons avaient une nourriture plus appropriée, plus en rapport avec celle qu'ils rencontreraient, par exemple, s'ils vivaient à l'**état** de nature, ils rendraient donc assurément un service plus long. L'histore rapporte qu'un cheval qu'a monté Henri IV, saillit et féconda une jument à l'âge de 44 ans.

Toutefois les maladies sont peu communes dans les établissements dont nous venons de parler ; la morve et le farcin n'y règne point, comme dans les régiments de cavalerie ; il est vrai que les chevaux n'y sont pas plus exercés ; mais ils sont appelés à un service qui maintient jusqu'à un certain point cet équilibre résultant d'une juste compensation entre les acquisitions et les pertes de l'économie animale. Voilà pourquoi les chevaux des haras sont plus rarement malades ; je ne sache pas du moins qu'il en soit autrement. Il est si vrai que l'économie trouve par ce moyen une occasion de dépenser l'excédant des matériaux nutritifs et de la force nerveuse, que la santé de ces animaux est dérangée, si l'acte générateur n'a plus lieu; tandis que l'heureuse harmonie qui résulte de cette compensation entre les mouvements de composition et de décompotion du corps, renaît avec le service de la monte.

Toutes ces considérations sont de la plus haute importance pour l'hygiène à appliquer aux chevaux de cavalerie, des haras royaux, et à ceux qui servent à l'industrie agricole, commerciale et manufacturière ; elles n'ont pas besoin d'argumentation plus démonstrative.

Puisque nous avons remarqué que la morve était occasionnée par une alimentation toujours sèche, trop copieuse, ou par l'emploi d'aliments détériorés, il faut donc obvier à tous ces inconvénients (1). On rencontre sans doute des chevaux qui résistent à ces différentes causes; mais il faut croire qu'ils

______

(1) Disons en passant que la plupart des maladies chez les chevaux sont produites principalement par ces causes. On rencontre peu d'affections produites par une faiblesse réelle. La faiblesse qu'on remarque dans presque toutes les maladies, n'est le plus souvent qu'apparente, c'est-à-dire qu'elle est occasionnée par un excès d'incitation (Brown), ou bien elle a lieu par suite d'une concentration de l'action vitale, ou des principaux éléments du sang dans les organes internes.

sont doués d'une force organique extraordinaire. Ainsi, il faut dans ce cas prévenir, d'un côté, les résultats fâcheux qui peuvent provenir de cette espèce d'alimentation par l'emploi bien combiné d'aliments chargés de leur eau de végétation ; d'un autre côté, en activant les diverses sécrétions. Le pansage bien exécuté est un moyen puissant de favoriser la sécrétion perspiratoire de la peau.

Les fomentations d'eau froide sur le corps pendant l'été, après le pansage, ou les bains de rivière, quand on est à proximité, conviennent pour calmer l'état de surexcitation produit par une nourriture trop échauffante.

En l'absence du travail qui doit épuiser la sensibilité et user les forces, la promenade y sera substituée. Le cheval ne sera pas conduit au pas, comme on le pratique souvent ; l'entraînement soutenu remplira mieux le but. Toutefois, il est prudent de mettre auparavant le cheval en haleine, en le lançant d'abord au trot.

L'exercice concourt ainsi puissamment à produire ce balancement des mouvements vitaux, ces retours réguliers et périodiques de repos et d'excitation que l'on observe pendant la vie : l'exercice est donc d'une grande utilité, surtout chez les chevaux.

Tels sont les moyens que nous proposons, dans **le but de prévenir la morve.**

De la Morve considérée comme vice rédhibitoire.

Les vétérinaires qui se sont occupés de la jurisprudence commerciale appliquée à la morve, ont classé cette maladie parmi les vices qui sont de nature, d'après l'aricle 1641 du Code civil, à entraîner la rédhibition : à cet égard, ils sont parfaitement d'accord ; mais une autre question les divise ; c'est celle de savoir si la durée de la garantie à attribuer à la morve doit être de neuf ou trente jours.

Une commission composée de MM. Girard, Tessier, Dailly, Yvart et Huzard fils, a été nommée par la société royale et centrale d'agriculture, pour répondre aux diverses questions posées par M. le préfet de la Seine, relativement à une nouvelle législation sur les vices rédhibitoires des animaux domestiques, proposée à la Chambre des députés. Elle a décidé que le délai de neuf jours pour la garantie de la morve et du farcin était suffisant. Par opposition, M. Renault, directeur-professeur à l'école royale d'Alfort, a soutenu et prouvé que ce délai admis par la société, et notamment par M. Huzard, était insuffisant ; qu'il devait être de trente jours, attendu qu'il était bien reconnu, par l'observation, que la morve et le farcin se développent manifestement longtemps après l'action de leurs causes déterminantes.

Sous ce dernier point de vue, nous nous rangeons bien sous la bannière de M. Renault ; mais nous pensons qu'un délai de trente jours pour la garantie de la morve serait trop long, par conséquent trop en faveur de l'acheteur, en préjudiciant sensiblement aux intérêts des marchands. D'après les idées que nous nous sommes faites sur la nature et les causes de la morve, nul doute que nous opinions que l'action des causes productrices de l'hémite remonte à une époque souvent très reculée de la vente, qu'il serait difficile de déterminer : de telle sorte qu'un cheval peut, lorsqu'on le vend, être déjà atteint d'une altération profonde du sang, inapercevable, qui donne ensuite lieu à la morve, huit, quinze ou trente jours après. Il y a plus : un cheval atteint de cette maladie qu'on a guéri par un traitement convenable, et en le laissant longtemps à un régime adoucissant, délayant, etc., pourrait être vendu dans cet état, sans que l'acheteur s'en doutât ; et, dans les mains de celui-ci, ce cheval remis à une nourriture trop stimulante, et n'étant plus traité convenablement, pourrait redevenir morveux après le délai de neuf jours. C'est pourquoi, attendu que, d'une part, l'acheteur ne serait pas toujours dans la possibilité de se convaincre, dans l'espace de neuf jours, que le cheval qu'il a acheté est morveux ; attendu, d'un autre côté que, dans l'espace de trente jours, un cheval pourrait devenir tel par le fait de l'acquéreur qui l'aurait exposé à l'influence des causes productrices de la morve, ou qui aurait beaucoup contribué, du moins, à la faire naître ; nous pensons que de ces deux délais, l'un est trop court, l'autre trop long, et qu'ils ne protègent pas, d'une manière égale, bien balancée, les intérêts de l'acheteur et du vendeur ; nous concluons, en conséquence, que le délai de quinze jours remplirait véritablement, plus exactement, le but d'une justice distributive (1).

____

(1) D'après la nouvelle loi qui vient de paraître, le délai de la garantie pour la morve est de huit jours.

FIN DE L'HISTOIRE DE LA MORVE.

DE LA GOURME.

La gourme offre, à part le peu de gravité qu'elle présente, beaucoup d'analogie sous le rapport de ses causes, de sa nature et de ses symptômes, avec la morve proprement dite, à laquelle elle peut donner lieu, ainsi que l'ont observé Bourgelat, de Solleysel, Garsault, Paulet, Gilbert, Brugnone et beaucoup d'autres vétérinaires.

A l'article gourme de son dictionnaire de médecine et de chirurgie vétérinaires, M. Hurtrel d'Arboval fait surtout le savant discoureur, relativement à la dénomination impropre que l'on a donnée à cette maladie.

« Une des premières conditions pour avancer l'art vétérinaire, dit-il, est de bien s'entendre sur la valeur des mots dont on se sert pour désigner telle ou telle maladie. Sans cette condition on restera toujours dans le trouble et la confusion; car, il faut l'avouer, surtout en médecine-vétérinaire, la confusion des choses naît fort souvent de celle des mots, et quelles conséquences fâcheuses un tel désordre ne peut-il pas avoir pour la pratique! Tous les jours dans des cantons même peu distants les uns des autres, on entend dénommer diversement la même maladie, ou donner le même nom à des maladies différentes ; c'est sûrement un reste de l'enfance de l'art ; mais il serait temps de le faire disparaître, avec bien d'autres abus qui souillent encore l'histoire de la médecine des animaux, et d'attacher à chaque terme convenu une signification précise et rigoureuse, en rapport avec cette amélioration si désirable vers laquelle tendent tous les efforts des vétérinaires et des professeurs de nos écoles. »

Ce préambule de M. Hurtrel d'Arboval était très-judicieux, sans doute, mais mieux eut valu assurément, s'appliquer à chercher à la gourme cette dénomination si désirable, plus en rapport avec sa nature et son siége, et en même temps plus scientifique ; ce qu'a fait pour lui M. Vatel, ancien professeur de l'école vétérinaire d'Alfort qui a donné à la gourme le nom plus convenable de rhinite (1) et ceux de rhino-laryngite, rhino-bronchite, rhino-parotidite, etc., suivant les différentes affections qui viennent souvent la compliquer.

Quelle idée prendre de la gourme dans les auteurs, dit M. Hurtrel ? De Solleysel, qui écrivit comme on écrivait de son temps, la regarde comme

----

(1) De Ριν, ῥινος, nez, inflammation de la membrane nasale.

une vidange, une décharge des humeurs superflues contractées dans la jeunesse des chevaux ; Garsault, comme un catarrhe ou un rhume ; Paulet, comme une inflammation phlegmoneuse à la gorge et aux glandes salivaires ; Chabert, comme une maladie d'une nature critique et inflammatoire, quelquefois compliquée de spasme ; Gilbert, comme une maladie qui joue le même rôle dans l'espèce chevaline que la petite vérole dans l'espèce humaine, et qui serait identique avec la morve ; Lafosse, comme un venin d'une espèce inconnue, qui circule dans la masse du sang ; Brugnonne, comme des vices existants dans la masse des humeurs des poulains, et qui s'épurent par le moyen de cette évacuation ; Boutrolle, comme un effort de la nature pour dépurer le sang d'une matière contraire à sa qualité ; Vitet, comme une affection particulière aux jeunes chevaux ; Ryding, comme une inflammation des glandes thyroïdes et maxillaires ; Delabère-Blaine, comme une maladie spécifique du cheval, accompagnée d'une disposition à l'inflammation des glandes de la tête et celles de la gorge ; quelques auteurs anglais, comme comparable à la variole, l'esquinancie, la coqueluche, la rougeole, la petite-vérole volante, etc. ; Dupuy, comme un effet de l'affection tuberculeuse ; Huzard fils, enfin, comme une maladie de toute l'économie, qui se termine par une affection de la membrane mu-

queuse des narines , du larynx , des poches gutturales , et en général de toutes les parties de l'arrière-bouche.

*La gourme est une vidange, une décharge des
humeurs superflues contractées dans la jeunesse
des chveaux*, dit de Solleysel.—Que devons-nous
comprendre dans cette idée qui , quoique mal ex-
primée, il est vrai, nous paraît néanmoins juste
quant au fond ? N'y a-t-il pas effectivement dans le
cas d'hémite que nous croyons être la cause de la
gourme, superfluité d'humeurs , ou , pour parler
plus rigourensement , superfluité dans les principes constitutifs du sang et des autres humeurs de
l'économie? Par conséquent , l'opinion de de Solleysel est admissible sous ce point de vue fondamental.

Quelle idée prendre, d'ailleurs, de ces assertions:
*La gourme est une maladie critique , le résultat
d'un venin , d'une espèce inconnue , qui circule
dans la masse du sang; ou de vices existant
dans les humeurs des poulains , lesquelles humeurs s'épurent par le moyen de cette évacuation ; ou la gourme est la conséquence d'un
effort de la nature pour dépurer le sang d'une
matière contraire à sa qualité ; ou l'effet d'une
maladie de toute l'économie , qui se termine par
l'affection locale de la membrane muqueuse des
narines, du larynx , des poches gutturales, et en*

général de toutes les parties de l'arrière-bouche :
si ce n'est l'idée d'une altération primitive, déterminée, de la masse sanguine, capable de produire
tous ces phénomènes morbides. Oui, véritablement,
il s'établit dans les cavités nasales une sorte d'é-
monctoire, un travail particulier de sécrétion, qui
s'accompagne, qui débute, si on le veut, par une inflammation, ou sans inflammation marquée, dont le
résultat est une véritable dépuration de la masse sanguine, qui, si des causes très agissantes ne s'y opposent, peut rétablir la santé en enlevant au sang ses
principes excédants. Cette vérité est, selon nous,
incontestable. N'est-ce pas, en effet, de cette manière que s'expliquent naturellement ces guérisons
spontanées, si fréquentes dans le cas de gourme
simple, après une sécrétion abondante de la muqueuse nasale, ou à la suite d'abcès énormes qui
se manifestent dans l'espace inter-maxillaire, ainsi
que l'état de bien-être que l'on remarque toujours
immédiatement après l'accomplissement de ces diverses opérations sécrétoires?

D'ailleurs, cette crise de la nature, admise par
Chabert, est-elle rien autre chose?

Le venin, d'une espèce inconnue, de Lafosse, qui
circule dans tout le système circulatoire, est-il
autre chose que ce principe phlogistique, etc., qui
circule pour ainsi dire avec le sang?

Il en est de même des vices existant dans la masse

des humeurs des poulains, d'après Brugnonne; c'est cette même hémite qui fait varier la composition chimique des humeurs en général.

Enfin, quant à la maladie de toute l'économie, de M. Huzard, qui précède la gourme, n'est-ce point encore l'effet de l'altération du liquide circulatoire en question, qui réagit universellement sur l'organisme vivant, d'abord, et qui produit, en définitive, ces affections locales ?

Il nous paraît donc très rationnel d'attribuer la cause première, essentielle de la gourme, à l'inflammation du sang, puisqu'il est de fait si positif que cette altération préexiste constamment dans ce cas, et qu'elle en explique si bien l'origine ainsi que tous les phénomènes qui l'accompagnent. D'un autre côté, cette manière de voir nous paraît propre à inspirer d'autant plus de confiance, que, non seulement elle est en parfaite concordance avec l'observation et le raisonnement, mais encore qu'elle s'harmonise très heureusement avec les opinions des premiers hippiatres qui, certes, jugeaient de leur temps aussi bien que nous pouvons juger maintenant.

Causes de la Gourme. D'après cette opinion que nous venons d'émettre sur l'origine et la nature de la gourme, il nous est facile de rapporter les causes déterminantes et provocatives de cette maladie. D'abord, toutes celles susceptibles de produire l'hé-

mite doivent encore être appliquées ici : une nourriture constamment sèche, abondante, etc. Viennent ensuite les causes auxiliaires, qui peuvent être
rangées en deux catégories : celles qui déterminent
l'afflux du sang vers la tête ; et celles qui agissent,
en quelque sorte, en provoquant, en hâtant le développement de la rhinite. Dans la première série,
on remarque le travail de la dentition chez les poulains, et tout ce qui peut accélérer les mouvements
circulatoires vers la tête, comme la mastication
d'aliments fibreux, qui la rendent longue, pénible et difficile ; les exercices violents, les col-
liers trop étroits, etc. : pour la seconde série, les
vicissitudes atmosphériques, les transitions subites
du chaud au froid, du sec à l'humide ; l'inspiration
d'air chargé de poussière ou de poudres irritantes,
de gaz stimulants ; les coups, les chûtes sur cette
partie. Telles sont, avec les diverses constitutions
de l'atmosphère, amenées par les révolutions des
astres, et surtout, par les changements de saisons,
les causes capables de provoquer le développement
de la maladie qui nous occupe.

Symptômes de la Gourme. Les symptômes qui
caractérisent la gourme varient suivant les affections locales qui l'accompagnent. Dans tous les cas,
elle se traduit par un jetage, qui a lieu dans les deux
narines à la fois, d'un fluide clair, qui devient bientôt lactescent, blanc, épais, quelquefois jaunâtre,

verdâtre : ce jetage est précédé d'un mouvement fébrile annoncé par un peu de tristesse, de somnolence, la diminution de l'appétit, l'accélération du pouls. Il s'établit bientôt dans l'auge une tuméfaction d'abord circonscrite, qui s'étend ensuite dans le tissu cellulaire environnant. Cette tuméfaction fait des progrès à mesure que l'inflammation nasale s'accroît, ou diminue avec elle proportionnellement, pour disparaître en même temps. Quelquefois l'écoulement par le nez est peu abondant, tandis que l'empâtement de l'auge est très considérable. Alors il s'y forme un abcès qui donne lieu à une sécrétion de pus très abondante, suivie ordinairement de la guérison (1).

La gourme est loin d'être toujours aussi légère, aussi simple ; elle se propage quelquefois aux parties environnantes, telles que le larynx, le pharynx, le voile du palais ; d'autrefois, mais plus rarement, à la trachée, aux bronches, etc. Dans ces circonstances graves, l'animal est en proie à de plus grandes souffrances, et présente les signes attribués à l'une ou à l'autre des affections concomitantes.

_____

(1) Quand la rhinite se présente sous forme chronique, elle donne lieu à des symptômes qui simulent jusqu'à un certain point la morve, à l'exception, toutefois, des ulcérations ou tuber cules qui caractérisent celle-ci. Cette espèce de gourme se rencontre surtout sur les solipèdes adultes.

Dans le traitement de cette maladie, il importe de laisser agir la nature, qui seule, suffit, dans les cas les plus simples, pour en triompher. Cependant il est bon de favoriser ses efforts conservateurs par des soins hygiéniques : le régime du vert, des opiats, la saignée plus ou moins abondante et plus ou moins réitérée, suivant l'état et la constitution des malades. Ces moyens abrègent constamment la maladie. Lorsqu'elle persiste malgré tous ces soins, on a recours aux révulsifs plus ou moins énergiques, qu'on emploie soit à l'extérieur du corps, soit à l'intérieur. Lorsque la gourme est intense, la diète sévère est de rigueur, et le traitement dépend alors des affections qui se présentent avec elle.

FIN DE LA GOURME.

DE LA FOURBURE.

Comme la pousse, la morve et la gourme, la fourbure est souvent le résultat d'une altération déterminée des liquides circulatoires dans laquelle on remarque un excès de cruor, et surtout de fibrine et d'albumine, et souvent la disparition complète du sérum (hémite anhydrohémique). Cette altération sanguine, cette hémite, le plus souvent aiguë, produit d'abord l'excitation de tout le système sanguin veineux et artériel, et conséquemment la fièvre, qui précède presque toujours la fourbure.

Celle-ci consiste en une inflammation générale de l'expansion papillaire, membraniforme, vasculo-nerveuse, placée immédiatement sous la corne ou l'ongle des monodactyles et des didactyles, à laquelle M. Vatel, ancien professeur de l'école d'Alfort, a donné le nom plus convenable de podoplegmatite (1). La fourbure, la podoplegmatite, pour parler plus techniquement, est donc une inflammation du tissu réticulaire purement et

---

(1) Πλευμα, ατος, filet, plexus.

simplement occasionnée par l'hémite, ou pléthore couenneuse. Le sang, dans ce cas, chargé à l'excès de principes phlogistiques, irrite non seulement la membrane interne des vaisseaux sanguins en général, mais particulièrement celle des capillaires contenus dans la boîte cornée du pied; et, soit par le seul effet de l'épaisissement du sang, soit en même temps par l'effet du rétrécissement des capillaires irrités, ce liquide s'arrête dans cette partie, et y cause de grands ravages. De cette congestion, quand elle est forte, il peut résulter une véritable hémorrhagie qui s'annonce ordinairement par de très vives douleurs. Alors le sang échappé des vaisseaux par la voie des exhalants, ou par une rupture occasionnée par la plénitude extrême des capillaires obstrués, s'extravase sous la corne, d'où provient la désunion de celle-ci avec les parties sous-jacentes. C'est à la partie antérieure du pied que cette extravasation a lieu, et que s'opère la désunion entre les tissus kéraphilleux et podophilleux. On présume que, dans cette circonstance, le tissu réticulaire correspondant à la désunion, sécrète incessamment, comme dans le cas où une partie du sabot a été enlevée, une matière cornée qui s'épaissit et qui prend de la consistance. Il résulte de cette sécrétion anormale une espèce de corne mal organisée, qui s'intercale entre la muraille décollée et l'os dernier phalangien, de manière à former avec des linéaments, des lambeaux divers d'un tissu nouveau, comme squirrheux (provenant probablement de la fibrine du sang épanché), un corps vasculaire, spongieux, caverneux, anfractueux, qui ressemble à une fourmilière; de là le nom de fourmilière donné à cette altération morbide. En même temps, la tumeur qui constitue la fourmilière, en s'interposant en avant, entre la muraille et la face antérieure de l'os du pied, exerce sur celui-ci une compression qui lui fait faire un mouvement de bascule de haut en bas et d'avant en arrière, de telle manière que son bord inférieur, tranchant, porté en bas et en arrière, vient soulever la sole en pince et y produire une bosse plus ou moins exubérante, semi-circulaire, qu'on a comparée à un croissant. Il résulte toujours de ce déplacement de la dernière phalange, et de son changement de direction, un écartement plus considérable entre cette partie et la corne, plus large inférieurement que supérieurement, et une dépression plus ou moins sensible à la partie antérieure de la couronne. Alors le pied s'alonge en avant, se rétrécit en quartier, et se resserre vers le biseau; et au fur et à mesure que s'opère cette détérioration, la paroi se déprime de plus en plus et se recouvre à sa surface d'un plus ou moins grand nombre de cercles qui varient en grosseur et en épaisseur. On a observé aussi, et M. Girard est le premier qui en ait parlé, que l'os dernier phalangien provenant d'un pied ainsi altéré, offre toutes les empreintes de ces apparences extérieures; sa face externe présente des dépressions correspondantes aux cercles dont nous avons parlé; son bord inférieur est relevé; sa face inférieure, au lieu d'offrir la concavité naturelle, se trouve plus convexe, et présente quelquefois des éminences inégales. Avec le temps, le bord tranchant de cet os, en meurtrissant les parties vives, finit par en amener la perforation; de là une plaie qui est toujours de mauvaise nature, qui fournit un pus sanieux, grisâtre ou brunâtre, d'une odeur infecte, qui ulcère toutes les parties voisines. Cette ulcération finit par s'étendre à l'os du pied lui-même, qui bientôt est profondément altéré par la carie qui le ronge en grande partie, souvent à tel point, qu'il ne lui laisse que son extrémité articulaire.

Je ne retracerai point ici les méprises, les erreurs, même les absurdités, auxquelles la podoplegmatite a donné lieu; ces aberrations ne méritent point sans doute d'être tirées de l'oubli. Mais je parlerai de l'opinion de ceux qui attribuent la fourbure à une affection générale de l'organisme, primitive, selon eux, et qui ne voient dans la phlegmasie de la chair du pied qu'un phénomène secondaire. Ils appellent fièvre inflammatoire cette affection générale de l'économie qui précède la fourbure, qui peut aussi bien dégénérer en affection inflammatoire de la substance des poumons ou de quelque autre partie du corps, suivant l'idiosyncrasie. Cette opinion mérite sans doute l'exhumation, parce qu'elle présente quelques rapports avec les principes que nous avons adaptés à la maladie dont nous venons d'offrir la description.

Cette fièvre, qui précède presque toujours la fourbure, quelquefois très intense, est occasionnée, comme je l'ai déjà dit, par l'excitation pathologique de tout le système sanguin, et non toujours, comme le prétendent quelques solidistes, notamment M. Hurtrel d'Arboval, par la phlegmasie locale du pied qui réagit sympathiquement sur le cœur, etc. Elle est caractérisée par une douleur universellement répandue dans le corps, qui se manifeste par une lassitude générale, de la pesanteur à la tête, de la somnolence et de la stupeur. L'animal ne paraît préoccupé que de son mal; il piétine à chaque instant et baille souvent; la peau est sèche et sa température considérablement élevée; la respiration est courte et fréquente; la membrane nasale est rouge, les yeux larmoyants, l'haleine chaude, le pouls développé, plein, souvent accéléré. La soif et l'ap-

pétence des boissons acides, le dégoût, la perte
d'appétit, la constipation, la coloration sanguine
de l'urine, tels sont encore les signes que l'on
remarque dans ce cas.

Cette fièvre cesse ordinairement quand la podoplegmatite est établie et qu'elle n'est pas très
intense; alors on dit en termes vulgaires que la
maladie est tombée dans les pieds.

Les signes qui caractérisent la podoplegmatite
sont faciles à reconnaître; voici les principaux :
la marche chancelante, difficile; la douleur que
l'animal témoigne lorsqu'on percute la boîte cornée avec un corps dur; une chaleur plus ou moins
vive au pied, surtout à la couronne qui est tuméfiée et aussi très douloureuse; la boiterie, la gêne
de marcher dans un seul bipède ou dans les qua-
tres membres à la fois, suivant qu'un seul ou deux
pieds, ou les quatre sont congestionnés. Quand
la podoplegmatite affecte le bipède antérieur, le
cheval le porte en avant en l'éloignant du centre
de gravité, et se place de manière à faire son appui sur la fourchette et les talons ; ce qui indique
suffisamment la douleur vive qu'il ressent à la
partie antérieure du pied, à laquelle il cherche, en
quelque sorte, à se soustraire : dans cette dernière
circonstance les deux extrémités postérieures sont
rapprochées, au contraire, du centre de gravité,
et c'est sur celles-ci que le cheval fait en grande

partie son appui. Lorsque les pieds de derrière
sont congestionnés, le poids du corps sur les membres est distribué d'une manière diamétralement
opposée ; le malade rapproche ses pieds des
membres de devant, de telle sorte que l'appui
s'exerce sur les talons, et les membres antérieurs
sont dirigés en arrière, en se rapprochant du
centre de gravité, pour venir au secours des
membres postérieurs et pour supporter la plus
grande partie de la masse du corps. Enfin quand
la maladie a frappé les quatre extrémités en même
temps, l'animal reste presque toujours couché, et,
dans ce cas, il y a une jambe plus affectée que les
autres. La douleur vive que l'animal éprouve
dans les pieds malades imprime encore à la marche d'autres modifications. La translation des
membres s'opère plus lentement ; l'animal évite
de se placer sur des corps durs et paraît avoir
une grande attention à poser doucement ses pieds
sur le sol afin de les ébranler le moins possible ;
il semble, comme on le dit communément, qu'il
marche sur des épines.

L'inflammation du tissu réticulaire est rarement
seule; elle s'accompagne souvent de la phlegmasie
des parties environnantes, telle que celle de la
couronne, du tissu fibreux des articulations voisines, ainsi que des membranes synoviales. Alors
la jambe est chaude, tuméfiée, douloureuse et

l'animal souffre beaucoup. Cependant, il ne faut pas confondre cette tuméfaction inflammatoire avec un engorgement simplement œdémateux, qu'on doit plutôt attribuer à l'obstacle de la circulation sanguine dans le pied malade.

Lorsque la podoplegmatite se termine par la gangrène, les souffrances auxquelles l'animal est en proie sont atroces jusqu'à ce que cette terminaison soit établie. Celle-ci se reconnaît, en outre, à la tuméfaction et à la douleur excessive de la couronne, à la couleur noire de la peau de cette partie, très apercevable chez les chevaux blancs ou gris, ou qui ont des balzanes. Le décollement général de la muraille vers le biseau, d'où s'écoule une humeur roussâtre sanguinolente, est encore un de ses traits caractéristiques.

La fourbure reconnaît pour cause l'usage immodéré d'une nourriture constamment sèche, stimulante, trop copieuse. Un travail outré, longtemps continué sur un terrain sec, dur et pierreux ; les courses vives et longues, etc., doivent être considérées comme des causes provocatrices de cette affection, et non déterminantes, ainsi qu'on l'a toujours dit, à moins qu'elles ne soient extraordinairement actives. Elle peut être également la suite de l'extension de la podolacnite (1), de

____

(1) De πους, ποδος, pied, et de λαχνος, velu. Inflamma-

coups, de heurts sur la muraille , de brûlure du pied par un fer appliqué trop chaud , etc. Enfin quelques personnes prétendent qu'elle peut être déterminée par certaines indigestions produites par des aliments excitants, au nombre desquels elles comptent le blé , le seigle et l'orge, quand ils sont verts et épiés. Mais qu'on y prenne bien garde, ces indigestions doivent être rapportées à la même cause que celle attribuée à la fourbure, c'est-à-dire la pléthore couenneuse. La preuve de cette vérité c'est que les coliques, occasionnées par ces indigestions, cèdent très-promptement à une ou plusieurs saignées générales.

Le traitement de la podoplegmatite repose en général sur le même principe que celui des affections produites par l'hémite. Cependant il faut aussi, dans ce cas, détruire cette tendance par laquelle le sang se porte incessament au pied fourbu , et remédier aux différentes altérations locales qui se présentent aux diverses périodes de la maladie; ces altérations varient nécessairement selon la gravité de la podoplegmatite, sa terminaison et l'énergie des causes qui l'ont amenée. En conséquence , on commencera par faire cesser l'état de pléthore en

---

tion d'une surface plus ou moins étendue de la partie veloutée du tissu réticulaire.

pratiquant autant de saignées générales que l'exigeront la constitution morbide du sang, et la force du sujet. On modifiera ensuite la masse sanguine par l'administration souvent répétée de breuvages calmants mucilagineux, acides et de lavements. La diète sévère est de rigueur. En même temps on cherchera à obtenir la rétrocession de la congestion sanguine par des cataplasmes astringents composés de suie de cheminée et de blanc d'œufs, ou de terre grasse et de dissolution de sulfate de fer, qu'on arrosera de temps en temps avec la même dissolution; ou bien, si l'on est à proximité d'une rivière ou d'un étang, on y conduira l'animal pour lui faire prendre un bain jusqu'aux genoux et aux jarrets seulement.

Après quelques jours d'un traitement tout antiphlogistique, si l'on n'obtient pas d'amendement dans les souffrances, il faut procéder immédiatement au dégorgement direct du pied. A cet effet on amincit la sole dans toute l'étendue de la ligne blanche avec la renette double jusqu'au tissu réticulaire, qu'on incise ensuite avec une feuille de sauge; en même temps on pratique une ou deux rainures en avant sur la muraille, qui doivent s'étendre de la couronne au bord plantaire du pied, de manière à obtenir une évacuation sanguine assez considérable.

Enfin, si par l'emploi de ces premiers moyens,

les douleurs vont toujours croissant , il reste la
ressource de l'extirpation d'une portion de corne
en pince de la largeur de trois pouces. Après
cette opération , on laisse saigner , on applique
une étoupade légère , on serre peu les tours de
bande , on enveloppe le pied d'un cataplasme
émollient qu'on arrose fréquement avec une eau
de même nature. En agissant ainsi , on évite souvent les graves terminaisons de la podoplegmatite,
qui sont : la gangrène, la fourmilière ou le croissant, et l'on met un terme aux vives angoisses auxquelles l'animal peut sans doute succomber.

Dans le cas de fourmilière , on favorise la chute
de la portion de corne intercalée sous la muraille,
par des ferrures souvent renouvelées et pratiquées
de manière à répartir l'appui vers les quartiers , et
par des onctions d'onguent de pied (huile d'olive
et cire jaune , parties égales) , qui accélère la ré-
génération de la corne. Lorsque la fourmilière existe
avec nécrose de l'os du pied , il faut , dit M. Girard,
enlever toute la partie nécrosée , afin de favoriser
la formation d'une nouvelle corne qui s'est développée par-dessous , et lui donner la liberté de s'é-
tendre et de se réunir complètement avec le restant
intègre de l'ongle. Il est nécessaire aussi , dans ce
cas, de faire confectionner un fer qui porte une
échancrure proportionnée au délabrement qu'on a
été obligé de pratiquer. Enfin , lorsque les aréoles

ou porosités intermédiaires, entre l'os et l'ongle, contiennent un fluide, qu'elles ont acquis beaucoup d'étendue, et qu'il s'est établi dans ce tissu un travail, une véritable sécrétion devenue naturelle, la maladie est communément regardée comme incurable. Cependant on peut, si l'animal a quelque valeur, employer une ferrure convenable, capable de le faire marcher et de le mettre dans la possibilité de rendre encore quelques services ; avec le temps on peut faire naître une avalure louable au biseau, et obtenir, par différents moyens, la pousse d'une corne uniformément appliquée sur l'os du pied.

Quant au traitement du croissant, il varie selon qu'il est plus ou moins étendu, que la tumeur qui le constitue est plus ou moins exubérante. Dans le cas le plus grave, dit encore M. Girard, on doit d'abord recourir à l'opération dite du croissant, qui consiste à enlever toute la corne excédante, même à faire brèche à la paroi, si l'état et l'étendue du boursouflement le nécessitent. Avant de pratiquer cette opération, il faut un fer, tel qu'il ait un certain degré de couverture, peu d'ajusture, et qu'il porte en dedans une échancrure proportionnée au-délabrement que l'on se propose de faire. Il convient aussi de disposer une ou plusieurs éclisses, qui doivent servir à contenir l'étoupade. Tous les objets de pansement étant préparés et le

26.

cheval convenablement fixé, l'opérateur pratique une rainure jusqu'au tissu réticulaire, puis enlève toute la partie de la sole qui fait bosse; il coupe les chairs, met la plaie bien de niveau, et il procède après cela à l'application de l'appareil, en commençant par attacher le fer, et terminant par poser les éclisses par-dessus l'étoupade.

Ce fer, dit à échancrure, laisse la facilité de faire les pansements subséquents, sans qu'il soit besoin de le détacher, et il peut rester à demeure jusqu'à guérison complète.

Quand le croissant fait toujours des progrès, il finit par détériorer complètement le pied; alors il devient incurable.

FIN DE LA FOURBURE.

FAITS RELATIFS A LA POUSSE.

PREMIER FAIT.

Pousse. —Bronchite dite chronique déterminée par l'hémite anhydrohémique.

Cheval hongre de calèche, âgé de neuf à dix ans, appartenant à madame Puill de Gland, (arrondissement de Ch.-Th.).

Symptômes. Le cheval tousse à chaque instant et présente le soubresaut qui caractérise la pousse. La toux est sonore, et tellement forte qu'à chaque quinte le corps en est ébranlé et que l'anus se contracte; le pouls est plein. Voilà les seuls signes pathologiques que présente cet animal au milieu d'une santé des plus robustes en apparence.

La jugulaire est ouverte à plusieurs reprises, on administre des opiats, on donne pour nourriture un peu de vert, l'eau blanche acidulée avec le nitrate de potasse. A l'aide de ces moyens on obtient une amélioration marquée. On continue le même traitement et le même régime, et la toux et le symptôme pathognomonique de la pousse disparaissent totalement.

Depuis deux ans ce cheval a été phlébotomisé plusieurs fois, et on l'a soumis de temps à autre au régime du vert et du son; aujourd'hui il est dans un état de santé satisfaisant, la masse sanguine a recouvré presque ses caractères normaux (homogénéité du caillot, qui offre une couleur vermeille, deux parties de sérum sur une de caillot, le sang examiné quarante-huit heures après la saignée).

DEUXIÈME FAIT.

Une jument de carrosse appartenant à madame de Vigrange, de Château-Thierry, âgée de cinq ans et chargée de graisse, perd tout-à-coup la légèreté de ses allures, tousse quelquefois ; on s'aperçoit que la respiration est gênée. Le soubresaut commençait à s'établir. Guérison par l'emploi d'une méthode anti-phlogistique sévère.

TROISIÈME FAIT.

Un cheval hongre de haute stature, d'un brigadier de gendarmerie, perd l'appétit, devient triste, bâille souvent, tousse de temps en temps, et présente une altération sensible dans les mouvements respiratoires. Cependant rien ne peut faire présumer la cause de ce dérangement morbide, car le cheval est traité convenablement. On sait d'ailleurs que les chevaux de gendarmerie sont généralement bien soignés. Celui dont il s'agit n'est sorti de l'écurie que pour être promené, il n'a point eu par conséquent d'arrêt de transpiration. Une soustraction de qninze livres de liquide circulatoire et le régime diététique remettent comme par enchantement l'animal dans son état de santé parfaite. A la troisième phlébotomie la masse sanguine fut entièrement rétablie : le sang ne présenta plus la couënne inflammatoire. Le cheval en question appartient à M. Tonnelier de Château-Thierry.

QUATRIÈME FAIT.

Hémite couenneuse simple, — congestion pulmonaire.

Brahoum, jument anglaise de cabriolet, provenant de M. de Nervo d'Etampes, fut atteinte de congestion pulmonaire. Cette jument, âgée de onze à douze ans, d'une constitution très forte et très grasse, avait le sang couenneux avec diminution du sérum, et prédominance du cruor. Par suite du régime exclusif du vert, de phlébotomies, etc., ce liquide recouvra son état normal, d'abord la couenne inflammatoire devint de moins en moins épaisse, le caillot acquit une couleur vermeille, et le sérum fut beaucoup plus abondant.

Pendant le cours du traitement la bête eut une aggloméra-tion de boutons sur un côté du corps; les yeux devinrent chassieux, les paupières tuméfiées, les mamelles étaient gonflées comme il arrive quelque temps avant la parturition; une phlébotomie a fait disparaître en vingt-quatre heures tous ces petits mouvements fluxionnaires.

CINQUIÈME FAIT.

Hémite caractérisée par une couenne rouge, le caillot très foncé et la rougeur de la sérosité, celle-ci manifestement diminuée.

Congestion pulmonaire, — apparence de guérison, — réapparition de la congestion sous l'influence de la nourriture ordinaire, — palpitations, — guérison par l'em-ploi d'un régime alimentaire opposé et de la méthode antiphlogistique, — podoplegmatite dans un pied par suite d'un écart dans le régime, — guérison. — Rhinite, soubre-saut de la pousse, encore par suite d'écart dans le régime, — guérison prompte par la saignée, — réapparition de la rhinite,—plusieurs phlébotomies et régime du vert; amé-lioration remarquable sous l'influence du vert.—Absence de la couenne inflammatoire dans une saignée faite quelque temps après.

Jument âgée de cinq ans, d'un tempérament lymphatico-sanguin, appartenant au docteur Drouet de Ch.-Th.

Je fus d'abord appelé pour pratiquer une saignée préser-vative à cette jument qui avait perdu la légèreté de ses allures, et qui avait présenté la gêne de respirer surtout en montant les côtes. Je cédai au désir du sieur Drouet et je fis une saignée dans laquelle nous notâmes déjà l'existence de l'hémite.

Quelque temps après cette opération, on rendit à la bête son régime de vie habituel, et tout alla bien pendant l'espace de trois mois, à l'expiration desquels on vint me rappeler. La congestion pulmonaire s'était déclarée de nouveau : cette fois l'obstacle à la circulation pulmonaire était tellement considérable, que les mouvements du cœur s'exaltèrent extraordinairement, et à tel point, que la selle du côté gauche était soulevée à chaque diastole d'une manière très apercevable. En même temps la gêne de respirer fut à son comble; cependant au milieu de tout cela la bête était comme impassible, et son état de santé ne paraissait point d'ailleurs dérangé. Après de grands et pénibles efforts respiratoires, le sang put vraisemblablement reprendre son cours, et alors la gêne de respirer cessa. La bête eut ainsi à diverses époques de nouvelles attaques de congestion pulmonaire, toujours par suite d'infractions aux règles hygiéniques que j'avais prescrites, et ces attaques disparurent également par les mêmes moyens que plus haut et le régime.

Cinq semaines après, toujours sous l'influence de la même cause, la jument présenta les caractères suivants : tristesse, roideur de tout le corps, éréthisme général. La respiration fut gênée, l'inspiration courte, et l'expiration prolongée, s'effectua en deux temps (soubresaut de la pousse); on remarqua une rougeur très prononcée de la nasale des deux côtés, un jetage d'une matière sero-purulente par les narines, une glande très dure, de la grosseur et de la forme d'un œuf, très adhérente à l'os maxillaire. Dans tous ces états morbides le rhithme du pouls n'a pas varié. (Phlébotomies, régime; guérison prompte.)

Enfin, malgré mes recommandations incessantes, on ne changea point le mode d'alimentation : on continua de donner les mêmes rations de foin et d'avoine; de sorte que la rhinite reparut, etc. La podoplegmatite se manifesta ensuite dans le pied antérieur gauche; il y eut chaleur, douleur à la couronne et à la partie antérieure de l'ongle ; petitesse et lenteur du pouls qui se développa après la saignée (même traitement que précédemment, mêmes résultats).

Il est donc bien évident que la nourriture sèche a été la cause essentielle de tous les accidents morbides dont je viens d'esquisser le tableau, puisqu'il est de fait qu'ils ont apparu sous l'action de cette cause, et qu'ils ont été combattus avec succès, par le régime délayant et la phlébotomie. La doctrine de l'hémite pour tous les cas dont il s'agit est donc d'une application facile, et vient par conséquent merveilleusement en aide pour expliquer toutes ces affections ainsi que toutes celles qui sont occasionnées par des dérangements dans les phénomènes circulatoires. Une preuve irréfragable qui vient fortifier toutes ces assertions relatives aux cas qui nous occupent; c'est que depuis que la jument en question est soumise à l'usage du vert, elle a repris son embonpoint primitif; ses allures sont plus légères, elle paraît jouir enfin d'une santé parfaite. Par la même raison la masse sanguine a recouvré les caractères qui la distinguent à l'état de santé : le sang est homogène, sans couenne inflammatoire, et présente une belle couleur vermeille, le sérum paraît être dans les proportions de trois parties sur une de caillot (1).

---

(1) Ces caractères me paraissent être ceux du sang normal.

FAITS RELATIFS A LA MORVE. [1]

PREMIER FAIT.

Altération du sang, — (hémite chronique ou hydrohémique) caractérisée par la prédominance des principes fibrineux et cruoriques, et l'absence totale du sérum.

Chez un cheval entier propre au trait, d'une forte constitution et âgé de huit ans.

Les phénomènes par lesquels la morve débute se sont manifestés sur le cheval qui fait l'objet de cette observation, vers le commencement du printemps, quelque temps avant les semailles du mois de mars : un jetage clair par le naseau droit, l'injection et l'épaississement de la pituitaire, une glande assez dure attachée à la mâchoire du même côté, un état de pléthore générale; tels furent les premiers phénomènes qui se présentèrent. Bientôt la matière morbide sécrétée devint de plus en plus épaisse, finit par s'attacher au pourtour du naseau, la glande acquit une grosseur et une dureté remarquables, et devint très douloureuse. Et malgré tous ces symptômes, l'animal ne cessa point d'être assez gai, de bien manger, et de résister au service ordinaire auquel il était destiné.

C'est dans ce dernier état que le cheval en question me fut présenté par M. Grard, propriétaire-cultivateur à Lucy-le-Bocage (arrondissement de Château-Thierry); je remar-

---

(1) Je m'offre de donner au besoin toute l'authenticité désirable sur tous les faits que je produis dans cet ouvrage.

quai en outre sur la membrane nasale deux petits tubercules réunis qui étaient sur le point de s'ulcérer.

La phlébotomie répétée tous les huit jours ; des bains généraux ; le régime, composé de paille, de carottes cou-
pées par tranches, d'eau blanche nitrée ; l'administration
de breuvages mucilagineux composés de gomme, de sucs dits
anti-scorbutiques et d'opium ; les lavements acidulés, le
pansement de la main strictement observé, furent les premiers moyens mis en usage.

On cautérisa les deux petits tubercules ; on continua
la médication précédente ; on appliqua sur la région thoraco-
abdominale un sinapisme très étendu qui produisit une large
vésication, et, par suite, une suppuration très abondante,
puisqu'on en retira tous les jours un demi seau de pus.

Huit jours après l'application de ce dernier moyen, le
jetage cessa ; la membrane nasale se détuméfia, la glande
disparut ; le cheval quoique s'amaigrissant devint plus gai,
plus dispos.

Enfin, la guérison parut achevée au bout de deux mois
de traitement, après avoir purgé le cheval et l'avoir soumis
au vert et à un travail soutenu en plein air.

DEUXIÈME FAIT.

Hémite anhydrohémique chronique, — couenne épaisse, de la consistance du cuir, — caillot noir, — point de sérum.

En 1838 je fus chargé, en ma qualité de vétérinaire d'arrondissement, de me transporter dans une ferme des environs de Château-Thierry, à l'effet d'y visiter tous les chevaux et de m'assurer de leur état sanitaire.

Dans cette visite, je découvris un cheval hongre propre
à la selle, qui était porteur d'une glande adhérente au bord

interne du maxillaire droit, et d'une ulcération non tuberculeuse à l'entrée de la narine, du même côté; le jetage n'avait lieu que dans un seul naseau. Cette maladie a été attribuée à une alimentation trop copieuse en luzerne et bisaille.

Le propriétaire m'assure en voyant le sang altéré que je viens d'extraire de la jugulaire, qu'avant l'apparition de la morve, il fit faire une saignée préservative dans laquelle il observa déjà la même modification morbide : c'est pourquoi il est naturel de conclure que cette maladie du sang a précédé l'invasion de la morve.

Ce cheval fut traité d'après les principes que je professe qui sont suffisamment connus maintenant. Il alla bien pendant qu'il fut à un régime alimentaire adoucissant peu nutritif, paille, eau blanche et pâturage; mais le propriétaire le croyant sauvé le remit trop tôt à l'alimentation ordinaire (foin et avoine) : au bout d'un certain temps tous les phénomènes de morve se représentèrent avec une nouvelle intensité, et le cheval fut abattu.

Ce fait prouve encore évidemment qu'on peut guérir la morve; mais qu'après cette cure il faut tenir le cheval, pendant longtemps à un régime et à un exercice convenables; ce que n'a pas fait le propriétaire du cheval en question.

TROISIÈME FAIT.

Hémite chronique anhydrohémique.

Cheval entier propre au trait, âgé de sept ans. — Jument pleine âgée de huit ans, appartenant à M. Sulpice Doucet, cultivateur à Mont-Faucon, arrondissement de Ch.-Th.

Par suite de plainte faite à M. de Tillancourt maire de Montfaucon, et sur sa demande, je fus chargé par l'administration sous-préfecturale de visiter les chevaux du sieur Doucet. Un cheval entier et une jument appartenant à ce cultivateur me furent présentés, tous deux jetant du même côté, étant fortement glandés et offrant quelques tubercules sur la nasale. La jument portait une tumeur cordée sur la région des côtes.

Ces deux chevaux furent phlébotomisés à plusieurs reprises, et on leur appliqua un sinapisme sous la poitrine; on les mit au régime du vert en même temps qu'on leur fit prendre des breuvages purgatifs opiacés : ils guérirent au bout de deux mois. Pendant tout le traitement ils n'ont pas cessé d'aller au labour.

QUATRIÈME FAIT.

Convaincu de la cause qui peut donner naissance à la morve, j'achetai au sieur S...... D..... un petit cheval ardennais, morveux au deuxième degré afin d'observer pendant le cours du traitement curatif que je propose et auquel je le soumis, les changements qui se manifesteraient dans son état.

Ce cheval âgé de six ans me fut présenté dix-huit mois auparavant, époque à laquelle la gourme sévissait sur les chevaux du sieur S.... D....; il jetait alors d'un côté du nez seulement sans présenter d'autres signes morbides. Je le saignai deux fois, et je me le rappelle fort bien, je trouvai déjà une altération marquée dans le liquide circulatoire ; je rencontrai dans le sang une couenne très rouge, le caillot très noir, et il y avait peu de sérum. D'après les renseignements que j'obtins du propriétaire, j'appris que le cheval avait guéri par suite des deux saignées et du régime vert auquel on l'avait soumis; ce ne fut qu'au bout de huit mois, au commencement du printemps, après une nourriture abondante composée surtout de foin des prairies artificielles, que les symptômes de morve, qu'il présente actuellement, commencèrent à se déclarer.

Voici en deux mots quel était son état lorsque j'en fis l'acquisition : l'animal paraissait jouir d'une santé florissante ; son embonpoint était plus qu'ordinaire ; le poil était lustré, et il avait la gaité qu'on remarque ordinairement dans les chevaux de son âge. Il jetait par le naseau droit un mucus épais, purulent, jaunâtre, qui s'attachait au pourtour de la cavité nasale ; la pituitaire, assez pâle, présentait quelques taches blanches étoilées et de véritables traces d'anciens ulcères cicatrisés. Au milieu de ces taches et de ces cicatrices on apercevait en outre deux ulcérations à bords renflés, frangés, et à surfaces blafardes ; enfin il existait une petite glande dure, adhérente au bord interne du maxillaire.

Voici l'expérience que je fis sur ce cheval. Je voulus savoir ce que produirait un traitement anti-phlogistique sévère, phlébotomies, diète, le régime du vert, etc., contre cette maladie si généralement regardée comme incurable. Chaque phlébotomie me présenta une couenne inflammatoire très épaisse et très consistante : jamais je n'avais rencontré un sang plus plastique, la couenne avait la consistance d'un muscle ; conservé pendant l'espace de quatre jours il ne présenta point de sérum. Je répétai cette opération un grand nombre de fois, et je retrouvai toujours la même altération sanguine, seulement le caillot fut à la fin moins foncé, et le sérum reparut à sa surface. On remarqua également une amélioration dans les phénomènes extérieurs; la matière sécrétée par la pituitaire était moins épaisse, coulait plus facilement, et cette membrane était moins tuméfiée; les deux petites ulcérations étaient presque cicatrisées.

Je variai ensuite mes expérimentations, et je voulus m'assurer si l'alimentation ordinaire était capable de modifier les résultats avantageux que j'avais obtenus dans l'état du malade. En conséquence, après une huitaine de jours de ce mieux marqué, on donna au cheval une certaine quantité de foin de première qualité et d'avoine, et l'on continua le même traitement, abstraction faite des saignées. Quatre jours s'écoulent; réapparition d'un jetage épais, qui s'attache au pourtour des narines ; la membrane nasale se tuméfie de nouveau ; la glande s'engorge davantage; l'œil correspondant au naseau affecté devient chassieux ; l'animal est plus triste.

On le remet aussitôt au traitement curatif et hygiénique ci-dessus : phlébotomie, eau de lin acidulée par l'acide sulfurique ; paille, eau blanche nitrée, un peu de vert; le jetage diminue progressivement, l'animal reprend toute sa gaité.

Cette expérience, répétée plusieurs fois, m'a démontré quelle était l'influence du foin et de l'avoine dans le cas où l'altération du sang est arrivée à ce degré morbide, et l'effet que produirait tout aliment nutritif et excitant privé d'eau, dans la curation de la morve. Je continuai le traitement dont j'ai parlé; j'appliquai sous la poitrine un sinapisme très animé et fort étendu, qui donna lieu à une sécrétion abondante de pus ; on conduisit l'animal de temps en temps sur un pâtis où l'herbe était courte, mais bonne, et où il respirait un air pur. La guérison fut complète.

Il résulte de cette observation, 1° que l'hémite couenneuse était de beaucoup antérieure aux phénomènes de morve ; 2° qu'elle avait d'abord donné lieu à un catarhe nasal simple qui avait cédé à deux saignées seulement; 3° que la morve a été produite indubitablement par une nourriture trop abondante composée d'aliments trop nutritifs et privés de leur eau de végétation ; 4° qu'elle a disparu par une alimentation contraire raffraichissante, etc. ; 5° qu'on la vit reparaître par la substitution de la nourriture stimulante, pour disparaître de nouveau par le régime diamétralement opposé; 6° que la guérison devint enfin définitive dès lors qu'on eut continué ce régime et que le cheval fut mis sur une pâture.

CINQUIÈME FAIT.

La morve a fait, il y a environ dix ans, de grands ravages dans l'écurie de la poste de Château-Thierry. Plusieurs chevaux qui avaient été marqués comme devant être abattus, par trois vétérinaires, furent envoyés dans une ferme à l'écart (1) où ils furent abandonnés à l'état de nature. Le fils du maître de poste, M. Souliac Amand, qui a bien voulu nous communiquer cette observation, essaya de leur faire à chacun une phlébotomie. Ces chevaux trouvèrent autour des bois une herbe courte et bonne, mais telle fut la seule nourriture qu'on leur accorda.

Sous l'action de ce régime de vie, le sieur A. Souliac remarqua, quelque temps après la saignée, une amélioration sensible dans l'état des chevaux qui faisaient le sujet de ses expériences. Encouragé par le succès qu'il avait obtenu, il réitéra plusieurs fois l'application de son moyen thérapeutique jusqu'à ce qu'il eût obtenu une cure radicale.

Enfin par l'emploi seul des saignées générales à la jugulaire et par l'influence salutaire des précieuses conditions hygiéniques dans lesquelles se trouvèrent placés les chevaux en question, la morve s'éteignit entièrement, et la guérison fut si complète chez l'un d'eux que le sieur Souliac s'en est servi depuis ce moment comme cheval de monture, et qu'il est encore aujourd'hui bien portant.

----

(1) La ferme dite des maréchaux.

FIN DES FAITS RELATIFS A LA MORVE.

FAITS DIVERS.

—

PREMIER FAIT.

Les nombreuses variétés de l'altération de la masse sanguine et des humeurs, sont autant de circonstances qui contribuent singulièrement à diversifier les phénomènes produits par l'irritation proprement dite. Qui n'a vu effectivement, des blessures, des inflammations extérieures, d'ailleurs identiques, tantôt ne donner lieu à aucun accident, et tantôt en produire de très considérables? Cependant les lésions accidentelles ne présentaient aucune différence; les sujets seuls étaient donc dissemblables. Chez les uns la masse sanguine était saine, chez les autres elle était le siége d'altérations profondes.

Piqûre de l'expansion tendineuse du perforant sur deux chevaux entièrement sains.

Un cheval de cultivateur, en général peu nourri, tantôt au vert, tantôt au sec, fut atteint de cette blessure en travaillant; ce cheval n'en continua pas moins son service, seulement le lendemain de l'accident, la douleur au pied fut très grande. Ayant été appelé alors, je sondai la fistule qui paraissait très profonde. Je remarquai que le pus qui en sortait contenait beaucoup de synovie qui avait l'odeur *sui generis* de la carie. Je proposai au propriétaire l'operation qu'on pratique dans cette circonstance; mais on se contenta d'amincir la corne autour de la fistule, et, à mon grand étonnement, la plaie guérit sans retour.

27

Un cheval de vigneron, nourri comme le précédent, prit un clou de rue qui pénétra sous l'aponévrose du cubito-phalangien, de manière à donner lieu à un écoulement de sang et de synovie. On ne prit pas d'autres précautions que de déferrer le cheval et d'amincir la corne du dessous du pied ; il ne survint pas non plus d'autre accident, et le cheval guérit.

DEUXIEME FAIT.

Même blessure chez des chevaux dont la masse sanguine était altérée.

Un cheval de roulage doué d'une force organique très grande, mais qui avait toujours été nourri surabondamment et constamment au sec, surtout en avoine, prit un clou de rue : le clou avait pénétré sur le côté de la branche de la fourchette. On prit les mêmes précautions que précédemment, et, cependant, on eut à redouter les suites les plus graves. La petite plaie suppura beaucoup ; l'inflammation s'étendit à la couronne, et l'on vit apparaître des javarts cartilagineux, des abcès profonds qui, intéressant les gaînes synoviales, etc., donnèrent lieu ensuite à une suppuration sanieuse autour de la corne. Enfin l'engorgement inflammatoire de la couronne, du boulet jusqu'au genou fit de tels progrès, que sans l'opération du javart cartilagineux faite des deux côtés, ce qui occasionna une grande perte de sang, et sans les saignées générales et locales, copieuses, répétées avant et après l'opération, la gangrène se serait manifestée indubitablement dans le pied. Il faut ajouter en définitive que le sang de cet animal était riche en principes fibrineux et cruoriques.

Craignant la longueur d'un traitement qui aurait occasionné sans doute beaucoup de frais, je préférai faire
abattre le cheval.

TROISIEME FAIT.

Un cheval plein de force, âgé de six ans, appartenant à
M. Lefranc, plâtrier à Château-Thierry, eut un écoulement
de synovie qui vint faire abcès sous la sole du pied antérieur
droit, à la suite d'une piqûre de l'expansion tendineuse du
muscle perforant. Pendant que le maréchal parait cette partie du pied, je reconnus bientôt une fluctuation, peu sensible il est vrai, qui me fit présumer toutefois la présence
du pus. Les jours suivants la synovie continua de couler ; la
plaie offrit un mauvais aspect; la couronne se tuméfia. Comme
j'avais à redouter l'inflammation des gaînes sésamoïdiennes,
ainsi que les abcès qui marchent ordinairement à la suite, je
pratiquai d'abondantes saignées, tant à la jugulaire qu'à la
céphalique ; j'employai les pédiluves et les cataplasmes ; je
fis mettre le cheval au régime. Après toutes ces préparations
il fut opéré en la manière usitée et on laissa aller l'hémorragie consécutive. L'animal essuya des souffrances atroces ;
cependant je ne vis point apparaître d'abcès, ni aucun engorgement inflammatoire. On obtint la guérison par ce traitement ainsi que par les pansements consécutifs et le régime.
— Le cheval de M. Lefranc avait le sang phlogistiqué, et
contenait trop de principes nutritifs.

Ces observations démontrent évidemment la nécessité de
phlébotomiser les animaux sur lesquels on se propose de
pratiquer certaines opérations chirurgicales, lorsqu'on
soupçonne que la masse sanguine est ainsi affectée.

QUATRIEME FAIT.

Persuadé de la réalité de l'assertion que je viens d'avancer
touchant les plaies, etc., voici une expérience curieuse que

27.

je fis à ce sujet. Je fis une plaie profonde sur les muscles de la cuisse gauche d'un cheval galeux, en bon état du reste, et qu'ondevait envoyer à l'équarisseur à cause d'uneboiterie ancienne. Le deuxième jour il y eut un engorgement énorme autour de cette plaie et le quatrième jour elle suppurait. La suppuration fut telle que je puis en évaluer, sans exagérer, la quantité à un verre de pus par jour. Pendant le cours de cette plaie je saignai plusieurs fois l'animal ; le caillot était très noir.

Le cheval qui faisait l'objet de mon expérimentation étant guéri, je le fis placer dans un enclos où l'herbe était courte et bonne. La nuit on le rentrait à l'écurie, on lui donnait de la paille et de l'eau blanche nitrée ; les soins hygiéniques étaient d'ailleurs bien exécutés. Un mois après j'explorai de nouveau la masse sanguine, je la trouvai beaucoup améliorée : le caillot avait une belle couleur vermeille, la couche couenneuse était beaucoup moins épaisse, et le sérum formait les trois quarts de la masse extraite. Je pratiquai alors sur la cuisse opposée une plaie aussi profonde, aussi étendue et au même endroit que celle que j'avais faite sur la jambe gauche. Cette fois il n'y eut point d'engorgement, il n'en résulta qu'une sécrétion légère de sérosité citrine qui fit aussitôt croûte, et qui fut suivie immédiatement de la cicatrisation de la plaie, sans suppuration marquée.

Sous l'influence de ce régime diététique et des saignées, la boiterie et la gale disparurent.

CINQUIEME FAIT.

Etat hyperhémique du sang, — point de couenne à la surface de l'île, — peu de sérosité.

Cheval de calèche, de haute taille, âgé de six ans, appartenant à M. Racle de Chierry.

FIÈVRE ANGIOTÉNIQUE.

La fièvre angioténique est occasionnée par une surexcitation produite par l'état du sang que nous venons de signaler plus haut. Cette surexcitation peut être portée à tel point qu'elle produise l'inflammation des capillaires d'un organe tel que le poumon, le cerveau (pneumonite, cérébrite), etc., ainsi que le démontrent les observations de Garsault, Vitet, Delabère-Blaine, auteur anglais, et Volpi, etc., qui envisageaient la synoque comme une fièvre essentielle capable de déterminer ensuite une affection locale.

Oreilles et téguments froids, tremblements partiels, inquiétude au début, lassitude très prononcée qui oblige le cheval à se coucher, inappétence, pouls plein, fréquent et dur, artère vibrante, bouche chaude, nasale et conjonctive injectées, yeux chassieux, larmoyants, peau chaude, sèche, crottins secs, urine rare, sanguinolente ; tels sont les symptômes observés.

Trois phlébotomies à la jugulaire ; — administration des breuvages émollients, délayants ;—lavements d'eau de lin. — Guérison au bout de cinq jours ; — électuaire tonique pour remédier à l'inertie de l'estomac.

SIXIEME FAIT.

Mésentérite chronique (1), — fièvre adynamique. — Hémite anhydrohémique chronique au
début, — hémite typhoémique vers la fin.

Possesseur d'un cheval depuis deux ans, M. Rey, huis-
sier à Château-Thierry, s'aperçut que cet animal quoique
mangeant bien, s'amaigrissait un peu et n'était pas aussi
dispos que de coutume. Ayant été demandé, je pratiquai
une saignée explorative dans laquelle je notai l'état anhydrohémique et couenneux de la masse sanguine. Après cette
saignée le cheval alla mieux pendant cinq ou six mois ; mais
au bout de ce temps il perdit tout à coup de son ardeur et
devint de plus en plus maigre.

Symptômes, diagnostic, marche, traitement. Le 15 février 1833, le cheval présente un amaigrissement considérable ; les côtes sont apparentes, le ventre est avalé, les
flancs sont creux, les conjonctives sont très pâles. La bouche
chaude, la langue sale, recouverte d'un enduit blanc-jau-
nâtre, sans rougeur à sa pointe ni à ses bords, le pouls dur
et accéléré, la respiration irrégulière ; l'apparence momen-
tanée de congestion pulmonaire, la prostration, caractérisent
aussi l'état de l'animal à cette époque.

J'attribuai bien ce groupe de symptômes à une irritation
du tube digestif, et reconnus facilement le caractère adynamique dont il était revêtu ; mais j'étais loin de penser à une
affection chronique des ganglions lympatiques du mésentère.

---

(1) Appelée par les médecins, atrophie mésentérique à cause de l'amaigrissement progressif de toutes les parties du corps ; hectisie rachialgique ;
écrouelles mésentériques, etc.

(Cette maladie n'est point décrite que je sache dans aucune pathologie vétérinaire).

Saignée de quatre livres (le sang reste fluide, et contient beaucoup de sérosité, la couche couenneuse est verdâtre); boissons mucilagineuses acidulées ; bains de vapeurs sous le ventre; diète. Le 16, la respiration est plus régulière, le pouls est un peu moins dur ; du reste même état.

Le 17, nouveaux signes de congestion vers la poitrine ; tristesse, pouls assez fort (continuation du traitement prescrit le premier jour, abstraction faite de la saignée); les 18, 19, mieux ; l'animal cherche à manger. Mêmes soins ; l'eau blanche nitrée et la paille pour toute nourriture. Le 25, le mieux persiste; cependant l'amaigrissement fait des progrès, la prostration devient de plus en plus grande.

Le 26, on aperçoit une glande dure adhérente au bord interne du maxillaire, ainsi qu'un engorgement douloureux, très chaud, à la base du fourreau.

Le 28, l'engorgement du fourreau est augmenté ; il existe une fistule qui parait suivre le cordon testiculaire de chaque côté, et pénétrer dans la cavité abdominale ; elle donne issue à un pus sanieux.

Le 15 mars, le cheval est toujours glandé, de plus il jette; l'engorgement du fourreau est énorme, et est accompagné d'une infiltration œdémateuse qui s'étend jusqu'au poitrail; l'émaciation et la prostration sont à leur comble; il y a diarrhée, le pouls est intermittent, irrégulier.

Mort le 16.

Autopsie cadavérique. La peau du ventre enlevée laisse apercevoir le tissu cellulaire sous-cutané infiltré de sérosité roussâtre. Le fourreau est transformé en tissu squirreux. Les fistules dont j'ai parlé dans l'exposé des simptômes, pénètrent dans une espèce de kiste établi à la face interne de la tunique abdominale. — Les viscères nagent dans une sérosité légèrement roussâtre. La masse intestinale mise dehorsprésente des altérations très remarquables ; tous les ganglions mésentériques sont engorgés ; les uns sont de la grosseur d'une noix , les autres de celle d'une tête d'enfant : ils sont en général d'autant plus gros qu'ils sont plus près des régions intestinales les plus enflammées. Un des plus gros de ces tubercules , pesant deux kilogrammes et demi, est formé d'un tissu squirreux, criant sous le bistouri. D'autres offrent dans leur intérieur les tissus mélaniques , tuberculeux parvenus à des degrés de ramollissement plus ou moins marqués. On en rencontre qui sont comme juxta-posés, composés d'un mélange intime et confus de ces différents tissus hétérologúes ; il est très facile de les reconnaître à leurs caractères distinctifs.

Enfin, l'intestin présente dans diverses parties de son étendue, des traces d'inflammation marquée. On aperçoit quelques écchymoses sur le péritoine. Les poumons sont engoués par du sang noir.

SEPTIEME FAIT.

Ophtalmie périodique déterminée par l'hémite aiguë.

Il est de remarque que les chevaux qui sont fortement nourris avec des plantes sèches, surtout avec les plantes pourvues de leurs graines, telles que vesce, avoine, bisaille, fèves, etc.; contractent facilement l'ophtalmie périodique. On ne la rencontre point sur les poulains qui sont élevés durant la plus grande partie de l'année sur des prairies dont l'herbe est courte et bonne. A la suite des causes qui sont susceptibles de produire l'ophtalmie nous pouvons rattacher les substances alimentaires détériorées : ainsi , les aliments altérés ou mal récoltés, comme ceux vasés, rouillés, fermentés, sont de ce nombre. Ajoutons comme capables de faire naître cette maladie, l'usage des herbes des marécages , ou celles qui proviennent de prairies fortement fumées, et nous aurons énuméré toutes les causes les plus agissantes, selon nous, dans la production de l'ophtalmie périodique. Toutes les autres causes reconnues par les auteurs ne doivent être considérées que comme accessoires ou comme provocatives.

Quant à la question de l'hérédité de cette maladie, il est certain que les poulains ne peuvent hériter de leurs parents que de l'altération de la masse sanguine (l'hémite), ainsi que de leurs idiosyncrasies organiques.

J'eus à traiter, en 1833, un cheval de cinq ans appartenant à un meunier de Condé (Aisne), qui me présenta les symptômes caractéristiques de l'ophtalmie périodique. La conjonctive enflammée, l'œil larmoyant, les paupières tuméfiées; la cécité, la contraction de l'iris, le trouble de l'humeur aqueuse, sont les symptômes que nous pouvons considérer comme formant le premier temps de cette affection.

La phlébotomie répétée à la jugulaire, l'artériotomie aux temporales, la diète sévère, ont procuré une interversion favorable dans les périodes qui se succèdent ordinairement dans cette maladie; on continue ce traitement jusqu'à l'apparition d'un nouvel accès; on administre en outre, l'opium à la dose d'une ℥ β joint à ℥ iij de nitrate de potasse, tous les quatre jours.

Au second accès, survenu au bout de deux mois, on reprend la méthode antiphlogistique pour le faire en quelque sorte avorter ou, tout au moins, pour en calmer l'impétuosité; on met le cheval à l'usage du vert.

Ce second paroxisme évanoui, pour éviter tout mouvement fluxionnaire capable de ramener l'ophtalmie, on applique quelque temps avant le développement du troisième accès un sinapisme très étendu sous la poitrine. L'engorgement fut énorme et donna lieu à une suppuration des plus abondantes. Cependant l'œil gauche commença à redevenir larmoyant et offrit quelques signes d'une nouvelle fluction. On plaça deux sétons fortement animés au poitrail; on recouvrit la plaie produite par le sinapisme d'une couche mince de moutarde, et l'on ouvrit la jugulaire à plusieurs reprises. L'accès n'eut pas lieu, la guérison fut dès lors parfaite.

HUITIEME FAIT.

Pharyngite aphteuse compliquée de stomatite, de glossite et de l'inflammation des glandes maxillaires. — Altération du sang consistant dans la prédominance de la fibrine et du cruor, — couenne très ferme, jaune verdâtre, — diminution du sérum, (hémite anhydrohémique aiguë).

Chez un cheval hongre de quatorze ans, appartenant à M. le comte de Sade, député de l'Aisne.

Symtômes. — Tristesse, roideur du corps, flancs cordés, œil pâle jaunâtre, pouls plein et lent, écoulement par la bouche de bave jaunâtre, visqueuse et très abondante, engorgement de la langue; enduit épais d'un blanc jaunâtre, quelques aphtes sur la buccale, odeur infecte de la bouche, tuméfaction considérable des glandes maxillaires et des lymphatiques, de la partie inférieure de l'auge, crottins secs et coiffés.

Phlébotomies, purgatifs minoratifs salins, injections acidulées dans la bouche, pommade émolliente sur les glandes, lavements, deux sétons au poitrail animés avec l'essence de térébenthine; breuvages composés d'ipécacuanha et de tartrate neutre de potasse, administration du vert.

Guérison parfaite au bout de huit jours.

NEUVIEME FAIT.

Hémite anhydrohémique aiguë, — très peu de

sérum, — couenne rougeâtre très épaisse, de la consistance d'un muscle, — écume crépitante, ressemblant à du tissu cellulaire souflé; — caillot très foncé.

Un cheval de la Charité de Ch.-Th., âgé de treize ans, fortement nourri en luzerne sèche, atteint de parotidite et de maxillite aiguës.

Quatre phlébotomies, — extraction de douze livres de liquide circulatoire chaque fois.

Symptômes : — La tête et le cou sont roides, les yeux pâles, jaunâtres; le pouls est petit, peu accéléré; les glandes parotides et les maxillaires sont engorgées, chaudes et douloureuses le flanc est cordé, la langue blanchâtre.

Après la première phlébotomie le pouls se développe, l'éréthisme est de beaucoup amoindri, le jeu des machoires devient plus libre. Après la seconde phlébotomie, mieux général marqué, le cheval cherche à manger. A la troisième, et à la quatrième enfin, diminution sensible dans la proportion des principes fibrineux et cruoriques du sang, et augmentation marquée du sérum.

Le traitement est terminé par l'application de deux sétons fortement animés au poitrail, et l'administration à l'intérieur d'aloès succotrin uni à un purgatif salin.

DIXIEME FAIT.

Altération du sang consistant dans la prédominance remarquable de la fibrine (couenne jaunâtre formant presque la totalité du coagulum), et l'absence complète du sérum même à la sixième saignée : modification sensibble de la zoohématine qui est très noire.

Pneumonite chez un cheval hougre, d'une forte constitution et d'un embonpoint extraordinaire, âgé de six ans, — mieux marqué d'abord, —pneumonite gangréneuse par suite de la remise trop prompte à la nourriture ordinaire, — mort.

M. Benoît, marchand de chevaux, me chargea de donner mes soins à un fort cheval de trait, surabondamment nourri, qui, me disait-il, était en gourme depuis quelque temps. Voici, nonobstant le jetage, l'état de ce cheval à ma première visite; douleur profonde et fixe avec toux, gêne extrême dans la respiration, plénitude et mollesse du pouls, tête basse, au fond de l'auge, état comateux; l'animal ne se couche plus, mais a conservé son appétit.

Six phlébotomies furent pratiquées dans l'espace de quatre jours; on appliqua deux sétons fortement animés sous le thorax. — Mieux très sensible. — On continua le régime. — L'amélioration alla croissant.

Le marchand regardant alors son cheval comme guéri, et dans le but de le remettre en bon état pour le vendre, lui fait donner, malgré mes conseils, une alimentation succulente qui rappelle bientôt tous les symptômes de la pneumonite. Ceci ne l'arrête pas, il continue toujours la même nourriture; quatre ou cinq jours après se déclare la pneumonite gangréneuse, ou, en d'autres termes, la pneumonite se mafeste de nouveau et se termine par gangrène. L'infiltration en jaune de la conjonctive et de la langue, le flux d'une matière jaune infecte par les narines, l'oppression presque complète de la poitrine avec plaintes, l'agitation convulsive de**s** flancs, et le pouls petit, intermittent, me firent présager une mort prochaine, ce qui arriva vingt-quatre heures après.

Ouverture faite immédiatement. Poumons généralement noirs, marbrés de lignes verdâtres. En les incisant ils laissent échapper un liquide sanieux d'un brun vert, ayant l'odeur particulière à la gangrène, mêlé à un fluide graisseux peu altéré. On rencontre beaucoup de fausses membranes, ayant une couleur moins foncée, mais se rapprochant de celle des poumons, et paraissant contenir beaucoup de graisse dans leur composition. Le cœur, ainsi que beaucoup d'artères et de veines, contiennent des caillots fibrineux moitié noirs et moitié jaunes, verdâtres. Le sang était devenu plus fluide et contenait plus de cruor. Enfin, l'humeur graisseuse d'un jaune foncé se présente partout dans les solides comme dans les liquides, principalement dans la cavité abdominale, autour des reins, dans le mésentère, etc.

Corollaire : — 1° La présence de la graisse dans le sang jointe à l'inflammation sur-aiguë de ce liquide (typhoémie), détermine souvent la gangrène partielle ou générale; 2° L'inflammation suraiguë du sang (typhoémie) est ordinairement occasionnée, à la suite de l'hémite, par un traitement antiphlogistique suivi de la remise trop prompte à la nourriture ordinaire.

ONZIEME FAIT.

Hémite aiguë, — Encéphalite idiopathique chez un cheval chargé d'embompoint appartenant à un vigneron de Vilers-aux-Pierres (Aisne.)

Sang plastique.—Peu de sérum.—Abondance du cruor.

Tout à coup le cheval en question porte sa tête au fond de l'auge, en appliquant son front contre le mur de face. Ses yeux sont à demi-fermés; il paraît avoir perdu l'usage de ses sens. Bientôt après l'œil devient hagard; la pupille se dilate, et l'animal entre en fureur. Les mouvements désordonnés auxquels il se livre sont tels, qu'il lance ses pieds antérieurs jusque dans les barreaux du ratelier. Pendant les paroxismes qui se renouvellent fréquemment, la respiration paraît gênée; le pouls est plein, dur, accéléré au début et devient ensuite petit, concentré.

On ouvre la jugulaire, les artères temporales, les veines saphènes à plusieurs reprises; on fait l'amputation de plusieurs os coccygiens. En même temps, on applique sur l'hypogastre un large sinapisme qu'on renouvelle de huit heures en huit heures; on arrose le sommet de la tête avec une eau réfrigérante; on administre des lavements irritants.— Guérison.

DOUZIÈME FAIT.

Altération du sang, consistant dans l'état inflammatoire simple (hémite), — néphrite, — hémite typhoémique, — fièvre typhoïde, — gangrène des reins.

La néphrite est l'inflammation des reins. Les reins ont pour fonction de dépouiller le sang artériel d'une partie des matériaux inutiles ou nuisibles qui le surchargent, et dont l'absorption s'est emparée, soit dans l'intérieur des tissus vivants, soit aux surfaces libres sur lesquelles agissent les corps extérieurs. Ces organes sont plus essentiellement destinés que les autres organes dépurateurs, à prévenir l'excès d'animalisation que pourraient acquérir les liquides et les solides dont se composent les animaux. Ce qui prouve cette action compliquée des reins c'est la composition chimique de l'urine; aucune liqueur animale ne réunit autant d'éléments divers; l'urée, l'acide urique, phosphorique; des sels à base d'ammoniaque; des phosphates, des hydrochlorates, des lactates, des sulfates alcalins et terreux, de l'azote, de l'albumine. La composition de l'urine est modifiée dans l'état de maladie par le moindre mouvement fébrile qui change le mode de sécrétion.

D'une texture essentiellement vasculaire, organes peu volumineux et néanmoins importants, les reins, par la quantité de sang qu'il reçoivent, sont disposés à s'enflammer par l'abord d'un sang phlogistiqué, trop chargé de matériaux animalisés ou imprégné de certaines substances étrangères impropres à la nutrition.

En 1838, je fus appelé par M. Briet, plâtrier à Moineau (arrond. de Ch.-Th.) pour donner les secours de l'art à un cheval hongre de 8 ans qui avait depuis deux jours des coliques assez fortes. L'animal éprouvait une douleur très vive lorsqu'on palpait la région lombaire, dont la température était considérablement élevée, il éprouvait en outre de fréquentes envies d'uriner. L'urine, rare d'abord, était rougeâtre, sanguinolente. L'animal souffrait horriblement pour l'expulser et n'en rendait qu'une petite quantité et goutte à goutte. A ces signes vinrent s'ajouter des symptômes fébriles ; la température du corps s'éleva extraordinairement, le pouls plein, d'abord, devint ensuite petit, concentré.

Je phlébotomisai le cheval à la jugulaire, aux saphènes, autant de fois que l'état de la masse sanguine me le permit; on administra des boissons et des lavements anti phlogistiques ; on enveloppa le corps de draps trempés d'eau chaude de même nature. Ces moyens furent couronnés d'un plein succès.

Le cinquième jour de ce traitement, tout allait bien, lorsque le propriétaire redonne au cheval les aliments ordinaires ; alors tous les symptômes reparaissent avec une nouvelle intensité et avec un caractère d'adynamie très prononcée ; la respiration devient accéléré; il y a apparence de congestion vers la tête; des ecchymoses noires apparaissent sur la conjonctive et sur la membrane nasale; le pouls est mou, vacillant; les matières alvines deviennent liquides, noires; enfin la prostration est extrême.

On fait de petites saignées aux coccygiennes, aux saphènes; on acidule les boissons et les lavements.

Malgré tous ces moyens, l'état du malade empire; tous les symptômes s'exaspèrent et deviennent très violents; les douleurs sont atroces; tout le corps exhale une odeur urineuse. L'urine devient brune, noire et fétide, le pouls est intermittent; tout annonce la terminaison par gangrène, et une mort certaine.

A l'ouverture, faite immédiatement après, je trouvai les reins très volumineux, d'un rouge livide; leur substance se déchirant facilement; les muscles sous-lombaires participaient à cet état de gangrène. La vessie était épaisse et vide. La membrane interne du cœur, de l'aorte, surtout de l'aorte postérieure, était d'une couleur rouge cerise; le sang était généralement chargé de principes cruoriques altérés, et contenait quelques caillots fibrineux, moitié blancs, moitié noirs.

Quant aux causes qui ont déterminé la néphrite chez ce cheval, rien autre chose que l'altération du sang : point d'arrêt de transpiration, point de coups sur la région lombaire, point de boissons ni de substances âcres et autres ingérées dans l'estomac.

TREIZIEME FAIT.

Hémiteanhydrohémique aiguë; — couenne d'un rouge bleuâtre très consistante, — caillot très noir, — peu de sérum.

Congestion hépatique suivie de l'obstruction des canaux biliaires.

Chez un cheval hongre de onze à douze ans, appartenant à M. Poncet de Château-Thierry.

Symptômes. Eréthisme général; état de pléthore considérable; respiration gênée, entrecoupée ; de la toux, roideur des reins, pouls plein un peu accéléré, coloration en jaune pâle des membranes apparentes et du pourtour des narines, injections marquées de la conjonctive ; du reste apparence de santé, conservation de l'appétit.

Traitement. Quatre phlébotomies, eau blanche nitrée, application d'un séton au poitrail, régime du vert ; administration d'électuaire composé de tartrate de potasse neutre et d'ipécacuanha.—Guérison radicale.

QUATORZIÈME FAIT.

Hémite hyperhydrohémique aiguë, — pleurésie.

M. Sarazin, propriétaire à Chierry, acheta, en juin 1837, deux chevaux de calèche âgés de cinq ans. Ces deux chevaux paraissant fatigués, et n'étant pas d'ailleurs dans une condition de santé parfaite, je leur fis à chacun une saignée de précaution. Chez l'un je remarquai un sang riche, dont le caillot était vermeil (polyhémie), et quelques boutons disséminés sur l'encolure, les fesses, etc. (ébullition) ; l'autre cheval toussait de temps en temps et respirait avec difficulté ; son sang fut plus abondant en sérum, et le caillot plus noir. Ces deux chevaux furent ensuite soumis à l'usage du sainfoin vert, sans exception des rations d'avoine. La nourriture verte leur convenait sans doute, mais les plantes qu'on choisit étaient trop avancées dans leur végétation, et la proportion qu'on leur accorda trop considérable; de telle sorte qu'un nouvel état de pléthore se manifesta, et que l'on fut obligé de recourir de nouveau à l'emploi de la saignée. Le cheval qui avait présenté déjà des signes de congestion vers la poitrine, présenta en définitive tous les symptômes qui caractérisent la pleurésie. Son sang était le même que plus haut, seulement le principe séreux était extraordinairement augmenté.

Application d'un large sinapisme sous la région thoraco-abdominale; — scarifications nombreuses; — réapplication du sinapisme; — nouvelles scarifications, le sang qui en découle est chargé de sérosité, et de matières cruoriques (principes phlogistiques).

Au quatrième jour, les mouvements insolites du flanc furent bien calmés, la douleur des côtes moins vive; le cheval enfin parut hors de danger. On favorisa le travail suppuratoire produit par le sinapisme, et tout marcha à notre gré.

Seulement j'eus à combattre une tumeur squirreuse qui se développa sur la plaie de la poitrine par suite de frottements réitérés sur cette partie. Ni la cautérisation, ni d'autres moyens que j'employai ne purent d'abord en triompher; je fus donc obligé de l'extirper. Je remarquai que la plaie résultant de cette opération marcha très rapidement vers la cicatrisation par l'effet de petites saignées que je pratiquai.

Corollaire. 1° Quand l'hémite existe depuis longtemps, l'usage du vert ne produit pas toujours l'effet qu'on en attend; c'est-à-dire que sous l'influence de cette nourriture, le sang acquiert des principes séreux qui ne détruisent pas toujours l'élément phlogistique; seulement, celui-ci se trouve plus répandu, en raison de la prédominance du sérum, ce qui favorise singulièrement les congestions vers les extrémités les plus déliées du système vasculaire. Aussi les membranes séreuses, dans ce cas, sont-elles particulièrement exposées à contracter l'inflammation de cette manière.

2° L'observation démontre que les saignées générales sont contre indiquées dans la pleurésie, lorsque celle-ci est déterminée par l'hémite hyperhydrohémique.

QUINZIÈME FAIT.

Pleurite, — charbon essentiel, — hémite hyperhydrohémique aiguë, — typhoémie.

Un beau cheval entier propre au trait, d'une forte constitution, appartenant à M. Delaitre de Vaux, fut atteint, l'été de 1837, d'une pleurésie; une toux sèche, petite, fréquente, un pouls petit mais accéléré, la respiration altérée, l'inspiration courte et l'expiration prolongée, la sensibilité des régions costales, la station debout; tels sont les signes que présenta d'abord le cheval en question qui, comme on le voit, sont bien les symptômes ordinaires de la maladie qui nous occupe. La première saignée présenta un sang déjà profondément altéré, contenant beaucoup de sérum; la couche couenneuse était très épaisse, mais peu consistante et le cruor était d'un noir tirant sur le charbon. Application d'un sinapisme peu étendu sous la poitrine; — quelques scarifications; — application d'onguent vésicant pour obtenir la suppuration et la chute de l'épiderme sur l'engorgement; — du reste, opiat béchique, adoucissant, dépuratif.

La guérison se fit attendre quinze jours, mais elle ne fut complète qu'en apparence. Dix ou douze jours après, le cheval ayant été remis, trop tôt sans doute, à son service et à sa nourriture habituels, il retomba malade. Tout à coup le cheval devint triste; des tumeurs charbonneuses se dessinèrent aux deux jarrets, sur la région externe du bras droit, sur la face gauche du thorax, sur les deux yeux qui parurent comme pochés; le dos fut roide; le flanc se corda. Jusqu'ici, depuis le début de la pleurésie, le cheval ne s'était point couché.

Dans les petites saignées que j'opposai à l'affection charbonneuse, je m'aperçus que le sang était plus décomposé que la dernière fois, la matière colorante était beaucoup plus foncée (typhoémie). J'employai en outre l'hydrochlorate d'ammoniaque en breuvage dans l'eau d'orge miellée, et l'acide sulfurique en lavements; je scarifiai largement les tumeurs charbonneuses, surtout celles des côtes et du bras, à l'exception de celles des yeux, et les cautérisai ensuite fortement avec le cautère chauffé à blanc.

Par ce traitement j'obtins la guérison de ce cheval devenu charbonneux, seulement je fus obligé de continuer pendant longtemps la médication dépurative et un régime approprié à l'état de la masse sanguine.

SEIZIÈME FAIT.

Hémite typhoémique, — couenne très molle, presque liquide, d'un jaune verdâtre, — contenant beaucoup de petits globules de zoohématine,—caillot très noir, presque liquide;—Hermaturie, — fièvre adynamiqne.

Chez un cheval entier de sept ans.

Couleur jaunâtre des membranes apparentes;—écchymoses formées par une extravasation de la matière cruorique sur la conjonctive et la nasale gauche; — paupières tuméfiées, — œil chassieux; — pouls effacé; — langue jaunâtre, chargée; — peau sèche, collée aux os; — flancs cordés; — excrétion d'urine sanguinolente;—inappétence; — prostration extrême.

De petites saignées; administration de breuvages mucilagineux acidulés avec l'acide sulfurique; lavements émollients; voilà pour le traitement du début. Application d'un sinapisme de huit à dix pouces de long sur six de large; continuation des moyens précédents; emploi de la gélatine animale.—Guérison.

DIX-SEPTIÈME FAIT.

La gravité et la nature des maladies dépendent de l'espèce d'altération de la masse sanguine, sous l'influence de laquelle elles se développent.

Hémite simple d'abord,—engorgement tumoral sur la joue droite, — hémite typhoémique,—hémorragie partielle par les yeux, la bouche et les narines ; pétéchies noires sur la membrane de ces organes, congestion cérébrale.—Guérison.

Chez un âne de huit ans.

L'âne sujet de cette observation fut saigné au printemps dernier, lorsqu'à peine une tumeur sur la joue droite commençait à poindre. A cette époque on nota l'inflammation simple du sang.— La tumeur se développa successivement, parvint à un volume considérable, mais ne s'abcéda point. Une seconde saignée beaucoup plus forte que la première la fit disparaître entièrement. Après un certain laps de temps, l'animal ayant été remis probablement trop promptement à sa nourriture ordinaire qui était composée d'aliments secs, tomba dans l'état suivant : prostration extrême ; la tête exécutait un mouvement de va et vient comme dans le tic de l'ours ; l'œil était hagard ; on apercevait des pétéchies d'un noir foncé sur les yeux, surtout dans la bouche, le nez, et du sang s'échappait de ces diverses parties; le pouls était petit, accéléré. L'animal refusait de boire et de manger.—(Saignée de six livres. Le sang en sortant de la veine est d'un rouge foncé qui colore fortement le vase dans lequel on le recueille; la couenne est molle et le cruor abonde.)

Le lendemain continuation des hémorragies partielles et des mêmes symptómes; — nouvelles pétéchies.— (Application sous le ventre d'un sinapisme composé de farine de moutarde une livre et demie qu'on délaie dans de l'eau froide, d'euphorbe et de cantharides pulvérisées aa ℥ iij qu'on mêle, et dont on saupoudre ensuite le sinapisme, avec ℥ ij de deuto-chlorure de mercure).

Vingt-quatre heures après l'application de ce moyen, disparition en partie des phénomènes cérébraux et des pétéchies. — (Réapplication du sinapisme) qui suffit pour enlever tout le mal).

L'engorgement produit par les sinapismes fut considérable et surtout très douloureux. — L'animal fut plus gai, chercha à manger, tout enfin en fit espérer la guérison.

On appliqua sur la tuméfaction produite par les sinapismes l'onguent vésicatoire, animé par une certaine quantité de deuto-chlorure de mercure, ce qui favorisa la chute de l'épiderme et y détermina une suppuration abondante.

Dans la convalescence on releva les forces au moyen de gélatine animale.

Le succès que nous avons obtenu dans la maladie dont nous venons de parler, vient merveilleusement en aide à l'explication de la théorie que nous lui appliquons; nous avons vu que les saignées en déphlogistiquant le sang, c'est à dire, en lui enlevant une grande partie de ses principes stimulants, ont toujours produit une amélioration prompte. Le sinapisme, a été sans doute, le moyen par excellence, pour détourner le principe phlogistique du sang qui avait une tendance sensible à se porter vers les organes encéphaliques. C'est donc en produisant d'abord une irritation très vive sur la peau qu'il a détourné ainsi la matière irritante du sang, et qu'il a procuré la guérison, de concert avec les saignées qui ont été appliquées au début de la maladie.

DIX-HUITIÈME FAIT.

Apoplexie cérébrale.

Il n'est point de maladies auxquelles la doctrine de l'hémite s'adapte plus parfaitement qu'aux affections apoplectiques en général. Elles constituent, d'un autre côté, un des écueils du solidisme moderne le plus monstrueux. En effet, c'est ici que les partisans de la médecine Broussaisienne viennent échouer et qu'ils sont forcés de reconnaître que c'est principalement le sang qui occasionne tous ces accidents. Cependant, ils admettent dans ce cas une irritation préalable, seule cause, disent-ils, de l'abord de ce liquide dans l'organe qui s'apoplectise.

Mais cette faible raison qu'ils donnent à l'étiologie des apoplexies est dénuée de fondement et tombe d'elle-même devant des principes vraiment logiques, basés sur les faits de tous les jours et de tous les temps. Il est donc inutile de chercher à réfuter plus longuement l'opinion de ceux qui attribuent la cause première de ces affections à l'irritation inflammatoire organique.

Nous allons nous limiter à l'exposition de quelques faits d'après notre manière de voir :

Hémite aiguë caractérisée par la présence dans le sang d'une couenne fortement rougie, et l'augmentation sensible du principe cruorique.

Apoplexie cérébrale chez un cheval de gros trait, d'une constitution athlétique et pléthorique, âgé de huit ans.

Je fus appelé d'abord cinq mois avant l'accident pour remédier à l'état de pléthore dans lequel se trouvait constamment le cheval dont il s'agit. Déjà j'avais constaté plusieurs fois cet état de la masse sanguine; et j'avais prévenu le propriétaire que s'il ne changeait pas le mode d'alimentation , son cheval était exposé à des accidents de différents genres. A la dernière phlébotomie que je pratiquai, j'observai que la masse sanguine était plus profondément malade que lors des premières saignées.

Effectivement, cinq mois après, les causes déterminantes n'ayant point cessé, le cheval tombe dans l'état suivant :

Assoupissement profond , diminution marquée de la sensibilité et des mouvements volontaires; lenteur des inspirations et vitesse des expirations, cécité, plénitude et rareté du pouls.

Le cheval grinçait les dents , et il s'écoulait de sa bouche une salive écumeuse ; ses yeux étaient fixes, insensibles, les paupières entr'ouvertes ; les membranes apparentes étaient injectées; il y avait de temps en temps quelques mouvements convulsifs.

Trois phlébotomies ; des douches sur la tête ; l'emploi d'un sinapisme sur le côté libre du corps; des frictions d'essence de térébenthine faites vers la fin , après avoir pratiqué des piqûres très légères sur le derme dans toute l'étendue du corps, particulièrement vers l'arrière main , furent couronnées d'un plein succès.

DIX-NEUVIÈME FAIT.

Un cheval entier propre au trait, assuré par l'Agricole, tomba subitement frappé d'apoplexie cérébrale, et mourut.

Je trouvai à l'ouverture du cadavre un épanchement de zoohématine dans le corps du cerveau ; les vaisseaux de sa surface étaient manifestement gorgés de sang noir, l'hémisphère cérébral droit était plus tuméfié que le gauche; on remarquait des ecchymoses noires sur l'arachnoïde. Le sang du système veineux était chargé de cruor, il n'y avait point de caillots fibrineux.

Le tube digestif présentait des traces d'inflammation ; on remarquait un grand nombre d'ecchymoses cruoriques sur quelques portions du péritoine et de la plèvre.

VINGTIÈME FAIT.

Entérite suraiguë (apoplexie intestinale), — hémite caractérisée par la présence d'une couenne inflammatoire très rouge, la diminution dans la proportion du sérum et l'augmentation du cruor.

Chez un cheval entier, propre au labour.

Les douleurs abdominales débutent impétueusement, et sont suivies immédiatement de mouvements désordonnés qui se continuent sans laisser de repos à l'animal. Au moment de l'invasion le pouls est plein et dur, mais il devient petit et concentré à mesure que l'inflammation intestinale s'étend. Les douleurs qu'occasionne l'entérite suraigüe sont plus vives que celles occasionnées par les autres affections de la même espèce, et ne donnent pas un moment de calme bien marqué. Cependant le cheval dont il est ici question, eut une rémission de courte durée il est vrai, mais dont on profita pour appliquer un sinapisme sous la poitrine. Il faut dire qu'au début de l'affection il avait déjà été saigné jusqu'à défaillance, et qu'on lui avait administré quelques breuvages adoucissants, etc. Le sinapisme fit beaucoup d'effet, et donna lieu à un engorgement énorme. La guérison fut dès lors assurée.

Comme on le voit, cette observation est des plus intéressantes pour la pratique. Car, combien de fois l'entérite suraigüe se termine-t-elle par une extravasation des principes élémentaires du sang entre les membranes composant l'in-

testin , ou par une exsudation sanguine (véritable **hémorra-**
gie) à la surface libre de la muqueuse. La saignée, dans cette
maladie, si forte et si répétée qu'elle soit, ne peut rien quand
l'inflammation intestinale est si prononcée; il faut donc, non
seulement soustraire une grande quantité de sang, mais encore produire à l'extérieur une forte révulsion ; ce que l'on
obtient heureusement par l'emploi d'un sinapisme très animé sous le ventre. Mais une grande difficulté gît dans l'application de ce moyen au milieu des mouvements désordonnés auxquels se livrent sans discontinuer les chevaux en
proie aux coliques enterrorhagiques. Dans ce cas, quand les
douleurs marchent sans rémission , je fixe le cheval par des
entraves, pour raser les poils sous le ventre et faire des frictions avec le vinaigre bouillant ; je fais ensuite appliquer le
sinapisme, le cheval étant relevé , en ayant le soin qu'il soit
en rapport bien immédiat avec la peau; je me sers, à ce
dernier effet, de huit à dix double-liens de paille qui procurent une compression parfaite.

En général , les sinapismes ne sont pas assez employés en
médecine vétérinaire.

VINGT ET UNIEME FAIT.

Splénorragie dans l'espèce ovine.

Vingt moutons, sur un troupeau de quatre cents, furent
frappés , comme par la foudre, par la splénite hémorragique, dans l'espace de vingt-quatre heures. Appelé aussitôt par le fermier alarmé d'une perte aussi inattendue et
si subite, je ne pus qu'étudier les lésions morbides que me
présentèrent les cadavres. Au moment où nous allions procéder à la nécropsie, deux moutons tout proches de nous eurent
tout à coup des frémissements, des balancements, et bientôt
ils rendirent par le fourreau et les narines du sang d'un noir

foncé, et moururent en un clin d'œil. Enfin un troisième
est pris aussi promptement, s'arrête un moment, baisse la
tête, chancelle, puis tombe à la renverse : il râle, sa bouche
s'ouvre, devient écumeuse, la conjonctive, la nasale et toute
la surface cutanée sont colorées en rouge marqué ; la respiration est très gênée, du sang s'écoule de ses naseaux ;
bientôt, enfin, il se débat et meurt.

Voici les altérations pathologiques rencontrées à l'autopsie
cadavérique ; les vaisseaux sous-cutanés sont gorgés de sang;
la peau est injectée et d'un rouge foncé; le sang de tout le
système vasculaire est plus chargé de cruor que dans tout
autre cas; il est par conséquent plus noir. Les parois internes
des gros vaisseaux et du cœur sont rougies. Le foie est en-
goué par du sang noir, ainsi que la rate qui est considérablement augmentée de volume, quelquefois déchirée. On
remarque, en outre, chez quelques uns, des traces d'apoplexie cérébrale, telles que l'injection des vaisseaux du
cerveau et quelques pétéchies sur les méninges.

Il n'est pas possible de guérir une maladie dont la terminaison est si subite ; c'est donc, comme on le présume bien,
aux moyens de la prévenir qu'il faut s'attacher.

En conséquence, j'ai prescrit la saignée préservative, et
un régime diététique rafraîchissant, à la place de la nourriture sèche, trop abondante, trop succulente ; l'emploi des
sucs exprimés des plantes dites antiscorbutiques ; le nitrate
de potasse ; dès lors la mortalité a cessé ses ravages dans le
troupeau.

VINGT-DEUXIEME FAIT.

Hémite anhydrohémique aiguë,—angine croupale compliquée d'indigestion.

Chez un poulain de race normande, âgé de quatre ans, de

forte taille , d'un embompoint considérable , appartenant au sieur Dufort , marchand de chevaux à Nogent.

Voici, touchant ce cheval, les renseignements commémoratifs que je pus recueillir du propriétaire. Le cheval dont il s'agit n'avait point encore travaillé, et pour la première fois le sieur Dufort le fit atteler à la charrue par un temps chaud. Il paraît que le cheval, plein de vigueur , avait transpiré extraodinairement et qu'ensuite on l'avait exposé à un courant d'air froid ce qui avait causé la suppression de la sueur. Notez bien que le cheval toussait déjà depuis longtemps, que par conséquent , il se trouvait sous l'influence d'une cause morbifique avant d'éprouver cet arrêt de transpiration. Mais, on ne fit point attention à ces petits accidents , et l'on continua de traiter l'animal comme de coutume.

Enfin c'est dans la matinée du 20 février que se déclarèrent les coliques et le battement de flancs que M. Dufort dénommait indigestion de poitrine.

A mon arrivée, je trouvai le cheval en proie à de violentes douleurs abdominales ; il se couchait et se relevait alternativement et avait toujours les yeux fixés sur ses flancs. Il avait l'œil inquiet et la conjonctive enflammée. Le pouls était dur trés accéléré ; les mouvements de la respiration étaient précipités. Les naseaux se dilataient convulsivement. Enfin, il y avait de la sueur, les oreilles étaient chaudes ainsi que la peau ; les flancs étaient légèrement météorisés ; et aucune évacuation d'urine et de matières fécales n'avait eu lieu depuis l'invasion de ce groupe de symptômes. Dans le courant de cette journée, on s'était borné à donner au malade plusieurs lavements , à le bouchonner et à le promener de temps en temps. (Saignée de huit livres, réitérée deux heures après ; saignées aux veines sous-cutanées thoraciques ; breuvages éthérés ; lavements).

L'animal qui jusqu'ici s'était presque continuellement

débattu offrit quelques moments de calme; il toussa quelquefois. La toux et certains mouvements de la tête et de l'encolure indiquaient assez la douleur très vive qu'il éprouvait dans la région de la gorge. Cette rémission fut de courte durée; bientôt le cheval ressentit de nouvelles douleurs intestinales, gratta le sol, et se livra de nouveau à des mouvements désordonnés. Cependant, la respiration fut moins gênée, sans amélioration des autres signes pathologiques.

On réitéra l'administration des premiers breuvages et pendant une grande partie de la nuit on fit prendre à l'animal, à des intervalles plus ou moins éloignés, les boissons médicamenteuses suivantes : infusion de thé heyswen camphrée, infusion de camomille et de matricaire éthérée, le café pur d'abord, ensuite alcoolisé, le laudanum liquide à la dose de deux ouces. Enfin ces moyens n'ayant été suivis d'aucun résultat avantageux, et les coliques persistant toujours, avec petitesse, imperceptibilité du pouls, je crus devoir continuer la médication stimulante. Alors j'employai l'émétique à la dose de six gros qu'on réitéra. Immédiatement après l'ingestion de ce dernier breuvage, le cheval eut une violente quinte de toux pendant laquelle il rendit par la bouche une grande quantité de fausses membranes et de pus. Ces productions croupales étaient grises, de l'épaisseur d'un décime, et ne présentaient aucune trace d'organisation; elles se sont probablement détachées de la surface de la muqueuse par suite d'une sécrétion purulente qui s'est établie à sa surface.

Après l'expulsion de ces diverses matières le cheval eut une seconde rémission d'une heure, suivie ensuite d'un accès de coliques des plus alarmants. Il serait superflu de reproduire le tableau des symptômes que l'animal offrit à cette époque; car, ils étaient en tout semblables à ceux qui se sont présentés au début; avec cette différence seulement qu'ils étaient plus intenses, et que l'état de l'animal devenait de plus en plus inquiétant.

Cependant vers la fin le pouls s'étant développé sensiblement, je pratiquai une saignée de seize livres qui produisit un changement favorable ; le cheval se releva presque immédiatement et fut guéri. Il rendit ensuite une quantité énorme d'excréments qui exhalaient une odeur infecte, formés en grande partie de luzerne sèche grossièrement broyée.

Cette observation prouve jusqu'à l'évidence que la présence de beaucoup d'aliments dans les organes digestifs ne suffit pas seule pour produire les indigestions à moins que la quantité des matières ingérées ne soit très considérable.

En thèse générale, les indigestions me paraissent être occasionnnées soit ; 1° par un état nerveux particulier, espèce d'éréthisme du tube digestif dont on ne peut pas bien définir la cause, amenée ordinairement par les changements qui se passent fréquemment dans l'atmosphère ; 2° soit par un orgasme général déterminé par l'état inflammatoire et pléthorique de la masse sanguine ; 3° soit enfin par suite d'un état opposé d'anémie, ou faiblesse réelle, chez des individus nourris exclusivement au vert, et qui ingèrent une masse d'herbes grossières, aqueuses, plus considérable que ne le comportent leurs forces digestives.

VINGT-TROISIÈME FAIT.

Clavelée (variole du mouton).

Par suite d'une demande faite à l'autorité sous-préfecturale, par M. Montalant maire de Courchamps, je fus chargé de me transporter dans la ferme du sieur Gaillard Louis, où la clavelée régnait, afin de prescrire les mesures de police en usage dans cette circonstance.

La clavelée se manifesta sur les moutons du sieur Gaillard Louis par une phlegmasie cutanée suivie d'une éruption partielle ou générale de boutons qui s'enflammaient, sécrétaient, se desséchaient et tombaient. Ces boutons arrondis et plus ou moins saillants avaient surtout leur siége sur les parties dénuées de laine, et se présentaient d'abord autour des yeux, au nez et aux lèvres, aux ars antérieurs et postérieurs, puis successivement à la face interne des avant-bras et des cuisses, à la partie inférieure du ventre, au dessous de la queue, au fourreau, aux mamelles, enfin sur tout le corps. Souvent, se bornait là la gravité et l'étendue des symptômes. Quand la clavelée était plus intense, les yeux s'enflammaient; la respiration devenait très laborieuse, et la fièvre était grande. Des boutons se réunissaient en masse, formaient de grandes plaques sur le nez, sur le cou, sur les articulations; le malade bientôt ne pouvait plus marcher, et la mort survenait, précédée par une diarrhée des plus fétides. La peau était dure, très sensible, d'un rouge livide, noire, comme charbonnée. Quelquefois des métastases soit aux poumons, sur le tube gastro-intestinal, ou au cerveau, terminaient promptement la vie des malades.

Le régime de la paille et de bon son mêlé à un peu de farine d'orge, l'eau blanche nitrée; le renouvellement de l'air dans les bergeries; la promenade par un temps doux et beau; le séjour à la bergerie pendant la pluie, le temps froid et les orages, tels sont les moyens hygiéniques que j'appliquai aux bêtes saines et malades. Les premières furent isolées des autres, bien entendu, et inoculées. Mais, avant de procéder à cette opération, je crus devoir les y préparer par une saignée à la jugulaire. Je remarquai constamment un sang noir chargé de cruor.

La clavelisation eut un plein succès, et, malgré qu'elle fut pratiquée un peu tard, nous ne perdîmes que quelques bêtes.

Est-ce à cette altération du sang qu'il faut rapporter l'origine de la clavelée? oui sans doute.

Ramazzini l'attribue à la rouille des plantes ; Hastfer, à une surabondance d'humeurs qui se portent à la peau; Carlier aux mauvaises nourritures ; Daubenton, auteur estimé de la médecine des bêtes à laine, regarde la maladie dont il s'agit comme une dépuration du sang. M. Hurtrel d'Arboval n'ose se prononcer sur la cause originelle de la clavelée.

J'ai donc cru devoir rapporter la cause de la clavelée dans le troupeau du sieur Gaillard à une nourriture très abondante composée exclusivement d'aliments secs très succulents, donnée quelques temps avant la tonte dans le but de favoriser l'accroissement de la laine.

VINGT-QUATRIÈME FAIT.

Inflammation pustuleuse de la peau chez une vache d'un nourrisseur des environs de Château-Thierry.

Sang très fibrineux recouvert d'une couche très épaisse plus vermeille que le caillot , diminution du sérum (hémite simple).

Les causes de cette affection me parurent devoir être rapportées à une nourriture sèche en avoine, etc., abondante , succulente pendant l'hiver , et à la stabulation. Elle fut précédée de la fièvre, dégout, tristesse, inappétence, nonchalance, chaleur de la bouche et de l'air expiré, de la base des cornes, et en général de tout le corps ; accompagnée de la cessation de la rumination et de la diminution du lait.

Quelques jours après se manifesta une éruption de boutons peu étendus et peu saillants sur le corps, principalement aux membres; lesquels boutons petits d'abord, s'élevèrent peu à peu, devinrent rouges , puis s'abcédèrent. La matière du pus forma des croûtes qui se réduisirent en poussière et la maladie fut ainsi terminée en huit jours.

Une saignée que je fis forte, en raison de l'altération d sang, abrégea sans doute de beaucoup la durée de la maladie. Du reste, la bête fut mise à la diète, l'eau blanche nitrée ; on lui administra en outre des breuvages d'eau mucilagineuse, et l'on fit prendre des bains de vapeur.

VINGT-CINQUIEME FAIT.

Altération du sang consistant dans la prédominance remarquable de la fibrine (couenne formant les trois quarts du coagulum) et l'absence presque complète du sérum.

Affection psorique sur le garot et sur la base de la queue, chez un cheval hongre d'une forte constitution, âgé de 9 à 10 ans, — tumeur squirreuse énorme sur le garot, déterminée par des frottements réitérés sur cette partie. — Guérison complète.

Ce cheval, au début, fut phlébotomisé plusieurs fois, puis soumis à un régime sévère. Sous l'influence de ce traitement, et de quelques soins hygiéniques particuliers, la gale s'effaça presque entièrement. Ces conditions thérapeutiques convenaient donc bien au cas dont il s'agit ; mais, il fallait les continuer pendant longtemps, jusqu'à ce qu'enfin la masse sanguine eût recouvré son état normal. On remit au contraire le cheval à sa nourriture sèche ordinaire. — Bientôt la gale se représenta et fit de continuels progrès ; le cheval se roulait par terre pour se frotter ; il s'excoria la peau du garot, et, au bout de quelques temps, à la suite de frottements et de contusions réitérés, il survint sur cette partie une énorme tumeur arrondie, ressemblant assez, quant à la forme, à une taupinière. Une inflammation vive s'empara de cette région; il s'y forma du pus et surtout du tissu squirreux : le cheval, du reste, continua d'être gai, son appétit fut toujours excessif.

Je phlébotomise l'animal de nouveau; je recommande le régime sévère, et propose l'ablation de la tumeur après huit jours de préparation. Sous l'action de ce traitement le prurit parut s'être calmé.

Je pratique trois incisions verticales de chaque côté du garot, je dissèque la peau sur tous les points de la tumeur; puis, armé d'une feuille de sauge d'une main et d'une érigne de l'autre, je procède à l'extirpation qui fut des plus pénibles, vu la grosseur du squirre (8 kilogrammes), et la quantité prodigieuse de sang qui jaillissait de toutes parts. L'hémorragie fut si grande, quoique j'eusse fait la ligature des artères et des veines les plus essentielles, que le cheval eut trois syncopes pendant le cours de cette opération.

Après s'être agité vivement, on entendit tout à coup le cœur battre avec violence, et bientôt à ces mouvements succéda un calme profond pendant lequel l'animal fermait les yeux; la respiration s'interrompit, les membranes apparentes devinrent pâles; on aurait cru que le cheval était mort, si, en explorant l'artère glosso-faciale, l'on n'eût point senti les battements du pouls. Des aspersions d'eau vinaigrée sur la face, et surtout dans les narines, le rappelèrent en quelque sorte à la vie, et on lui fit prendre aussi pendant l'opération quelques bouteilles de vin. Je donne ici ces détails, qui sont superflus peut-être, mais, c'est parce que ces défaillances se remarquent rarement sur les chevaux, et parce que les vétérinaires n'en ont point parlé dans leurs ouvrages.

Trois jours après, la suppuration s'établit dans les plaies

Des pansements simples, de l'étoupade fine chargée de pommade populeum, maintenue par des points de sutures, la propreté, le régime du vert, quelques petites saignées, etc., conduisirent le mal à une guérison complète.

Pendant le cours du traitement, le propriétaire changea le mode de nourriture, malgré mes fréquentes recommandations; alors on vit reparaître la gale, et la plaie, de vermeille qu'elle était, changea tout à coup d'aspect, devint livide; les extrémités osseuses des vertèbres étaient noirâtres; de telle sorte que si l'on eut prolongé cette alimentation, nous aurions eu à combattre sans doute, les accidents les plus graves, tels que la carie, etc.

Après la cicatrisation complète de la plaie, le cheval essaya encore de se frotter; mais on appliqua la cautérisation en raies sur toutes les régions affectées, ce qui donna lieu encore à une abondante suppuration. L'usage d'un séton au poitrail, l'emploi des purgatifs dépuratifs, les bains de rivière, le régime du vert, tels sont les moyens qui achevèrent la cure du cheval.

J'aurais été longtemps à chercher les causes productives de toutes ces affections, si je n'en avais trouvé une bien plausible dans l'altération de la masse sanguine.

VINGT-SIXIEME FAIT.

Gale.

L'intendant du château d'Epeau acheta, en 1833, pour M. le comte de Losthanges, un fort cheval de trait, âgé de sept ans et d'un tempérament pléthorique, qui était atteint d'une affection psorique sur la région de l'encolure. La quantité de crins qui recouvraient cette partie était telle, qu'il eut été difficile de s'apercevoir de cette affection.

L'animal fut traité pendant l'espace de deux ans; on employa divérses préparations dont la spécialité d'action a été vantée pour le traitement de la gale , sans pouvoir obtenir aucun résultat avantageux; au contraire, la maladie s'étendit sur le garot, les reins, la croupe, jusqu'à l'extrémité du coccix. Il faut ajouter que le cheval a été saigné plusieurs fois, mais qu'on n'a pas changé le mode d'alimentation ordinaire.

Désespérant entièrement des ressources qu'offre la thérapeutique actuelle, à l'égard de la gale, je fus bien obligé de m'ingérer un plan de traitement tout différent. A cette époque, vers la fin de 1835, j'avais conçu, déjà, l'idée de la doctrine de l'hémite (1), de sorte que je crus devoir enfaire l'application au cas dont il s'agit ici, parce que j'avais remarqué, lors des premières saignées, que la masse sanguine était profondément affectée. Je dirigeai en conséquence toutes les armes du traitement d'abord contre cette maladie de la masse sanguine. La phlébotomie répétée, les dépuratifs externes et internes, la nourriture rafraîchissante, le vert, etc., furent mis en usage. Mais ces moyens furent insuffisants, bien qu'ils aient produit une amélioration très sensible dans l'état de l'animal.

Pour en finir, le cheval ayant été abandonné à ma discrétion, j'en profitai pour mettre en pratique la cautérisation transcurrente sur toutes les surfaces malades. Le che-

---

(1) J'apprends avec une sorte de plaisir, par une lettre en date du 18 juin, qu'a bien voulu m'écrire M. H. Bouley, de l'Ecole d'Alfort, rédacteur principal du *Recueil de médecine-vétérinaire*, que les fondements de la doctrine de l'hémite sont adoptés par lui, ainsi que plusieurs réfutations qui précèdent cette doctrine.

Je saisis cette occasion pour témoigner à M. Bouley toute ma gratitude touchant l'attention qu'il a apportée dans l'examen de ce travail, et les observations qu'il a bien voulu me communiquer.

val en éprouvã beaucoup de douleur , je fus même obligé de le saigner plusieurs fois pour obvier à la fièvre de réaction qui fut des plus intenses.

Quoi qu'il en soit, une suppuration abondante s'établit uniformément le quatrième jour dans toutes les raies de feu, on entretint cette suppuration pendant quelquetemps au moyen d'un digestif simple, puis on abandonna le mal à la nature qui fit les derniers frais de la guérison.

Le cheval ainsi rétabli fut soumis à un régime hygiénique approprié, et fut vendu ensuite.

VINGT-SEPTIEME FAIT.

Tétanos chez un âne, — névrose de la moëlle épinière.

Etat de contraction soutenue et permanente, indépendant de la volonté de l'animal qui en est frappé, et accompagné d'une rigidité telle des muscles, particulièrement des extenseurs, que l'action musculaire est absolument nulle dans les parties affectées.

Les maladies appelées névroses ont toujours été considérées comme l'écueil de la médecine sous le rapport de leur nature et de leurs causes. La plupart de ces affections se manifestent, dit-on, le plus souvent sans cause connue. Cependant, peut-être n'a-t-on pas assez exploré l'état de la masse sanguine dans ce cas, car on aurait vu que, quelquefois, elles sont sous la dépendance étiologique d'une des variétés de l'hémite, dont l'antériorité est toujours très palpable.

En voici un exemple, chez un âne surabondamment nourri, privé d'exercice, et âgé de huit à neuf ans.

Cet animal reçut une blessure à la jugulaire quelquetemps avant le développement du tétanos, qui, quoique légère, donna lieu néanmoins à une hémorragie. Le sang recueilli dans un verre se sépara en deux couches, l'une formée de fibrine et d'albumine fortement rougies, l'autre de cruor, qui était d'un noir foncé. Je laissai couler le sang suffisamment, puis j'arrêtai l'écoulement au moyen d'un casseau.

On continua de nourrir l'âne comme par le passé, et trois mois après se déclara le tétanos.

Tout à coup les muscles de l'encolure devinrent roides et de plus en plus rigides, de manière à ne plus pouvoir exécuter aucun mouvement. La mâchoire inférieure se rapprocha de la supérieure, et leur union devint si intime, qu'il eût été impossible de les desserrer (Trismus). Bientôt l'état de spasme gagna une partie des muscles du corps et des membres (Opisthotonos); la respiration devint gênée; le pouls néanmoins resta dans son état ordinaire.

Traitement. Je remarquai à la première saignée que le sang était riche en fibrine et en cruor (hémite aiguë). Je la répétai un grand nombre de fois, dans l'espace de huit jours. J'employai en même temps les boissons mucilagineuses légèrement opiacées et les bains; puis j'appliquai un sinapisme sous la poitrine, qu'on renouvela plusieurs fois. Enfin, je continuai la médication précédente, les saignées, etc., jusqu'à guérison complète.

L'animal eut une convalescence longue.

VINGT-HUITIEME FAIT.

Névrose aiguë du système des nerfs locomoteurs.

Altération du sang (hémite anhydrohémique aiguë).

L'exaltation des mouvements organiques ne produit point directement et sans la participation d'autres causes, l'inflammation du sang; elle ne peut que l'agraver.

Alors, dans ce cas, les signes qui caractérisent l'hémite deviennent plus manifestes : la coagulation du sang est plus rapide, la force calorifiante de ce liquide est généralement augmentée d'une manière très sensible, et la sérosité peut prendre une teinte rouge plus foncée. Mais il est incontestable que la cause première de tous ces phénomènes réside presque toujours dans la masse sanguine qui contient essentiellement les éléments inflammables capables de réagir sur les tissus. Or, on conçoit que par suite de cet état du sang qui domine primitivement, à un dégré plus ou moins élevé, l'économie soit prédisposée à une excitation générale ; et que s'il survient alors une cause morbide, telle qu'un arrêt de transpiration, une marche forcée, ou d'autres causes plus spéciales, on conçoit, dis-je, qu'une maladie organique ou d'un système d'organes puisse se manifester. Celle-ci n'a même pas besoin, pour s'établir (comme cela arrive fréquemment et comme je l'ai déjà suffisamment prouvé), d'une ou de plusieurs de ces causes accessoires, l'inflammation seule du sang suffit. De cette manière se développent quelquefois par exemple, la fourbure, la fluxion périodique, la morve, les diverses angines, les apoplexies, etc. En général quand à l'hémite viennent se joindre des causes morbifiques accessoires, plus celles-ci sont actives, plus les maladies qui en résultent sont aiguës. Il est probable que chez des chevaux dont la masse sanguine serait dans des conditions *normales par faites, la réaction organique sur celle-ci, lors de marches violentes, excessives, etc., serait fort peu de chose, ou entraînerait rarement des accidents aussi graves que celui dont nous allons nous occuper.

Une jument appartenant au général M*** fut frappée d'une névrose très aiguë du système des nerfs locomoteurs. La bête était depuis 8 ans exposée à la pléthore sanguine, de sorte qu'on la saignait par précaution tous les ans. Elle était nourrie exclusivement de paille et d'avoine. Cependant, malgré les mesures préservatives qu'on prit à son égard elle présenta, le lendemain d'une course forcée, les symptómes suivants : difficulté extrême de marcher d'abord dans les jambes antérieures qu'elle tenait écartées, les postérieures étant rapprochées du centre de gravité, comme dans le cas de podoplegmatite ; cependant il était évident que les douleurs (très vives) partaient des régions supérieures des membres et non des pieds.—Saignée de douze livres (le caillot est très noir; la couche couenneuse d'un pouce d'épaisseur est d'une couleur jaune citron et pointillée de parcelles cruoriques ; la proportion du sérum est diminuée).

Le lendemain, les souffrances sont atroces ; l'animal reste constamment couché. On le fait relever à grand peine, car les muscles des cuisses et des épaules sont agités de tremblements nerveux. La voussure et la roideur du dos et des reins sont à leur comble ; le flanc est cordé; l'œil est injecté et d'un rouge cramoisi (saignée de 12 livres). Le sang cette fois est plus chaud; la couche couenneuse à deux pouces d'épaisseur, et plus de consistance ; la coagulation est très rapide. — Boissons rafraîchissantes opiacées. —Lavements émollients.—Bains de même nature.

Un vigneron de Givry (arrond. de Ch.-Th.) vint m'appeler, le 12 janvier 1838, pour porter remède à une maladie, qui, disait-il, avait débuté par une grande fièvre, dans laquelle l'âne dont-il s'agit avait sué considérablement. Le second jour, à compter du début de la maladie, l'animal parut très faible sur ses membres de derrière d'abord, qu'il tint écartés l'un de l'autre pour favoriser la station Le troisième jour, dans la matinée, on le trouva étendu sur le côté, faisant de temps à autre de vains efforts pour se relever.

A mon arrivée, je le trouvai dans ce dernier état : le pouls était plein, développé, l'œil était injecté.

Après quatre saignées pratiquées de jour en jour, l'âne

qu'on nourrissait surabondamment, sans le faire travailler,
put se relever, et fut guéri.

VINGT-NEUVIEME FAIT.

Carcinôme du pied.

Chez un cheval de labour d'une forte constitution.

Sang très couenneux contenant peu de sérum (hémiteanhydrohémique chronique).

Tumeur indolente fibreuse et spongieuse, ulcère rongeant
d'où suinte une sérosité ichoreuse, extrêmement fétide,
qui altère et change le tissu des parties attaquées, commence toujours par une irritation sécrétoire du tissu réticulaire qui recouvre le corps charnu de la fourchette.

Le cheval dont il s'agit ici a le carcinôme au bipède diago-
nal gauche. Le mal a commencé par une sorte de déman-
geaison qui excitait le cheval à frapper du pied, et qui le fit
boîter ensuite. Peu à peu une sécrétion parut s'établir dans
le vide et sur les côtés de la fourchette, dont les lames se
désunirent. L'humeur sécrétée devint âcre, noirâtre, et très
fétide, et bientôt on vit une désorganisation profonde dans
le pied; il y eut formation d'une substance spongieuse blanchâtre, paraissant pousser dans le corps même de la corne,
formant des racines intérieures et des paquets fibreux à
l'extérieur, offrant une certaine consistance, et affectant à
peu près la forme du squirre.

Avant de procéder à l'opération qu'on pratique ordinairement pour remédier à cette affection, je commençai par
explorer la masse sanguine qui me parut profondément altérée, et je fis subir à l'animal un traitement dépuratif complet pendant l'espace de quinze jours. Saignées, sétons,
substances dites antiscorbutiques à l'intérieur, etc. Sous

l'influence de ce traitement préalable, je remarquai déjà une amélioration marquée dans l'état des pieds, qu'on avait eu le soin d'oindre avec l'onguent de pied, et d'envelopper de cataplasmes faits avec la farine de lin, du son, et une certaine proportion de sous-acétate de plomb liquide. Je procédai ensuite à l'opération du carcinôme d'après la méthode usuelle; j'employai une compression uniforme plus ou moins forte, suivant l'état des plaies; j'employai aussi la liqueur de M. Chaack; je mis en usage les caustiques simples, et je fis exactement les pansements, plus ou moins fréquemment, suivant l'abondance de la suppuration; enfin je continuai en même temps le traitement dépuratif pendant deux mois, et j'obtins au bout de ce temps la guérison du malade.

Je possède trois faits analogues que je pourrais facilement produire au besoin, qui démontrent la nécessité absolue de dépurer d'une manière persévérante la masse du sang dans le cas de carcinôme du pied du cheval; et lesquels faits viennent avec celui-ci merveilleusement militer en faveur de la doctrine que je professe à l'égard de cette maladie.

TRENTIEME FAIT.

Phymatose (altération profonde du sang, couenne très épaisse, peu de sérum).

Maladie hideuse et dégoûtante qui se fixe aux régions inférieures des membres locomoteurs du cheval, généralement considérée comme une affection spéciale de la peau de ces régions, ou plutôt comme le résultat d'une lésion particulière des bulbes des poils.

Symptômes. Engorgement des quatre membres, qui se dissipe d'abord par la promenade ou le travail, et qui devient ensuite permanent; hérissement des poils à la peau du pâturon et aux talons, qui s'étend bientôt après jusqu'aux ré-

-gions métacarpiennes ou métatarsiennes ; tumeur, rougeur, douleurs quelquefois excessives, difficulté de marcher, suintement d'une humeur séreuse, d'abord limpide, d'une odeur fétide très pénétrante, qui devient purulente, sanieuse, grise, brunâtre, très âcre et très corrosive, d'une volatilité et d'une fétidité qui affectent désagréablement les yeux et l'odorat ; altérations profondes de la peau, qui s'enflamme de plus en plus et finit même par se désorganiser sous l'action corrosive de cette humeur ; chute des poils qui étaient au commencement hérissés ; désorganisation progressive de la peau qui devient comme macérée, et de laquelle se détachent quelquefois des lambeaux mortifiés ; ulcérations superficielles qui deviennent profondes et qui dégénèrent en ulcères sordides, sur les bords desquels se forment des tumeurs comme squirreuses (grappes, verrues).

A cette époque de la maladie, la locomotion est de plus en plus difficile, en raison de la douleur locale, et de l'engorgement qui saigne au moindre attouchement ; tel est le développement et la marche de l'affection que me présentèrent plusieurs chevaux atteints de phymatose, que j'eus l'occasion de traiter.

D'après les nouveaux principes que j'ai proposés, on peut déjà présumer quel plan de traitement est applicable au cas dont il s'agit ici, et combien celui qu'il faut mettre en usage est différent de ceux qui sont assez généralement adoptés. Le peu d'avantage obtenu de ces derniers dans un très grand nombre de cas, ne doit-il pas d'ailleurs démontrer les modifications que réclame la thérapeutique de cette maladie ? Aussi, toutes les fois qu'on n'envisagera que l'affection en elle-même, et qu'on n'appréciera pas sa vraie cause originelle, pour la faire cesser, on ne sera certainement pas sur la bonne route.

Est-ce en effet, comme on le pratique trop fréquemment, en s'attachant de prime abord à supprimer l'écoulement

par des restringents, par des substances stimulantes, dirigées vers les régions affectées, qu'on obtiendra une cure
certaine, radicale? On ne peut arriver à ce résultat avantageux qu'en agissant contre l'état pathologique de la masse
sanguine, dont l'altération profonde est très probablement
antérieure à tous les phénomènes qui constituent la phymatose.

Comme dans le cas de carcinôme du pied, dépurer la
masse du sang est donc l'indication la plus essentielle à remplir dans le traitement de la phymatose; cela n'empêche
point de combattre en même temps l'inflammation et les
autres altérations dont la scène dégoûtante a lieu aux extrémités locomotrices. Ainsi, le traitement dépuratif appliqué
dans toute sa vigueur, l'usage d'un peu de vert ou de racines
crues, à l'exclusion de tout autre aliment sec, la paille et
l'eau blanche avec la mouture d'orge; l'emploi des cataplasmes émollients, des pédiluves qu'on renouvelle deux
ou trois fois par jour, les saignées locales et les soins de propreté, au début; dans l'état aigu, les bains généraux, qu'on
remplace chez les grands animaux par des aspersions d'eau
chaude sur le corps, ou au moyen de draps mouillés, les
saignées générales répétées d'autant plus souvent, que le
sang est plus fibrineux, plus couenneux. Après l'état aigu, on
sollicitera des évacuations artificielles pour suppléer en
quelque sorte à l'espèce d'émonctoire qui s'est établi; les
purgatifs, les diurétiques, les sudorifiques, les sétons, les
sinapismes, pourront, dans ce cas, employés avec circonspection, produire une diversion utile : on continuera
la médication adoucissante, émolliente, sur les parties malades si elles sont toujours enflammées. Plus tard, en
l'absence de tous phénomènes inflammatoires, et lorsqu'il y
aura un commencement d'atonie dans les parties affectées,
il faudra ramener la tonicité au degré nécessaire pour que
l'équilibre s'y rétablisse; des lotions avec l'eau de savon,

pour déterger, ou une légère infusion de fleurs de sureau,
la solution de sous-acétate de plomb liquide, la poudre de
tan; l'excision des verrues et la cautérisation, ou l'emploi de
la méthode de Chaak; tels sont en masse les moyens dont
on peut user à l'égard de la phymatose, et qui m'ont réussi
un grand nombre de fois. Mais, dans le traitement de cette
maladie, il ne faut pas perdre de vue, je le répète, l'état
pathologique de la masse sanguine.

TRENTE ET UNIEME FAIT.

Cas d'anémie dans l'espèce ovine.

'. Les bêtes à laine sont douées d'un tempérament lympha-
tico-nerveux, très mobile, c'est à dire susceptible d'éprouver des variations dépendantes de l'espèce de nourriture à
laquelle ces animaux précieux sont soumis, ainsi que des
constitutions atmosphériques. Sous l'action d'une alimentation sèche, succulente, donnée à la bergerie, on voit
régner ces affections inflammatoires, qui reconnaissent
pour cause originelle l'état hyperhémique de la masse sanguine : ainsi sont déterminées les maladies pustuleuses à la
peau, la gale, la clavelée, les affections apoplectiques, etc.
Les maladies catarrhales sont produites par la même cause,
jointe à une atmosphère froide et humide. Lorsque les
bêtes à laine sont placées dans des conditions opposées, surtout quand à une nourriture sèche succède tout à coup le
parcage dans les prairies artificielles, dont les herbes chargées
d'eau de végétation ne contiennent aucun principe stimulant,
alors les tissus de l'économie perdent de leur force de cohésion et de leur vitalité, qui est si nécessaire dans l'accomplissement des actions fonctionnelles de l'économie. C'est
principalement sur les organes digestifs que cette réaction
a lieu d'abord; il survient des météorisations, des flux de

ventre; et, si l'art n'obvie pas à cet état d'hyposthénie, l'animal est exposé à périr par suite d'un affaiblissement général et progressif qui le conduit au marasme.

En août 1838, M. Delaître, cultivateur à Vaux, éprouva quelques pertes parmi ses agneaux de l'année. La mortalité frappait surtout les bêtes débiles, qui avaient souffert sous le régime du lait maternel. La maladie parcourait ses périodes lentement : une faiblesse générale, la pâleur des membranes apparentes et de la peau, un amaigrissement progressif, la blancheur, la sécheresse et la chute de la laine, l'excavation prononcée des flancs, quelquefois le soulèvement du flanc gauche par des gaz (météorisation), de la toux, de la diarrhée; tels étaient les phénomènes morbides qui présentaient une intensité d'autant plus prononcée que l'affection avait fait plus de progrès.

Sur plusieurs de ces animaux que je fis sacrifier, et chez lesquels la maladie était déjà fort avancée, je rencontrai à l'autopsie tous les tissus décolorés se déchirant facilement. La peau elle-même n'avait plus cette résistance, cette élasticité, qui la caractérisent dans l'état de santé; aussi elle se déchirait avec la plus grande facilité. Les organes internes présentaient la même pâleur, la même flaccidité, et n'étaient le siège d'aucune congestion sanguine, d'aucune lésion organique; il semblait, au contraire, que le sang avait disparu du corps. Les gros troncs vasculaires en contenaient cependant; mais il était vermeil et très fluide : la proportion du cruor paraissait de beaucoup diminuée, tandis que celle du sérum était augmentée. Les poumons d'un rose pâle, offraient, outre des caractères d'asthénie, un certain nombre de vers filaires simples, dont le siége était aux dernières ramifications bronchiques. Ils étaient indubitablement la seule cause de la toux que l'on observait pendant la vie des malades. Je trouvai aussi quelques hydatides dans la cavité abdominale.

L'administration à l'intérieur du tritoxide et du carbonate de fer mêlés à un peu d'hydrochlorate de soude, et l'usage d'une nourriture solide, ont été suivis dans mes mains d'un plein succès.

FIN DES FAITS DIVERS.

TABLE

DES PRINCIPALES DIVISIONS DE L'OUVRAGE.

ERRATA.

Page 5, ligne 16,— médecine, *lisez :* médecine ;

Page 1ᵉʳᵉ du plan de l'ouvrage, ligne 22,—gastro. Entérites *lisez :* gastro-entérites ;— à la 2ᵉ page, ligne 34, névrore, *lisez :* névrose;— locomoteur *lisez :* locomoteur.

Page 16, ligne 11,— de la vie du corps, *lisez :* de la vie.

Page 18, ligne 10,— jugemeu, *lisez :* jugement.

Page 20, ligne 6, —excrémentielles , *lisez :* excrémentitielles.

Page 21, ligne 26,— varie, *lisez :* varient.

Page 25, ligne 12,— convenable; soutenu, *lisez :* convenable, soutenu ;

Page 28, ligne 1,— es, *lisez :* les.

Page 37, ligne 26,— es, *lisez :* est.

Page 47, ligne 10,— enfin les chevaux, *lisez :* les chevaux.

Page 112, ligne 10,— *ajoutez :* etc.

Page 115, ligne 3,— décopées, *lisez :* décorées.

Page 129, ligne 8,— cette doctrine, *lisez :* la doctrine.

Page 147, ligne 10, — autocrati, *lisez :* autocratia.

Page 226, ligne 1, — leurs prédispositions, leurs tempéramments, *lisez :* de leurs prédispositions , de leurs tempéraments.

Page 226, ligne 12,— tempéramment, *lisez :* tempérament.

Page 254, ligne 27,— o server, *lisez :* observer.

Page 275, ligne 10,—quelquefois, *lisez :* souvent. Ligne 17, où, *lisez :* ou.

Page 383, ligne 12, — leurs idiosyncrasies, leurs prédominances, *lisez :* de leurs idiosyncrasies, de leur prédominance.

Page 300, ligne 28,— tiendrait, *lisez :* tendrait.

Page 345, ligne 11, — de l'apparition, *lisez :* l'apparition.

Page 418, ligne 10,— jugemeu, *lisez :* jugement.